U0938755

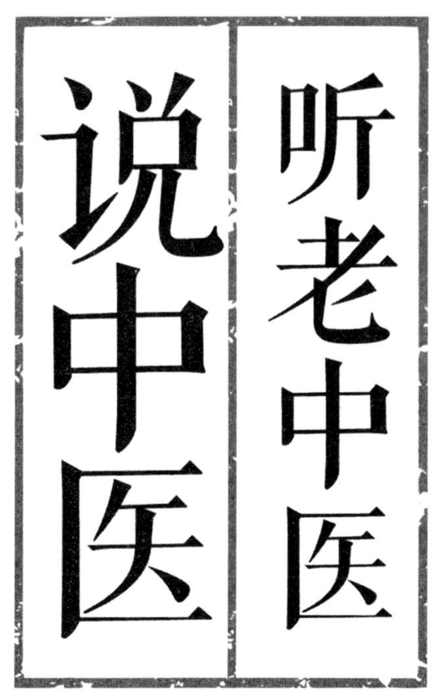

薛钜夫 著

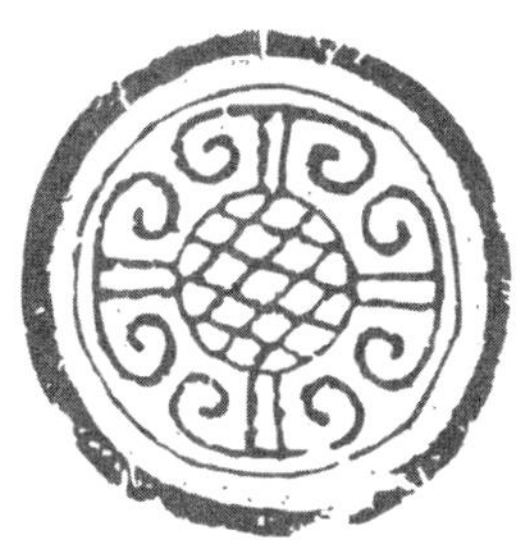

吉林科学技术出版社

声明

书中药方（药名）只为（书中）内容情节需要，读者切不可对号入座，擅自模仿使用。经专业医生诊断确属对证者，也必须经（临床）医生亲自开具处方后方可应用。

薛钜夫院长简介

薛钜夫（本名薛福玉），北京杏园金方国医医院院长，生于中医世家，幼承庭训，在父亲薛培基指导下刻苦攻读历代医学典籍，为其日后从医打下了坚实的基础。成年后，拜在著名中西医结合专家祝谌予教授门下，随师三十余载，学业大进。其间经祝师介绍，亦先后问学于针灸大家胡荫培先生、王乐亭先生、董德懋先生，从此在临床上逐渐形成了自己“中西互参、针药并进”的行医风格。1986 年在祝师倡导及支持下，薛钜夫先生创办北京杏园金方国医医院。祝师力邀刘渡舟、李介鸣、董德懋、翟济生、赵绍琴等十余位京城名医来院坐诊，使其有幸亲见制方、饫闻名论，大师风范令其眼界大开，医术愈见精进。2002 年，已逾不惑之年的薛钜夫有幸成为著名中医学家李广钧教授的及门弟子。经李老悉心点拨，其旧日疑惑无不涣然冰释，于经典理论上受益良多。

“苦无十年暇熟读奇书，幸有两眼明多交益友”，这幅为薛钜夫先生所钟爱的联语堪称其人生追求的真实写照。“熟读奇书”每每令其欣然忘忧，神游汉唐，与古人对话；而“多交益友”则常常使众多贤达会聚杏园金方，坦诚畅言，切磋相长。

求学，行医，读书，交友，成就了薛钜夫先生精彩的杏林人生，亦造就了其独特的诊病哲学。

◇ 做“杂家”，不做“专家”

薛钜夫先生认为：人体是有机的整体，许多看似单纯的疾病往往与多系统、多脏器有关。如果片面追求某一专科造诣，而摒弃中医“整体观念”的特色与优势，常会导致以偏概全，顾此失彼。因此，在临床上薛钜夫先生更倾向于做“杂家”而非“专

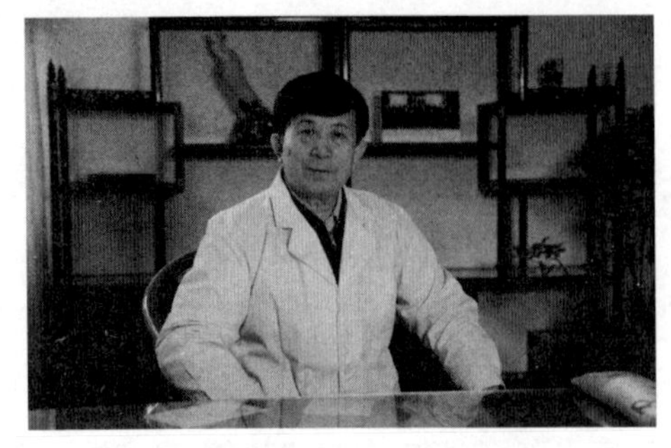

家”，其渊博的家学和深厚积淀使其对糖尿病、脾胃病、肾病、咳喘病、妇科病、男科病、皮肤病、美容、减肥等多种疾病都有很深的造诣，堪称中医临床的“全科保健医”。

◇ 古法蕴新意，新方源旧宗

在临床中，无论古方抑或新方，薛钜夫先生皆能信手拈来，运用自如。他认为：要能做到“古法蕴新意，新方源旧宗”方为上工。面对错综复杂的现代病，要想使流传千百年的方剂焕发出新的生机，就必须融会新知，合参新意。同样，通过临床总结出的新验方也必须符合传统中医的理法方药，才会有更持久的生命力。

所以在其处方中，既有古方，如“建中剂”治糖尿病、“归芍剂”治肾病、“升陷汤”治癌症，又有自拟新方，如“调经汤”治月经病，“升清汤”治妇科炎症、囊肿，“育麟方”治不孕不育，“玉容液”美容护肤……皆源于古方而又自成法度。

◇ 广览博闻，兼收并蓄

受先辈影响，薛钜夫先生自幼便与“中国大文化”结下了不解之缘，乐在其中亦悟在其中。无论“诗词歌赋”，还是“京剧、书画”，薛钜夫先生总能从中悟出与中医医理暗合之处，这种多年的“嗜好”使其在临床中常能突发妙想，另辟蹊径，屡起沉疴怪疾。

◇ 治“体病” 更治“心病”

薛钜夫先生在临床上十分注重心理因素与社会因素，强调“治人”在“治病”之上，治“体病”更治“心病”。其洒脱的医风和极富个性的诊疗技巧，往往能在片刻间使病家敞开心胸，倾其苦恼，不药而病愈大半。

中医见我应如是

这本书是我学医、从医、传医近五十年来真切的记忆、感悟与回味。由一颗热爱中医的心和一些平淡直浅的话，不雕琢，不修饰，实事求是地遵从医事本质而记录。

曾有一位中医业内的权威老师评价我是“一个‘先天不足者’，一个中医（传统）圈子以外为数不多的有所成者之一”。的确，我不是中医科班出身——命运安排我走的是另一条“非寻常路”。正是这条路，引领我坚持读书学习，汲取人文学养，认认真真看病，老老实实做人，渐渐成为中医圈子里一名会看病、能看病、看好病的称职医生。不得不说，这是一条被眷顾和被塑造的“树人”之路。这也是我为什么每每思量起毕生所爱的中医，随即感悟到“原来中医厚我亦深”的缘由——化用辛弃疾的一句词便是：我见中医多厚密，料中医见我应如是。

我并未经历过中医药大学的系统教育，而中医自我年少时便融入我的生活，为我翻开了别样的人生篇章。

我父亲是一位中医，早年毕业于华北国医学院。因品学兼优，幸得现代著名中医学家施今墨先生喜爱，并成为及门弟子，毕生致力于临床学问的研究。记得在我年龄很小的时候，无论白天还是深夜，家中常有上门求医者。一些急病、重症的人被送到家里，使我幼时即屡屡见证父亲凭着一针一汤等简廉甚至就地取材的“土”办法而实现“生死逆转”的奇迹。现在回想起来，应该是懵懂年华的亲眼所见让我在心里早早“植入”爱中医的种子……待到求学之年，也是因为父亲润物无声的影响，更让我今生得到了一般学中医者难以企及的幸运，那就是遇到了我毕生的恩师——祝谌予先生。

祝师待我如子，老人家倾其心血呵护我在医学道路上成长的每一步，在晚年不遗余力支持我创办北京杏园金方国医医院，并将他的座右铭“认认真真看病，老老实实做人”慨然赠我作为医院之训诫。

祝师曾这样问我：“福玉（注：我的本名），在你的朋友中有这样一些人，他们对你很忠诚，很信服，你说的每一句话，他们都会认真听，并且还会不打折扣地照着去做，甚至很多时候，他们的秘密或隐私，对别人可能不会讲，在你面前却极少隐瞒。必要时，他们会把生命全都托付给你，甚至还把他的家人、挚交也介绍给你……这样交心的朋友，你会惜缘吗？当他们有求于你的时候，你会倾尽心力地帮助他们吗？”祝师的话令我神往，心里想：这样的朋友，我今生能遇到一个足矣。不但不能拒绝，还要爱他们胜过爱我自己……

想到这儿，我赶忙回答老师说：“会，肯定会，只是我到现在还没遇到这样的朋友。”祝师笑道：“其实这样的朋友，你现在身边就有，并且随着你的进步，还在不断增加——他们就是你那些忠实的患者。你想过没有？他们常常放下手头重要的工作，放下和家人在一起的时间，起早来医院排队，目的就是为能见上你一面，待上十几分钟，把心中重要的话对你说上几句，同时期盼得到你的一些建议和帮助，此时你若稍有怠慢或拒绝，能对得起自己的良心吗？更不要说什么仁心仁术了。”老师的话如醍醐灌顶，刹那点明了我辈与他老人家在职业信念、待患境界上的巨大差距。诚如师言，从医数十年，就是因为这些朋友的信任，才让我有了回报他们的能力；也正是因为有了这些朋友的砥砺，才让我对中医越发热爱。

如今我已年逾花甲，闲时难免怀旧自飨。我发现：每个人的“生命长河”其实都会逆顺有时，但命运对于每一个人总会有些别于他人的特殊眷顾。只要能不失时机地抓住这份“专属”的人生际遇，在际遇中找到适合自己的空间沉潜精进，倘若假以时日，即使没有别人那么多光环，却也常可获“失之东隅，收之桑榆”之福。这时千万要把握住“知足常乐”的心态，安安静静做些分内的平常事，自然亦可得其真趣。

工作之余，我喜欢以学医、临床的“平常事”为谈资与我的学生们交流，他们很感兴趣，也对中医这门有机又独立的科学体系了解得更深、信心更足了；有一位中医老师也时时鼓励我将自己的问学感悟去大学里讲一讲。他对当时颇不自信的我说——现在社会上对中医的质疑、误区不少，这项实实在在的“活人之术”应该被更多人正确认知，作为中医人有义务去澄清误区，使古老的中医越来越广地服务于现代人——你只去讲你自己所熟悉的、每天都在做的事，就会有自信。有自信的人讲话，讲的又都是自己真实的心得体会，即使别人不能完全意会，至少也可使自己在讲授过程中温故而知新。若还能对一些年轻同道有些启示，哪怕是一点点的效果，也算“莫以善小而不为”的乐事啊！

于是我就本着这样的心态，受邀到一些大学去分享那些我学过的、学懂的、应用过的、应用有效的、知其然也明晓其所以然的真实体会。没想到的是，十几年下来，居然得到了许多青年医学生、医生的喜爱，甚至还有一些非中医专业的文、史、哲、生物、师范等专业的大学生来跟我侍诊抄方，让我再给他们讲讲课堂上学不到的见闻……日久人熟相知深，渐渐地，这些年轻人有的来院求学，有的入门为徒，还有的与我成了知心朋友——想来这又是一种中医对我的厚爱：少时的我在长我四五十岁的老师们之间成长，等到我年岁大了，又和一些小我三四十岁的年轻人结为师友，共享知行之乐。

料中医见“余虽不敏，然余诚矣”，遂以家学、师承、自证、同道切磋等诸多善缘惠我，使我有了关于此书的内容积累。于是，我不揣固陋地将自己从医数十年来的问学记录、读书和临床的点滴体会、带教学生时的答疑解惑、近年在各大学讲座的文稿，以及临床中令自己屡得快意的真实医案汇编一体，将中医这个古老又青春的科学瑰宝馈赠于我的幸运，分享给有缘诸君，以期与越来越重视生命健康和谐的读者朋友们悠然心会。

薛钜夫

丙申冬日写于北京

銖夫院长存正

博文雅取
自强不息

陈可冀题
二〇一七年三月 北京

中国科学院院士、国医大师陈可冀为本书题词

好书不厌看还读

一本书好不好，值不值花时间去读，我的标准是读过此书，对自己有没有用。尤其是医学类、工程类书。比如工具书、辞典、字典，翻过之后，知道了辞的意义，字的读音，你就没白读。薛钜夫大夫所著的《听老中医说中医》就是这样一本对学中医的人有很大帮助的好书。

我学中医几十年，自认为看病疗效还不错。但读过《听老中医说中医》后，就有很大收获。举个例子来说：刘渡舟先生，是伤寒大家，也是我的前辈。开会时寒暄几句，平时见面机会并不多，更不用说一起诊病、有机会向他学习了。

在本书的第一章人与病不能分家，第十四页中记录了刘老诊病的一个病例："曾经有一位 70 多岁的男性患者，请刘渡舟老师看胃病，患者的主诉症状是胃痛、胃胀、呃逆（打嗝）。"刘老观其舌苔，发现患者舌质紫暗，苔黄厚腻，随后问其睡眠情况如何，患者回答："最近两三天总做一些没头没尾的梦，大多是找不到路的梦。""比方说走着走着，不知不觉就走到一个大洋灰管子里去了。这根管子越走越细，好像里边空气越来越少，最后一着急就醒了。""我今天早上就是做了这样一个梦。"听到这，刘老没有着急开方子，回头对来陪诊的患者女儿说："你现在赶紧带你父亲去大医院做一下心脏检查，我凭脉诊断老人今天不是胃痛，是心脏的问题。"一周后患者女儿专程赶到医院，一见面就说："刘老，谢谢您了！我父亲听了您的话，到医院就送进抢救室了，幸亏去得及时，再晚去一会儿就没命了。"看完那天上午最后一个患者的时候，我请刘老给我讲释了当时诊察这位患者的思维过程。刘老说："患者看上去很瘦弱，但脉却是那样的急迫、弦硬，实际上是脉没了胃气，应属危险证候的脉象……心主思维意识，心血瘀阻，茫然而失去方向意识，所以才在浅睡眠意识中出现迷路梦境，我突然意识到患者的脉象应是心脏压力过大所致。”

作者书中用到刘老看病这样一个鲜活的例子，告诉后学们：应该如何临证，如何看病，如何将脉与证、实践与理论相结合。这样的病例、医案在书中还有很多，作者并未采取死板的一个病案、一个病案的讲述方式，而是夹叙夹议，在论述中医理论观点时带出医案，又用医案来加强理论观点，相互论证，相得益彰，这也是本书最大特色。作者是临床家，自幼就和父亲一起看病，因此把如何看病，什么叫望闻问切，甚至如何搞好医患关系都娓娓道来，真是“润物细无声啊”！这对于刚进入临床的学生们尤其重要。因为很多中医临床的书，只重中医理论而忽视临床中最基本的细微之处，这也是本书的第二个特色。

第三，本书重点突出了中医的辨证论治与施门西医辨病、中医辨证的特色。普及之中，不忘提高；画龙整体，不忘点睛。

例如本书中，中西医五诊合参是中医临床医生的必修课。书中第六十九页所述：“我的老师祝谌予语之我辈‘参形气以发微，合中西而共治’。意思是说望闻问切是中医理论之精髓，不可偏废。但作为一名现代中医，应在掌握运用中医理论指导治疗的同时，将现代科学检查手段列入中医诊断。这才是我们新一代中医的最佳选择。”作者作为新一代中医，明确提出了“五诊合参”的要求，又将祝谌予老师的经典语录录出，起到了水之有源、提纲挈领的作用。

“举贤不避亲”，钜夫大夫是我施门第三代传人，但书写得好，又是他几十年的临床心得。因此我愿做此序，大力推荐。只要对推广中医、发扬中医、传承中医有利，就应该勇敢去做。

施今墨中医药文化研究院院长

施小墨

2017.4.6.

存在—意识—实践

钜夫原本是顺义农村赤脚医生，后来来我家随我父亲抄方学习中医。由于他很朴实，学习又非常刻苦，我父亲很喜欢他，经常给他讲一些人生哲理。后来他表示想在家乡办一所医院，我父亲大力支持，介绍自己的朋友参与出诊，他们都是全国著名中医；我也介绍一些西医大夫加入其中，在衙门村成立了中西医专家门诊部。门诊部成立后，名医仁术，名声远播，聚集人气，广通人脉，积累资金。

后来在此基础上，拟成立顺义国医院（现名北京杏园金方国医医院），我们举全家之力支持。开业之初，父亲请来当时的卫生部部长崔月犁为之剪彩，并题词表示祝贺。钜夫作为医院院长，苦心经营，医院兴旺发达，国内外患者纷至沓来，盛况空前。

随着老名医逐渐逝去，培养接班人提上日程。经不断努力，医院老、中、青中医形成梯队。现在医院有医生、员工一百六十余人。这个医院在钜夫经营下，没用国家一分钱，达到如此规模，年门诊量逾十万人次，而他也成为远近闻名的名医。“好风凭借力，送我上青天。”

我之所以叙述这段真实的历史，主要是想表达我悟出的“存在决定意识，意识指导实践，实践产生新的存在”这样一个螺旋规律。书中钜夫所记述的种种故事，无不在证实这个道理，也正是他身体力行的经历，所以这是一本值得一读的书。

希望有志中医创业的人，读懂书中含意，成为像钜夫一样的医生。如果这样，中医幸甚，社会幸甚。

祝[illegible]

2017年3月写于悉尼

听老中医说中医

如今很多人都在说中医、谈中医。中医学博大精深，一半形而下，一半形而上；既极精极微，亦极大极远；既可治身治人，亦可治世治国；格物致知，特行独立。所以中医学本来是不易说、不易谈的，本来应该由内行来说内行来谈。然而如今的现实却是许多外行也在说也在谈；本来应该由对中医学的认识很全面、很深刻的人来说来谈，然而如今的现实却是一些对中医学只有一知半解、只了解一些皮毛的人也在说也在谈。胡适先生说历史是可以任人打扮的女孩，如今中医学似乎也在任人打扮。各种各样关于中医学的说法，正面的，反面的，借助于传统媒体和新媒体迅速、广泛地传播。虽然还不能说中医学已经被搞得面目全非，但中医学真的变成了百面中医、百变中医。一次我看到一条微信，标题很醒目、很骇人："中医不是治病的"。几千年来"疗君亲之疾，救贫贱之厄"的中医学，既治已病、也治未病的中医学，在某些人的口里竟然被说成是不治病的医学。

所以人们希望真正懂得中医的人出来说中医。我以为真正懂得中医的人应该是中医临床医生，而且是长期大量看病人的中医临床医生；那些仅仅搞课堂教学，或者仅仅搞实验研究，仅仅搞文字文化的人，恕我直言，他们可能还不太懂得中医。他们可能会说得头头是道，谈得妙笔生花，其实并不到位，往往还会说错。说中医，谈中医，还真的需要老中医！

薛钜夫先生正是一位真懂中医的老中医。他出生于中医之家，他的父亲是北京名医薛培基先生，师从北京四大名医之首的施今墨先生。薛钜夫先生幼承庭训，长从名师，他是我国当代名医祝谌予大师的入室弟子。20 世纪 80 年代，钜夫先生创办北京第一家民营中医院，也就是众所周知的顺义国医院，广邀北京名医到医院出诊，既服务了患者，发展了医院，他个人也借此机会向各位名师学习，从师百家，博采众方。正是在那一时期，他也跟随我的师父刘渡舟老师学医数年。他学问既优于我，年亦长于我，所以我认他为我的师兄。薛兄从医近五十年，月诊患者过千，年诊患者逾万。博涉知病，多诊识脉，屡用达药。他每天凌晨四点即起床读书，无一日或辍。勤于诊，恒于学，敏于思，躬于行；学问深熟，见识老到。为了让中医学更好地服务于社会，为了澄清人们对中医学的一些误区，他于繁忙的诊务之余，撰写了这本说中医的书，讲自己熟悉的、每天都做的事情，说中医的临床、科学、文化和艺术、生活和人物，谈自己真实的经验、认识与体会，书名很好，《听老中医说中医》，这是真正的老中医说中医。

我知道很多人都爱听薛兄说中医。北京中医药大学的不少学生，包括本科生、硕士生和博士生常常从市区奔波到顺义去向他学中医，听他说中医。他也多次受邀到北京中医药大学、北京大学等高校去说中医。我个人也是薛兄说中医的忠实而热情的听者。

让我们一起来读这本书，静静地听、细细地品薛钜夫老中医说中医。

是为序!

北京中医药大学　教授

杏园菊翁

傅延龄

论中医“绳墨”

余闻薛钜夫先生之名已三十年许，自 2004（甲申）年受先生之邀来院问诊行医，倏忽十几载矣。人由耳顺、古稀至耄耋之年，亦可谓相识颇深也。

今有幸拜读钜夫先生之雅作——《听老中医说中医》，先睹为快哉！是书凡九章，十余万言。详述其一生学医、行医、传医之心得体会及卓见，言真意诚，沁人肺腑，发人深省，意味无穷矣。

先生髫龄，耳濡目染其父行医，庭训殷殷，锐志于医。弱冠之年，遂拜我国著名中西医结合专家、中医教育家祝谌予先生门下，成为北京四大名医施今墨先生之再传弟子；并效法清之名医叶天士先生，博采众家，拜从当代名医大家多人，若董德懋、刘渡舟、李介鸣、赵绍琴、翟济生、李广钧等诸君。而立之后，遵师命办医院，为民诊疾疗伤，解病痛之厄；办书院以育人传薪，提高诊疗水平。医教结合，相辅相成，诚彰显施门之遗训。

先哲尝言“医者仁术，仁者爱人”，故药王孙真人有“大医精诚”之训。是书首章即以“人与病不能分家”为论，倡言“中医治病既重人的病，更重有病的人”，强调“整体观念，辨证施治”。诚如名医吴瑭所云：“医也者，顺天之时，测气之偏，适人之情，体物之理。”务在匡正时弊，正本清源也。

北齐名医褚澄设“世无难治之病，有不善治之医”之诫，清之名医喻昌而有“病经议明，则有是病，即有是药；病千变，药亦千变”之论。近代名医施今墨先生更有“医生不应以个人好恶而形成一学术成见，有是病，用是药，更不可拘于成规，一切全看患者需要与否”之训。故是书章三“中医是这样看病的”文中，从医患双方立言，主张为医之道要以患者为本为重，医患一家，体察入微，不失人情，方臻杏林春暖、橘井泉清之境。

本《内经·异法方宜论》之旨，是书章六以“中医治病之特色”为题，既介绍中医惯用“因人制宜”“因时制宜”“因地制宜”之治则，又增益“因势制宜”“多管齐下”等诸则，尤其提出“中西医参同是方向”之卓见，立论新颖，甚有建树，不愧为继承中之寓提高与发展，发前人所未发之旨也。

是书章八又宗《内经·四气调神大论》中“不治已病治未病”思想，以“治未病与亚健康”为题，介绍了中医“脉病人不病”“人病脉不病”以及“如何治未病”和“既病防变”等体会与经验。其充分发挥中医摄生保健之特殊作用，冀期于“至人消未起之患，治未病之疾，医之于无事之前，不追于既逝之后”，成为“上医”“良工”者也。

书不尽言。古哲尝谓“医不三世，不服其药”“三折肱，知为良医”，是书薛先生撰述施门三代之事，谅其义于斯耶?

七五叟 王道瑞 2017（丁酉）年仲春谨识

目录
CONTENTS

第三章　中医是这样看病的

第四章　中医诊病有依据

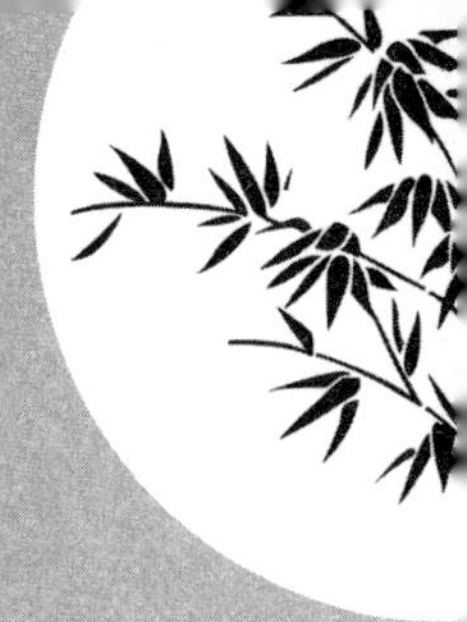

第一章　人与病不能分家

中医治病，既重人的病，更重有病的人

疾病和患者从来都是同时出现的，两者是一个整体，不应人为地分开对待，更不可忽视其中之一。这是中医的理念，也是中医的境界：以整体观念，辨证施治。

——薛钜夫

整体观念是中医学重要的理论特点之一。近些年有一种倾向，确诊某一疾病的依据，多重各种理化检查数据，而相对忽略了患者的临床症状表现。

中医诊病是通过望患者的精神状态和人的健康外在气象表现，同时辅以鼻闻患者的体味（包括病理性分泌物等），耳闻患者气息、声音等正常与否，然后认真听取患者求诊主要目的、痛苦不适的症状，结合上述所获的疾病信息，用较为专业的思维方法，仔细地询问其病史发展过程，是否曾有其他治疗经过，所服何药，效果反应如何，等等，并根据以上信息进行综合地分析、判断，同时，经过时代变迁，传统中医向现代中医转化过程中，还要参以现代医学的理化检查，最后给予针对性的治疗。整个诊疗过程均是围绕着患病的人和患者所患疾病整体来进行思考的。

近来流传一种中医治病是治有病的人西医是治人的病的说法。我个人认为，不论中医、西医，在临床治病过程中，对人的病与有病的人进行综合考虑，都是必需的。

正像著名西医大家张孝骞[①]先生所说的那样："疾病是一变化多端的过程，临床工作的基点要放在观察每一个具体的患者上，而不是硬套书本上的描述。现在有一种偏向，就是偏重于多看文献，多听报告，重视实验室检查，忽视床边观察，这样是不能很好地解决具体患者诊断问题的。临床工作者就是要坚持不断在患者身上下

① 张孝骞：内科专家、医学教育家、中国消化病学的奠基人。

功夫，要抓住这个重要环节。临床工作不像纯自然科学那样，可以用公式或定律来概括，因为有人的因素存在。”

对此，我的师公施今墨①先生亦曾明确地指出：“我们治的是生活在社会环境中的人，因此一定要重视社会环境中各种因素对患者的影响。”

中医临床思维方法认为，有病的人与人的病是不可分割的。

/ 人与病的整体观 /

我在初学医时，一次在和父亲聊天时，谈到了关于疾病的概念话题。

父亲问我：“你知道医生是干什么的吗？”

我笑了：“这还用问吗，医生不就是给人看病的吗？”

父亲听了我类似于不屑的话后，一点也没生气，继续认真地问我：“你说得对，当医生的职责是看好病。那你能用学过的中医理论，简要地讲讲‘病’的形成概念吗？”

父亲的神情是那样的认真、平和。凭我以往和父亲的交流体会，直觉告诉我，他老人家是想认真地和我讨论一个问题，绝不是要有意地为难我。但这个看似非常简单的问题，猛然地提出来，还要用“简要”的几句话说清楚，还真让我一时不知从何说起了。

是啊，医生天天都在给人看病，连病的形成概念都讲不出来，于情于理都有点说不过去。父亲看我头上浸出了微汗，脸上露出尴尬的思考状，于是用温和的语气提示我说：“你想想，病是一种状态，它应该是与另外一种状态相对而言的。”

听到这，我好像突有所悟：“中医的阴阳理论认为，世上一切事物都不外阴阳两个方面。与病之状态相对应的就是健康状态呀！中医的整体观认为，阴阳学说，在内，把人体看作是一个有机的整体，在外，又与大自然、社会环境、生活环境等诸多机体的外环境，保持相对统一和谐的整体平衡关系。因此说，人体是一个复杂

① 施今墨：原名毓黔，字奖生。毕生致力于中医之革新，素主中西医结合。中华人民共和国成立后曾受毛主席接见。曾任儿童医院、首都医院、北京医院顾问。

而有机的整体，它与机体内外环境形成生生不息的能量交换、吐故纳新，并能够经常与其不断动态变化相互适应，保持着相对的动态平衡，这就是人体健康的正常状态。反之，当人体内在环境功能失去平衡运行规律，或者同机体外环境的平衡发生异常时，就造成了疾病的发生。”

父亲听了我的回答后，满意地点了点头说：“你的理解是对的，用一句简要的话概括来说，‘异乎常态’就是疾病形成的基本概念。《黄帝内经》用综合集成的思想和取类比象的哲学方法，从而形成了中医学系统、整体的人体科学观。在人体生理、病理、病因以及辨病、辨证、预防、治疗等方面都给予了无限生命力的理论奠基。

随着社会进步，医学科学的发展，中医与现代医学思想形成一种暗合，相互融会贯通的趋势越来越明显地得到证实。亦《内经》所谓‘因而和之，是谓圣度’。”

由此可见，所谓病与人是密不可分的。

/ 病与证的整体观 /

病证结合的辨证论治是中医特色的诊疗方法，这一思想的形成，奠基于《黄帝内经》，阐明于仲景，发扬于诸家。它充分地体现了中医整体观念的思想，也从另一侧面说明了人与病是一个有机的整体，有着不可分割的意义。今试举一案，以示说明。

有一赵姓男孩，13 岁。病初起时频繁牙龈出血、流鼻血，时发时止，且伴有发热。在当地做一些对症治疗，并未引起足够重视。病经三个月后因出血量及发病频率逐渐增加，后来因肺炎发热住院治疗，经实验室检查发现全血细胞明显减少、淋巴细胞相对增多。骨髓检查见有巨核细胞明显减少，非造血细胞增多、淋巴细胞增多等，因此被诊为“慢性再生障碍性贫血”。

患儿肺炎痊愈出院后，仍是频繁感冒、咳嗽、流鼻血。西医主要以控制感染、服些免疫抑制剂和雄性激素治疗，可患儿病情仍是反反复复，并呈逐渐加重趋势。经人介绍，于 1979 年中秋节后求治于我父亲。患者呈服用激素面容，满月脸，虽只有 13 岁，但已长出浓密的小胡子和黑长体毛。面色萎黄没有血色，近期检验结果如前所述，血色素 5.1 克。

其父代述症状为，频发感冒咳嗽、流鼻血，出血时间最长可达二三小时之久，无奈只有到医院塞纱布条强行止血。并时常伴随发热，体温 38.5℃至 39.2℃，最高可达 40℃。凡遇此时，必去医院输抗生素和枕冰袋给予强行退热。平素夜间盗汗，咳嗽少痰，精神倦怠，腰痛（患者云：肾穿部位）殊甚。大便二三日一解，小便黄赤短少。

父亲望其舌体瘦小而红，少苔，两脉浮大而芤数。结合脉、症及化验所见，辨证为阴虚内热，津血内耗。基于自拟三才生血汤加减，天麦冬 9 克、生地 15 克、党参 15 克、怀牛膝 9 克、五味子 5 克、白茅根 30 克、杭芍 30 克、生甘草 3 克、紫河车 9 克、银花炭 6 克，童子便 1000 毫升煎汤代水。嘱其试服三剂，原服西药仍继续沿用。同时用自采鲜桑叶 7 片、鲜小蓟（农村称刺菜）5 棵，鲜荷叶半张少佐红糖煮水频饮。隔日点刺双大敦穴。

患者如法服药三天后，夜间盗汗明显减少，咳嗽亦轻，小便清爽了很多，已显效征。嘱以前方续服 5 剂，以观其效。服药 4 天后，大便已能每日一解，量不多，患儿自觉精神清爽，体力增强。但在和小伙伴玩耍时，因过累出汗太多，不慎汗后复受风邪，继而出现发热、恶寒，体温 38.3℃，鼻子流血甚多。由于发热和出血量多，血象化验急骤下降，不得已去医院住院输血抢救。经对症治疗两周后出院。其临床表现又如父亲初次接诊时状况，几无异样。

父亲根据其病证变化过程，遂书一方：天麦冬 9 克、生地 15 克、生晒参 3 克、五味子 3 克、生川军 2 克、白及 10 克、白芍 30 克、炙甘草 10 克，5 剂水煎服，每日二次。继以前述鲜药方煮汤代水饮，随渴而饮。经前后治疗两年余痊愈。其间虽屡有病情反复，但还是渐向愈转，且在治疗过程中逐渐减少西药激素的治疗量，后期完全停用。

令人称奇的是，在治疗过程中，每次将要出现病情反复之前，父亲总能及时给予提示避免，并给予药物的相应调整，以减少病情突变发生频率和降低发病的危重程度。

对此，父亲是这样给我讲释其治疗思维过程的："张孝骞老师曾对我讲过，中医的‘因人、因时、因地’三因致病学说，用现代的话说，就是在讲人体的功能与机体内、外环境的维持相互适应与平衡，人的身体就健康；当机体内在功能失调或机体同环境的相对平衡功能发生紊乱时，就形成了疾病的概念。还有中医的阴阳理论认为，人生病的过程就是人体内在功能和致病的诱发因素之间充满着矛盾和斗争过程，并且矛盾是在不断变化与互相转化的。这就决定了治疗疾病时既要考虑到疾病本身这个主体，也要考虑到病之载体（即人的因素）对立统一关系。

“本案在治疗过程中，有一突出要点，就是我开的药方患者服后有效，但症情总是出现反复和突发异常变化。既然服药有效，就说明方与病症是对应的，那为什么又总是疗效不能稳定，而病情一再出现莫名其妙的异常突变呢？

“患者初诊时仅服 7 剂中药，即出现意外的佳效，精神体力恢复迅速。说明患者正值身体发育旺盛年龄，且病因远不如成人患此病诱因复杂，所以只要治疗对症，其恢复亦较迅速。但也正因发育机能的旺盛，其机体功能对内外环境适应性相对脆弱。这也和初出幼小的禾苗一样，是茁而未壮，不耐受风雨之摧的。此时应适当地减少一些水肥供应，农民对此称之为‘墩苗’。意即适量减少催化营养能量，以保证禾苗健壮成长。于是我减去了方中含有生长激素的紫河车，而加入了能提高抗风霜之摧的人参，药取少量，意在激发鼓舞病儿平衡生长机能，从而复其茁而且壮之生机。并与方中天麦冬、生地组成天、地、人三才之意，以提高人体功能与内外环境的适应性与应激性。

“在近两年的治疗过程中，几乎每一诊药方均有微调变化，或因气候变化，或因饮食不适，或因睡眠不足，或因二便异常等，哪怕是一点点极细微的异常变化，我都在本着《黄帝内经》‘视其寒温盛衰而调之，是谓因适而为之真也’的原则。总之，一切皆以人与病之间细微变化不断地进行调适。临床中既要重视患者病理生理心理机转，照顾到人体功能与内外环境适应调节的整体性，亦不失直接针对病源治疗时机的掌控。”

父亲将一个疑难而复杂的疾病治疗过程，用十分简要而通俗的语言把类于玄妙的含义，讲得清楚明白，一语道破了人的病与证之特异性存在着不可分割的因果关系和在临床思维中不可或缺的指导意义。

先减轻痛苦还是先减少疾病的危害

疾病对人类健康的影响，概括起来不外有两点——痛苦与危害。那么这两者是一种什么样的关系呢？在临床治疗中又应以先治哪一种更重要呢？

对于疾病痛苦与危害的关系，我有这样的一个体会，关键是要通过医生与患者密切合作，通过综合、细致的调查分析，辨识清楚病的诱发因素、发病的机理，然后权衡需要的轻重缓急，本着中医“急则治其标（标，意为急需），缓则治其本，无分急缓则标本同治”原则。

另外还有一种情况，就是要看医生所采集到的疾病信息，来确定解除病的痛苦与危害因果关系。如一些功能性疾病，患者求诊时只有自觉痛苦症状，在短时间还未发现有哪些明确危害的可能，那就应该先以解除痛苦入手，危害因素自然不复存在了。

有些疾病在早期没有明显自觉痛苦症状，因看一些临时小病，被医生意外发现隐而不显的危害健康病状，或者是例行体检时，被查出已患有某种严重病患情况。假若有这两种情况出现时，一定要尽可能掌握中西医所有有益疾病的诊断信息，进行综合分析、判断，及时地给予对应的治疗方法，把对人体健康构成危害的因素及时消除。此种方法尤其适用于那些平素表面看来身体甚是健康，或只重事业而忽略健康意识的人群。

假若自觉痛苦和危害健康信息均有十分清楚的表现时，那就应该对痛苦与危害进行综合考虑，施予恰当适宜的治疗方案。换句话说，即对人的病与有病的人进行整体治疗，以复阴阳平衡之机。

我的老师在诊疗过程和对我的教导一直都是遵循这些原则的。

—— 两利相权取其重，两害相权取其轻 ——

1990 年 11 月 5 日下午，我随刘渡舟[①]老师到一家大医院去会诊一位重症肝肿瘤患者。请刘老会诊，重点是想通过用中药解决患者的失眠问题。

患者男性，56 岁，除肝肿瘤本身肝区疼痛、发热、纳差、乏力等临床表现外，最为痛苦的症状是每到夜晚即感心中烦躁，且随夜深烦躁加甚，胸中憋闷，总想到一空旷荒野处大声呼喊为快。经用各种镇静西药，也只能小睡一二小时，且多为蒙眬状态，深以为苦。

刘老望其舌红无苔，两脉细数。遂处以黄连阿胶汤给予清热安神。当我将方子交与西医主管医生时，这位大夫即征询刘老意见，处方中两枚鸡子黄是否可以改用他药代替，理由是患者现在胆固醇数值很高，再吃鸡子黄可能会使胆固醇更加升高，于病情不利。刘老当时是这样解答的："患者目前最为痛苦的是烦躁失眠，若服药能解决失眠带给患者的痛苦，胆固醇也不一定会升高。"

患者家属认为刘老的话十分中肯，于是与住院主管医生商议道："大夫，反正患者现在已是没有治愈希望了，我们家属的意见还是让他尽量减少点痛苦，舒服一点是一点吧。如果需要，我们家人愿意在服药病情可能出现的不良后果书上签字，我们实在看不了他因睡不着觉而带来的痛苦。"家属至真至切的求助使得主管医生勉强同意了试服中药以观效果。没有想到的是，患者服药的当晚就踏踏实实睡了四个小时，连服三剂后，患者每晚可睡五个多小时，虽然在睡三小时过后会醒二十多分钟，但还能很快又入睡，并且进入深睡眠状态两个多小时，患者本人和家属都觉着精神状态好了很多。还有更令人没想到的是，服药十几天后，检测胆固醇指标非但没有上升，反而较服中药前有明显的下降，其结果当然是皆大欢喜。

可见，疾病带给人的痛苦与危害不是孤立存在的，正像那句"两利相权取其重，两害相权取其轻"所讲的道理一样，作为一个医生必须时时以患者实际状况作为权衡轻重缓急选择的依据。在实际诊疗中，常常是主要矛盾解决了，其附属衍生

① 刘渡舟：原名刘荣先，毕生致力于《伤寒论》的教学研究，成绩卓著。主要著作有：《伤寒论通俗讲座》《伤寒论选读》《医宗金鉴·伤寒心法要诀白话解》等。

的问题也自然而然水到渠成地解决了。

在临床看病中经常会遇到这样一种情况，患者平常没有什么明显自觉的痛苦症状，在健康体检中却发现了某一项检查指标的异常，甚或已构成某一疾病的诊断。换句话说，有很多时候，人虽患病了，在早期是没有症状的，等到发现症状了，已到了疾病很危重的阶段了，甚至是晚期，已经很难治愈了。

我的老师祝谌予[①]先生曾治疗一位青年女性患者。该患者平素身体没有发现什么自觉的不适症状，在一次单位组织的体检中，经心电图检查发现其有心肌病迹象，随后到某一大医院请医生给予诊断，是由嗜心肌炎病毒感染的心肌炎，复经心内膜心肌活检时呈现炎症浸润造成心肌炎，并且较为严重。

祝师参考西医检查结果，根据中医两脉细数律不整，舌质紫暗，给予中医益气养阴、通阳复脉法治疗。方用：党参 10 克、麦门冬 10 克、五味子 10 克、柏子仁 10 克、生黄芪 30 克、桂枝 10 克、丹参 15 克、赤芍 10 克、炙甘草 10 克。此方加减治疗近三个月，经检查各项指标恢复正常，痊愈停药。

另外，还有一种情况，有些疾病既有自觉痛苦症状，又有现代医学检查指标的异常。经过一段正确治疗，自觉痛苦表现没有了，患者就自认为病已经好了，因此放松了对检查指标异常的警惕性。例如，有些糖尿病患者多吃、多喝、多尿、体重减轻的症状都恢复正常了，但与糖尿病相关检查项目还未恢复正常范围，那就应继续进行追踪治疗，直至化验指标亦恢复正常，以此尽量减少疾病复发的可能性。

—— 治愈疾病，解除痛苦 ——

有一位司姓女患者，35 岁，前来求诊的自觉痛苦症状是，近两年面斑逐渐加深加大，性格情绪亦经常莫名地焦躁，且烘热汗出，上半身怕热，腰以下怕冷，夜晚

① 祝谌予：北京中医学院首任教务长，中国协和医科大学教授，北京协和医院中医科主任，北京中医学院名誉教授，中国中西医结合研究会副理事长，中华中医学会理事，第七届北京市政协副主席，农工民主党北京市委主任委员。享受国务院颁发的政府特殊津贴。

睡前两腿不可言状的不适，因而影响进入睡眠状态，B 超检查，双卵巢、子宫已出现萎缩状态，身体机能出现早衰迹象，雌激素化验检查，亦出现明显下降状态。

司女士前些年因忙于职场竞争，曾三次行人流手术，并经常吃紧急避孕药。两年前家庭生活已达小康，事业也趋于稳定，夫妻俩将要宝宝的计划纳入生活议程，但因身体状况，被医生诊为靠自然怀孕的概率很是渺茫，建议试管婴儿手术治疗。近一年半时间，施行三次试管手术，未果。为此，夫妻二人身心均受到挫伤。

一次在一家医院候诊室，正好遇到一对退休了的老夫妻，聊起他们的女儿，也曾患有与司女士相似的病况，听人介绍，顺义有一位薛大夫，可治此病。他们的女儿本来已失去治疗信心，抱着侥幸的心理去找薛大夫试试看，没承想治疗不到半年就怀上了，现在小孩已经一岁多，这两位热心的老人将医院的地址和我应诊的时间告诉了司女士。

于是出现前来求诊的那一幕。我听了患者的求医经历和治疗过程后，从其神情上就能看出来，小夫妻俩那种急切期待，但又生怕我说出让他们失去仅有的一点治疗希望的话来，这一感觉是我多年诊疗此类病患逐渐形成的。

于是我根据手头掌握的有利信息角度和患者一起分析了她的患病经历。当时我是这样讲的："你们俩不用着急，从我对病情的了解状况来看，你的身体经过合理治疗一段时间，女性的生理功能恢复正常是完全可能的……"当我说出这句话的时候，患者不由自主地面露喜悦，接过话问道："薛大夫，您不是在安慰我吧？"我微笑着回答说："首先你曾有三次受孕史，说明你是有怀孕能力的；第二是你正值生育机能旺盛年龄，虽然检查卵巢、子宫有轻度萎缩现象，但我从你的舌苔、脉象以及皮肤反映出的气血润泽度、说话的声音来观察，还是有明显恢复人体正常状态潜能的。

"你的身体之所以有现在的表现，其原因有三，一是三次流产确实对生殖系统形成了生理上的损伤，你又经常吃那些紧急避孕药，生理和心理上都受到强烈的抑制，那时再加上工作的紧张，造成夫妻感情交流的不足，偶有性生活也只是互相安慰的形式，很少有互相吸引的激情。久而久之，其生理需求转化成了工作的热情，当你们突然觉悟了，想到该要一个小孩的时候，也没有去做孕前检查，把怀孕看成是去百货商场买东西一样的信手而成。没想到的是，自己只做足怀孕的心理准备，完全不了解即使生育功能完全在正常状态下，也不是想哪天要小孩都能如愿以偿的，这是有一定概率的。所以在你们看来是想当然的事，几个月后，仍不见消息的时候，这时在心理上首先产生了极大的压力，开始怀疑自己的生育能力了，于是四处求医治疗。

“就在求医过程中，可能正、负面健康信息都有，尤其当经过检查得知卵巢、子宫、激素分泌等器质与功能均呈现明显下降现象的时候，更是让你们的情绪一落千丈。在这样的心态下求医，再加上认为只要找到名医治疗，马上就可以怀孕的侥幸心理使然，完全忽略了生理机能恢复是需要条件和时间这一基本的客观常识。因为久久见不到自己想要的结果，于是就不断更换医生，又因为病状、检查结果清楚，医生的解释近乎千口一词。自己心想，上次那个医生就是这个诊断，治疗没效，这次医生开的药也差别不大，所以有时拿回药也未能坚持服用，然后网上查询相关信息，由于没有医学专业分辨能力，于是只看到负向信息，并留在脑子里，正向信息却常常视而不入。因此，情绪的压力和低落致使病情发展更加令人担忧。精神、生理功能的双重压力，即使服药对证，其效果自然也是微乎其微。”

我从患者的神态上看出，她对我的分析听进去了，并且认可了。但从他们那急切的眼神中，我还看出夫妻俩希望我尽快说出是否还有办法让他俩生出一个小宝宝来。

作为一个医生，在临床看病时，不仅要神情专注，审视患者疾病的发生、发展每一关键环节，同时还要不失对患者神情及内心所思等情感诸多变化细节的洞察。只有求得患者信任、信服，从而形成医患之间默契配合，才能探询到最为接近疾病本质的诊断，也只有医患之间的高度合一，才可能达到事半功倍的喜人疗效。所以医生看病时，除了要认真仔细看病人的表现和诊断数据之外，还要用一双真诚的眼神去和患病的人进行朋友般的交流。这也是“看病”与单纯“诊病”在境界上的差别。

当我看出患者的心思之后，当然是不失时机地给予患者所需。于是向小夫妻俩说出了我的治疗方案建议：“根据我目前所掌握的你的患病信息，对治疗前景，我充满信心，但有一个前提，就是需要你能从心理上认可我的治疗方案，并能与我密切配合，你身体得以恢复正常，是极有可能的一件事。”

还没等我说完，患者就急忙对我说：“薛大夫，您刚才对我的病情分析得特准，我信您！您说吧，只要能让我的身体好起来，我一定从心理到行动认真配合您。”

听了患者“只要能让我的身体好起来”这句话时，我的心里顿时产生了一种欣慰感，原因是她没有说出“只要能让我生出一个小孩”这样的话来，就说明她从内心已经意识到身体恢复健康，生个小孩也就是很自然的事这一因果关系了。

我认为，作为一个医生，能与患者在诊疗疾病过程中形成默契合作关系，当是对人的病与有病的人整体合一诊断最为重要的途径。看到患者真诚的合作态度，我遂将治疗方案做了详细地告知。

“对于你所患疾病，我是这样想的，卵巢、子宫等器质性病患的改变，需要有长时间治疗过程，你要有这样的心理准备。咱们先从改善你的生活质量入手，首先我让你更加美丽，把脸上的斑消除掉，然后再让心情好起来，说句玩笑话，你吃了我的药后，会让你莫名烦躁转变成莫名其妙的高兴。同时，你也能每天睡上一个甜美的觉，这些治好了，你那些上半身怕热、下半身怕冷、睡前两腿不安宁的状态都会随之而愈。我是这样看的，只有你的身心健康了，才可能生出一个健康可爱的小宝宝来。所以，我们最后再慢慢地满足你想要一个孩子的心愿。我愿意做你的长期私人保健医生，不知你们是否愿意接受我这一建议。”

夫妻俩听了我的话后，首先是先生说了话：“太好了，您只要能让她身体好了，心情好了，不生小孩，我也愿意。”这时太太眼里有了泪花，十分诚恳地说：“薛大夫，我先生说得是对的，您只要能让我的身体好起来，心情高兴了，我就很知足了。我一定听您的话，好好与您合作，谢谢您！”

得到患者的认可和配合，我当然也是豁然的快意。经过一段时间的调理治疗，患者的身体逐渐地恢复了以往的健康。七个月后，患者欣喜地告知，她已经怀孕了，医患的得意与快意自不必说。

疾病的痛苦与危害是不可分割的因果关系，人的病与有病的人更是如此，只有做到二者有机地融合，才是成为尽可能接近人类健康保障的医学方法。所以千万不要只片面地追求疾病的治疗，而忽略人与疾病的整体性，把活泼的医学工作搞得过于分化而不利于人类的健康发展。

真相只有一个，它常藏在细节里

有句话说，真相往往隐藏在细节当中，只有通过细节才能更好地还原真相。对于医生而言，这句话同样适用。疾病的真相往往隐藏在生活的细节当中，这是我多年随师侍诊与亲自临床过程中悟出的一个重要心法。

我的老师以及诸位前辈都特别注重患者生活的细节，从他们身上我更加深刻地理解到，作为一个好医生，能够时时以为大众健康生活服务的心态去和患者交流，用心留意患者的一切生活细节，方能准确明辨，接近疾病真相。

董德懋[①]老师看病的时候，总是那样和蔼可敬，说话不慌不忙，顿时就能让患者心里踏实下来，也让患者更快地对医生产生信赖。董老常对患消化系统疾病的患者说这样几句话，吃饭时要慢一点，少说话，好好体会饭的滋味。董老看完患者舌苔后，经常会问患者："你今天吃什么呀？是不是吃饭很快呀？"患者的回答是："对，我吃饭可快了。"有的时候会说："你左边牙不好，总喜欢用右侧牙嚼东西。"

---

① 董德懋：我国著名内科学家。1937年毕业于华北国医学院中医系。后开业行医。曾任华北国医学院副院长、总务长。先后创办《中国医药》月刊、《中华医学杂志》《北京中医》月刊。擅长中医内科、儿科。编著有《中医基础学讲义》《中医药物学讲义》《董德懋医话》《董德懋医疗经验琐谈》《脾胃学说初探》等书。

患者的回馈正如董老所言。

一开始我总是好奇，董老为什么看得这么准，吃饭快慢和看病到底有什么关系呢？后来才知道，老先生的每一句话都是有用意和根据的，看似在闲话家常，实则每句话都与看病密切相关。比如吃饭快的人，很容易得胃肠消化道菌群紊乱性疾病，而舌苔则是判断的一项重要依据。正常人的舌苔是供饮食消化用的，食物在嘴里咀嚼的时候，舌苔就会与食物自然融合，以促进食物的营养吸收。只有食物在嘴里有充分的咀嚼磨碎时间，才可能使消化所需过程得到保障。如果吃饭过快，舌上正常助消化的苔还没有磨掉，舌苔仍然和吃饭前一样长在舌上，久而久之，自然就会形成消化系统疾病。还有的患者因总喜欢用一侧牙齿咬东西，自然就是一侧舌苔摩擦较多，而另一边舌苔的能量却没有充分利用，也会对消化功能有影响。如果长期用一侧牙吃东西，还会出现常用的那半边脸变大、变偏，甚至还会引起颈椎的病变等。

总之，人是一个整体，身体各部分都有联系，每一种疾病的表现几乎都离不开日常生活习惯。有些细节看似寻常，但其实很多奥妙的机理就是在日常生活的细枝末节中窥见端倪的。

曾经有一位 70 岁的男性患者，请刘渡舟老师看胃病，患者的主诉症状是胃痛、胃胀、呃逆（打嗝）。每逢吃米饭、白薯、韭菜等食物胃痛就会加重，且大便黏滞不爽，总有解不尽之感。

刘老观其舌苔，发现患者舌质紫暗，苔黄厚腻，随后问其睡眠状况如何。患者听了刘老的问话显得有些兴奋：“刘老，您问得太好了，要不然我还真忘了，这也是我今天要请您给看的一个毛病，平常睡觉还可以，就最近两三天总做一些没头没尾的梦，大多是找不到路的梦。特别着急，每次都因为梦里着急，醒了就一身汗。”

刘老平日诊病说话语速很慢，于是慢条斯理地继续问道：“怎么个找不到路法呢？”患者回答说：“您比方说，走着走着，不知不觉就走到一个大洋灰管子里去了。这根管子越走越细，好像里边空气越来越少，最后一着急就醒了，醒后还觉着胸憋气短，紧跟着就胃痛……”

刘老听到这，眼睛一亮，没等患者说完就又问了一句："您这个梦是什么时候做的？"患者说："我今天早上就是做了这样一个梦。"刘老放下正在凭脉的左手，又补问了一句："您患高血压多少年了？""大概有十几年了。"患者回答。

听到这，刘老没有开方子，回头对来陪诊的患者女儿说："你现在赶紧带你父亲去大医院做一下心脏检查，我凭脉判断老人今天不是胃痛，是心脏的问题，你们一定要抓紧时间，越快越好。"

听了刘老对患者家属的嘱咐，我赶紧为老人凭脉，仔细体会了寸关尺的浮中沉取脉象变化。刘老说这句话时的语速比平时要快很多，态度很坚定。老人的女儿看刘老认真的神态，扶起父亲离开了诊室，临走前患者还在不停地说："刘老，我这样的情况是经常的，我就信您。您还是给我开个方子吧！"刘老和缓地对患者说："先让孩子带您去检查一下心脏，等您查回来，我再给您开药。"患者接受了刘老的建议。

一周后，又是刘老应诊的日子，患者的女儿专程赶来医院，一见面就说："刘老，谢谢您了！我父亲听了您的话，到了医院就送进抢救室了，幸亏去得及时，再晚去一会儿就没命了。现在已脱离危险期了。今天又把我母亲给您带来了，她也高血压十来年了……"

等看完那天上午最后一个患者的时候，我请刘老给我讲释了当时诊察这位老人的思维过程。

刘老说："患者看上去很瘦弱，但脉却是那样的急迫、弦硬，实际上是脉没有了胃气，应属危险证候的脉象。这时患者又说了他做梦的状况，心主思维意识，心血瘀阻，茫然而失去方向意识，所以才在浅睡眠意识中出现迷路的梦境。我突然意识到患者的脉象应是心脏压力过大所致，所以我很自然地将其与脉证联系在一起，于是想到心梗的可能。"

刘老寥寥数语，道破临证意会玄机，亦把我带进了当时诊脉指下的感觉的思绪中，患者的脉象的确是憋胀不通、急迫弦硬的感觉。尤其刘老脉与证的思维自然贯通功力，在我以后临床诊病中留下了深刻的印象。后来我发现梦作为诊病的辅助信息有无穷的妙义。诸如，乱七八糟没有头绪的梦、惊险害怕的梦、重复白天思绪的梦等，都有相对应的治疗规律。

作为一个医生，对患者生活中每一细节的异常变化，都能做到明察秋毫，总能在无疑中存疑，洞悉贴近病情的显象与隐迹，当是必下的功夫。

没有包治百病的“大还丹”

—— 养生保健≠盲目进补 ——

近些年我在门诊看病，有的患者常会有这样的提问和需求，例如：“医生，我是阳虚体质还是阴虚体质？”“医生，您看我除了吃您的药，还应吃点什么补品呢？”“医生，我是素食主义者，为什么三酰甘油还高呢？”甚至有很多患者不惜代价地常吃些冬虫夏草、藏红花一类的中药作为补品。

当我问及其吃这些“营养品”的目的时，患者的回答常让我哭笑不得：“人家不都说是提高人体免疫力的吗？”我接着问：“你的免疫力低吗？”“那我哪知道啊，不低吃点也没坏处吧？”我常用这样一句话对这类患者说：“馒头是治饿的，饱了还要吃，那就该消化不良了。”

社会进步了，生活富裕了，人们健康保健的意识普遍增强和提高了，这对提升全民健康素质确是一件可喜的事。但大众最好要学习一点医学常识，能够知晓自己需要什么，再采取一些适合自己的方法和措施，做到有的放矢，只有这样，才可能达到有益健康的目的。

中医理论认为，同一疾病发生在不同人身上，其治疗方法既要考虑到疾病的共性规律，也要考虑患者个体的特异性，然后给予相应治疗。例如，同是2型糖尿病，发生在一个正值壮年的小伙子身上和一位八十岁老人身上，其治疗方法应该是有所区别的。

即使同一疾病发生在同一人身上，由于生病的阶段不同，其治疗方法也应随机改变的。例如一位女性，青年时即患痛经病，经治愈，十几年后又复发了。年龄、生理、社会环境均发生了变化，再用原来的方法治疗，效果就常不如从前了。中医对此称之为“同病异治”。

养生保健也是同一道理，既要根据自己有什么不舒服，请专业医生给予相应的检查，找到健康的短板，还要知晓符合自己身体、生活习惯等特异性条件，然后和自己的保健医生反复地信息互通，找到适合自己的保健方案。在这个问题上，我认为还是医患合作最靠谱，而不是只凭听听健康讲座就对号入座，随便吃些所谓有益健康的保健品或食品，以免造成不必要的伤害。

—— 木耳+萝卜可通便也可致过敏 ——

我在日常门诊中，常有患者朋友向我提问：“大夫，您看我吃点什么保健食品补补呢？”我通常会这样对患者提一些建议，你想吃的、吃了舒服的、吃后没有出现不良后果的，就是你最应该吃的。但一定要记住，即使符合上述三个条件，也一定要适量，并且应经常地调换，以丰富身体所需营养能量的平衡，因为即便是一些很安全的日常食品，也各有适合和不适合的人群。

例如，我曾诊治一位患全身湿疹的青年女性患者。初起湿疹只在两下肢，后来逐渐发展到上半身，尤以胸腹部为多，奇痒无比，遇环境热时更为明显，尤其是到了夏天，更是此起彼伏，颇为苦闷，情绪亦因此变得焦虑不安。自发病两年以来，遍访中西名医、名院，百般治疗，偶有小效，亦不能持久。经人介绍，求诊于我。

患者来诊时，将其所做过的检查、吃过的药方，以及皮肤病应忌吃的发性食，诸如辛辣、羊肉、海产品等，都如数家珍，悉遵医嘱，但均是以无效而复且逐日加甚为结局。如此反复一年余。凡是我想到的病因可能、想采用的方药、经验证过的禁忌事项，甚或我没想到的，人家都已经想到了、做到了、治过了。

湿疹对我来说虽不是什么罕见病，但此患者却让我一下陷入了诊疗僵局，一时无言以对。最后还是陪患者诊病的先生一句话，让我暂时有了一个诊治思路上的突破："薛大夫，我们是一位叫某某的朋友介绍来找您的。她说，我太太的湿疹和她得过的病是一模一样的，吃了您几次药就好了。"

当他提到我曾治过的那位患者的名字时，一下让我想起了几年前颇为自得的那例精彩医案。

当时情况是这样的，湿疹发病的情况确与本案的前述状况几近相同，即湿疹的病灶与所诊舌脉总也找不到应辨何证的依据。于是我自问，患者的湿疹会不会是别的病的附属反应呢？湿疹病变在皮肤，中医认为"肺主皮毛""肺与大肠相表里"，想到这，我提示患者："你除了湿疹给你带来的痛苦外，还有哪些痛苦，比如说大便畅不畅快？"

当患者听我问到大便情况时，其痛苦面容顿时显出："薛大夫，您算是问准了，除了湿疹折磨以外，解大便就是我最痛苦的一件事了。每次一解小便即有急迫的大便感，但又解不出多少，总觉着解不净的感觉。刚站起来，还想再蹲下，再解又没有。解一次大便把我耗得筋疲力尽。每天都要有四五次以上大便，每次皆是如此。"

当患者说到这，我的脑子一下清晰起来，患者舌质淡、苔薄白，六脉沉细无力，左大于右，临床症状、舌脉均属典型的中气不足证。于是我弃患者求诊湿疹病，把大便黏滞不爽定为主证，给予补中益气汤加味治疗。其结果是我从医以来治湿疹最为漂亮的一个医案。先后诊治三次，其病痊愈如初，医患皆大欢喜。

想到这，我随即问眼前这位患者大便情况。患者的回答让我僵持的思路顿时产生了临证灵悟："我有一个医生给的小偏方，就是每天都吃适量的生萝卜和生木耳，等量凉拌，大便顺畅很多。"患者如是说。我紧跟着追问了一句："要是不吃呢？大便会是什么状况？"患者告诉我，她已经吃快一年半了，原来没吃的时候，大便四五天解一次，甚是困难。也吃过一些通便药，都不如这个方法好使。

事情有时是很奇妙的，记得几年前一个春节去祝谌予老师家拜年，我的师母施越华[①]教授（师母是施今墨先生的长女，毕生从事生药研究）曾告诉我一个小常识："生木耳、生萝卜同吃，有很多人会出现皮肤过敏现象，你将来可在临床多观察。"

想到这，我头脑中的脉、证矛盾和纠结豁然冰释。患者湿疹是红色小丘疹，抚之则红痒成片，甚至还会不小心抓破流黄水，属典型的湿热现象。而舌质淡、苔白微腻，脉是沉细的，尤以两寸脉沉弱为显，是属肺气不能宣达之象。根据舌脉所见，我又补问患者是否有慢性鼻炎病状，并且频发该病的现象？患者的回答正如我所料，近一年来感冒不断，几乎每次症状都是以鼻塞流涕、头痛为必见症。思路经过如此整合，辨证为风寒闭肺，脾湿内蕴，诊断顺应贯通。遂疏以：陈麻黄 3 克、光杏仁 10 克、姜半夏 10 克、广陈皮 5 克、茯苓皮 15 克、紫苏叶 10 克、苦桔梗 5 克、炒枳壳 10 克、薤白头 10 克、紫葛根 10 克、条黄芩 10 克、生黄芪 15 克、生白术 10 克、炙甘草 6 克，7 剂。

患者七天后来复诊时，喜笑颜开："薛大夫，我吃了您的药，别提多舒畅了，大便滋润成条，量特别多，就好像胃肠一下就排空了。这是近几年从未见过的舒畅，以前要么是几天不解，要么是吃些泻药，但大便稀而不爽，只有吃了木耳、萝卜后，还算能每日解下成形大便，但还是有解而未尽之感。吃了您这药就不一样了，每次都解得特痛快，心情别提多高兴了。

一开始我真有点担心停了木耳、萝卜大便又会像从前呢！您猜怎么着，大便一痛快了，我竟然把湿疹痒的事给忘了，洗澡时才无意地发现，这几天的时间，身上的湿疹少了很多，几乎一点都不红痒了。真没想到，中药也会有这么快的效果！太感谢您了！"

医生的职业就是有这个特点，治疗有了效果，其心情是和患者一样的兴奋。古人常说"忠心的大夫，孝心的厨子"，就是这个道理吧。

患者接着告诉我说，她在网上查了很多关于木耳和萝卜是人体清道夫，可以将人身体的毒素及时排掉的文章，没想到，还可以使人过敏起湿疹。

---

① 施越华：著名中医学家施今墨长女。

“是啊，这其实是一个很简单的道理，就好像有人吃了辣的就很舒服，有人吃了辣的却很难受。同一疾病发生在不同人的身上，就会有因时、因地、因人差异。所以有‘一人一方是做医生最高境界’的说法。同理，养生保健也是一样，没有任何一种方法适合所有人的体质。这就是中医治病既重人的病，更重有病的人道理所在。”

患者听了我的解释后兴奋地说：“中医理论好伟大啊！薛大夫，我能和您学中医吗？”

我是这样回答的：“当然可以，生活中，每人都应学一些健康常识，这样才能了解自己，保护好自己。”

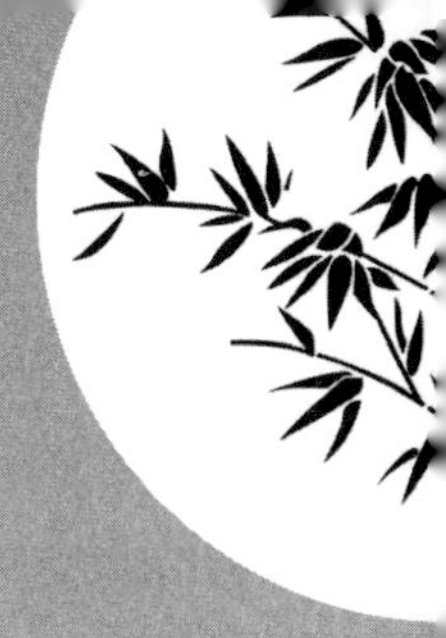

第二章　我眼中的医患关系

能得到患者信任的医生才是好医生

医生就是治病救人的，不管治好多少病，都是应该的。若是一点病都治不好，还要医生干什么？有的人似乎每治好了个把小病，就自以为功，这是多么浅陋啊！

——施今墨

医患应是知心朋友关系

一提到医患关系，多喜用“视患者如上帝”“视患者为亲人”一类的话语。经过几十年的临床体会，我却认为，医患之间若是能处到知心朋友关系，那是最好不过了。道理很简单，医患之间是一种平等的合作关系，没有谁高于谁和谁求于谁的问题。

若说视患者为上帝，说实话，如果真的上帝坐在我面前，会让我敬畏甚至惊吓，怎么可能平心静气地去诊病治疗呢？在这个问题上，不仅我做不到，我相信也没有哪位医生能做到。

还有一种说法，要视患者为亲人，我认为这个说法可以提倡，却不可以照搬。因为大部分医生面对家里亲人生病时，不能或者说很难做到像对患者那样，完全、彻底消除情感上的顾虑、担心，能够轻松、客观、理智地分析和面对。那么医生对亲人生病处于什么样的心态和情况较为多见呢？对家人患一些较为常见的轻浅小病，多是凭以往的经验，简单开些小方小药了事，或是因为忙，或是感觉成竹在胸，甚或认为只要调养得宜，有很多小病是可以自愈的，此时给点小药，好得快点就罢了。更有让外人不好理解的“灯下黑”现象，就是家里的人生病，常到外边找别的医生去看：家里有中医大夫，一定先要请西医去检查，说是避免误诊；家里是有名的大医院西医大夫，偏要到小诊所请中医给看，说是中医治本、中药没有不良反应等。

这样的现象我想很多医生家庭都有过类似的经历。更何况术业有专攻，一个医生的水平不管有多高，也会有自己不擅长诊疗的病种，有些知名专家，即使他们已经攻克了众多疑难怪病，但对家人一些常见病却常是因为情感关系，还是主动去请长于此类疾病的医生给予治疗的实案，因此被传为虚怀若谷这样的佳话，亦不少见。如果以医生对亲人的做法去对待患者的话，医患关系就可想而知了。

医生是一个特殊的职业群体，要面临高强度、高风险、高压力，但是每一个医生在坚定成为医生的信念之初，或许内心曾有过这样的信念：决心竭尽全力解除人类之病痛，助健康之完美，维护医术的圣洁和荣誉，为祖国医药事业的发展和人类身心健康奋斗终生。因此，医生与其说是职业，不如说是使命。从这个意义上讲，医生应完全是患者值得信赖的人。所以我认为，医患在诊病合作过程中，应该建立一种相互的默契和信任，成为知无不言、言无不尽的知心朋友，彼此都尽可能多一些理解和谅解，那当是最为切实的。

—— 相互信任，勇于担当 ——

作为一个好医生，在患者需要的时候，应该有对自己的专业充满自信和勇于担当的精神，但前提是要建立在医患相互信任的基础之上。对此，我想讲个我十几岁时亲历的小故事，这件事让我对医患关系第一次有了不一样的体会。

那时，正值“十年浩劫”，父亲被下放在顺义的衙门村。

当时已是夜里十点多钟了，门外忽然有人喊：“薛先生！薛先生！（周围村里人都称呼父亲薛先生，很少直呼其名）我是从米各庄来的，救救我儿子吧！”

父亲开门一看，是一位四十来岁的男人，满头大汗，颤抖着声音，一边为深夜打扰而致歉，一边说他的孩子病很严重，恳请父亲帮忙诊治。病家这么晚跑三十多里路来找医生，一定是病得危重，父亲就把他让到屋里。来人自我介绍说：“我叫王仟，我的儿子鼻子流血几个月，每次一流就是几个钟头，鼻子堵住了，就从嘴里流，最近几天动不动就突然昏迷，清醒的时候也总发蔫儿。”

父亲闻此急问：“你们去医院做过什么检查没有？”

小孩父亲答道：“薛先生，不瞒您说，大医院都去遍了，西医说是‘再生障碍性贫血’，以激素治疗为主，血象低的时候，就输血急救。这么折腾了几次，也不见好。跟您说实话，家里生活困难，接着治，真的是再也拿不出钱来了。我们听亲戚介绍，您治这病经验多，听到消息就连夜来麻烦您了。今天见着您，我这心里就有底了。”

父亲听到这儿，十分为难地对来者说：“我是医生，治病救人是我的职责，但现在如果要看病必须有双方革委会签字批准才可以。还有，我每次去给您小孩看病，都需要您去我们生产队长那里为我请假，由您代我写请假条，并证明我看病是义务的，没有收钱……”

尽管“去看病”的手续比较烦琐，但还是顺利解决了。第二天，生产队长告诉父亲可以去看病了。当天下午，王仟骑自行车带着我父亲前往米各庄。

一路上，他都在讲孩子的患病情况：小孩病了近一年，开始只是鼻子流血，多是在剧烈活动后流，每次发作，用棉花或纸团堵住就不流了，开始没怎么重视。结果有一次感冒发热39℃，鼻子流血两个多钟头，堵住鼻子，血就从嘴里流，孩子脸色白得吓人，送去县医院一检查，才知道是重症贫血，病因待查，抢救了几天，初步怀疑为“再生障碍性贫血”。转到北京一个大医院，专家会诊了好几次，说就是“再生障碍性贫血”。

这位正值壮年的北方汉子，一边说，一边哭。父亲听后，虽未见到孩子，但已经感到病势的严重程度了。

到了王家，院子里站满了人，有家人、亲戚、街坊。看得出来，这些人都是在等待父亲的到来，来救救这位年仅十五岁的孩子。同时，也看得出这家的人缘之厚。

父亲被迎进屋里。一进屋就闻到一股鲜血的腥味，孩子躺在炕中间，面色苍白，两只眼睛长得俊秀，却没有光彩。父亲跟小孩两眼对视的一刹那，已经感到小孩已病危了。

父亲示意他伸出舌头，只见他舌头淡无血色。父亲回头对家长说：“这孩子血象太低了，血色素到不了 4 克。”在场的围观者都惊呆了，异口同声说：“太神了。”

小孩的母亲告诉父亲：“您看得太准了。刚从卫生院取回化验结果，血色素是 3.7 克。”

父亲为小孩诊脉：两寸浮数无力，关脉独旺，左大于右，两尺细数无根。父亲诊完脉后问家长：“小孩几天没大便了？小便黄不黄？”小孩母亲想了一会儿，告诉父亲：“三四天没大便了，小便黄得像橘子汁儿一样，特别臊气。”

围观者开始小声地议论起来，有的说：“这个孩子有救了。”有的说：“这才是真正的大夫呢，人家尽把握节骨眼儿。”

突然间，小孩的父亲跪倒在地：“我的孩子就托付给您了，您就只当多了个孙子。”孩子的父母、亲戚、朋友再一次向父亲投来期待的目光。

父亲回来后说：“这种场面真是太感人了，我的心也和这家人融到了一起。直觉告诉我，这个孩子的病我能治好。于是，我说了一句从未说过的承诺：‘你们放心吧，我能治好这孩子。’”

母亲和我听到这句话，不免多了一些担忧，不约而同地问：“万一要治不好怎么办？您不是常和我们讲，治好一个患者需要多种条件，不只是医生单方就能实现的，如果因为家庭困难或者其他非您能把握的因素，没有治好，该怎么向人家交代？”

看到我们母子俩着急的样子，父亲说：“对这个病，我心里还是有些数的。再加上当时那种场面感染，作为一名医生，我说这句话的时候，是不再容给自己留任何余地的。在综合考虑病情后，医生直觉上的自信很重要——这么危重的一个病孩儿，我本来已有的一点儿把握，再因为顾虑个人声誉打一些折扣，那可真会影响治病的效果。当医生，必要时是要有担当精神的。”

功夫不负有心人。在近两年的治疗中，尽管多次出现临床的急诊现象，如高热持续不退、出血不止，甚或突然昏迷，但是父亲每次都以精准的判断和高度的自信稳妥处理，使这个病孩儿渡过一个又一个难关，最终彻底好了起来。后来他还参了军，当上了甲种兵，今年已届六十，三口之家，其乐融融。他对父亲的感恩从不曾忘过，我们之间也由此结下了几十年的深厚友谊。

医术固然重要，但关键时刻，患者对医生的信任以及医生面对患者的勇敢担当对于治病起到的作用也是举足轻重的。

—— 医患情谊，世代传承 ——

/ 师徒传承的患者群 /

我经常喜欢对学生讲，作为一名优秀的医生，应具备一身硬功夫和一身软功夫。

所谓硬功夫，是指要练就扎实的专业基本功和娴熟的医学技能，能在繁复且千变万化的疾病中洞察到症结所在，并能应付自如，给予攻克而不对人体留下任何伤害。这需要终生不断地学习和勤于实践，由自然而至必然。所谓软功夫，是说要通达人事，尽可能了解到患者心理需求和性情喜恶，用今天的话讲，就是怎样才能维护好医患关系，是作为一个好医生必须修炼的功课。

医术再高超，也不可能做到每一位求诊患者都能满意而归，但扪心自问，最少应在本意上时刻都尽心和努力过了。关于这一点，是我在随师侍诊学习过程中亲受熏陶，并屡得其益的。

我在随祝谌予老师临床侍诊时，曾对老师的患者群做过仔细观察和研究。老师的患者群中，有两类现象尤其引起我的兴趣和注意。一是世代患者群；二是家庭患者群。

在随老师看病时经常会出现这样的情况：某位患者见着老师就说："祝老，我年轻时，家里人有病，都去找施今墨先生看，现在我又来请您给看病了。"凡遇到这种情况，祝老总会笑着说上一句："是啊！我们已是传辈的老朋友了。"

后来，在我的患者群也经常会听到类似的话："薛大夫，在你们医院刚创办的时候，就请您的老师给看病，那时您还年轻，坐在祝老身边给抄方呢！现在又找您给看病了。"

如今我又发现，我的很多患者开始找我的学生看病了。凡遇此时，我的内心是充满快意的。有一次我从医院打车去市区，路上，出租车司机问我："先生，您是杏园金方国医医院的吧？医院有一个叫黄河青的年轻医生，看病挺厉害的，我看比他的老师一点也不差。”

听了这话，我有些好奇，就问了一句：“您为什么这么说呢？”

这位师傅笑了：“我亲身体会呀！我因为过敏性鼻炎和咽炎，一年总是频繁地感冒，每次都是鼻塞流涕、嗓子痒、干咳。短则十几天，多则一两个月。经人介绍，说这医院有个薛大夫，能治这个病，结果来了两次，他的患者太多，都没挂上号，后来旁边挂号的患者说，‘你可以让他的徒弟给看看试试’，于是我就挂了他的徒弟黄河青的号。结果您猜怎么着？这个黄大夫人特好，看病可仔细了。对患者可和气了，别看他年轻，听他说话，让你心里特有底的感觉。最重要的是吃了他的药，真管事！前后看了三次，不但我这鼻炎、咽炎好了，就连我好几年的腿凉也给治好了。现在我的家人有病，都来找黄大夫给看了。”

当老师的，听到别人赞扬自己的徒弟，当然是从心里感到高兴了。更为有意思的是，在我们日常门诊时，经常会见到这样一种现象，夫妻俩来看孕前咨询和调理的，经过一段时间的治疗，妻子怀孕了，有些夫妻竟然提出：“您的医院有妇产科吗？我们希望能在您的医院生小孩，这样我们的心里才踏实。”

每当听到这类话时，我是由衷地感谢这些忠诚的患者朋友，因为他们的信任，才是医生的立命之本。现在我们医院已经有师徒四代共享的四代患者群了。当医生的，除了医术以外，良好的医德修养则更是必须有传承的。

/ 以家庭为单位的患者群 /

在随师学医过程中，还有一现象，对我的影响是很大的。那就是在老师的患者当中，常是以家庭为单元的。

我曾做过一项统计，在老师应诊的日子，平均每天都会有一组以上是家庭患者同时来请祝老给看病。或是夫妻，或是父子，或是母女，或是祖孙……大多开始一人求诊，经治疗后有效，又将家人带来同诊。有的时间久了，还会介绍亲戚、朋友同来。

现在，我的许多患者也自然形成了不断增加的家庭患者群，我们彼此之间有信任、有默契，更有心灵上的相互惦记和关注，互相之间视对方为知心朋友。

十几年前，有一位马女士来找我看病。

马女士年轻时努力追求事业上的成就，待家成业就之时，已是38岁了。这时突然意识到该要一个小宝宝了，于是夫妻俩做好了充分的准备。但没想到的是，几个月过去了，仍然没有任何怀孕的消息，心中不免有些焦虑。于是四处访求名医，经过一段时间的治疗，还是未见到自己希望的结果。后经人介绍，找我给予治疗。

中医业内有这样一句话："倒霉的医生治病头，走运的医生治病尾。"这位患者原来因功能失调延迟了怀孕时间，但经前边的医生治疗，已差不多将要痊愈。她找到了我，其结果当然我就是那个走运的医生了。稍加调理，马女士很快就怀孕了，生了一个可爱的小女孩。全家喜悦之情自不必说，对我更是信任有加。

事情有时就是这样，当一个人对另外一个人产生信任的时候，这种力量是可以传递的。很快，这位患者的家人、朋友、合作伙伴都成了我的忠实患者群。在她给我介绍的患者中，最值得一提的，是她的一个合作客户，尚先生。

尚先生患糖尿病多年，同时合并高血压、高脂血症，这些毛病多是由于早些年事业上的奔波，过于劳累和疲于应酬才留下的。因此，尚先生越来越意识到，最高的幸福指数，应该是建立在健康身体这一根本之上的，所以他对自己家人和朋友的健康都十分关注。不仅如此，尚先生还有更深的考虑——要想身体健康，最好能找到一位知他懂他，并且要值得信任的医生作为朋友，能够充分了解他曾经患过的每一种疾病，并根据他的身体状况、生活经历，能够预知存在哪些疾病危险，先行预防，那才是最理想的一件事。

有一次，马女士和尚先生一起聊天，尚先生说自己想找一位能让人信得过的好中医，作为自己和家人的私人医生，并希望能成为知心朋友。于是马女士就非常热心地把我的情况介绍给了尚先生。一开始两个人只是随口一说，但马女士是个热心人，又对我十分信任和推崇，此后，不但向尚先生讲了很多关于我治病的故事，并且还反复地敦促其尽早来找我看病。

说起来也是有趣，马女士这样的热情，倒让尚先生怀疑马女士有"医托"之嫌。但由于马女士的坚持，碍于面子，不得已，尚先生终于抱着一种试试看的心态，来找我。没想到的是，通过几次诊疗，我们二人大有相见恨晚之感，彼此配合甚是默契。疗效自然也是很满意的了。随着交往深入，我们真的成了无话不谈的好朋友。互相之间，有医患诊病交流灵感撞击，有互相启示，还有朋友之间的互相在意和惦记，更为可遇不可求的是，我们之间互相信任达到了牢不可破的程度。

有一次，尚先生又来找我开方抓药，药房司药人员在核查中，发现我的药方中有一味药写重复了。于是对尚先生说："请您去找薛大夫，他有一味药写重了。"尚先生听后却坚定地回答："不可能的事，我相信薛大夫自有他的考虑，你们照着药方拿药就行了。"当然，药房工作人员还是坚持找到我，去掉了多写的那味药。当后来司药人员告诉我事情经过时，顿时让我产生了无以消除的内疚和负罪感，更让我对尚先生的诚挚信任和宽容胸怀，充满了感恩之心。

最有趣的是，尚先生的家人、同事和最好的朋友也都成了我的最为忠实的患者朋友。在后来的统计中发现，我的私人保健患者群中，有很多都是通过尚先生介绍过来的。在一次我们二人聊天时，我曾开玩笑地说："尚先生，您当初是被'医托'给硬拉来的，现在您可是变成我的最大'医托'了！"

对此我称之为"传递信任的口碑患者群"。几十年来，这一点始终是我用心努力的方向。功夫不负有心人，现在我也开始体会到"患者挚诚信任"那种乐趣的享受了。因为每天来找我看病的人群中，有的是以前我老师们的患者，老师走后，我又为他们看了十几年的病了，有的是跟了我二三十年的老患者，也有初识如故的新患者。患者之间有的是互相口碑传递来的朋友圈子；有的是在挂号和候诊时，通过沟通交谈结识为新朋友的；我也自然融入这个患者朋友圈子里了。因此，我热爱我的职业，热爱我的患者朋友，也很感恩患者朋友对我的信任。

医患关系是最微妙的关系之一，尤其近年来，医患关系更是成了一个热门话题。医患关系的紧张甚至将医生与患者推到了两个对立面。那么医与患到底应该是怎样的一种关系呢？有人认为，患者花钱看病，医生看病挣钱，只是服务与被服务的关系，仅此而已；有人认为，患者是医生的衣食父母；也有人认为，医生救死扶伤、除病去痛应该被尊重和感恩。

但我认为，这些都不是最理想的医患关系。首先，作为医生，就像祝师说的，医生就是治病救人，治好了是分内之事。医生应当为患者考虑，但要说患者是衣食父母，是医生的上帝，这种说法我也不敢苟同。我认为，医患之间应当是一种知心朋友的关系，这种关系，充满关切但不至于到关心则乱的地步，充满信任但不至于有仰视的距离感。

随着年龄的增长，医治病例的逐渐积累，越来越体会到选择了医生这个职业，就应该视患者为朋友。我也曾多次以患者的身份到过一些医院去求诊，角色的转变使我体会到，作为患者总想将自己心中的话向医生倾诉，生怕有哪一点遗漏，同时更希望医生能对自己多说上几句指导和建议的话，心里才觉得踏实，这种心情，是作为医生的时候很难体会到的，所以我觉得换位思考不如换位体验对自己更有教育意义。

患者是医生终生的老师

在看病过程当中，医患当是知心朋友。对于医生而言，患者同时也是医生终生的老师。

先从几则故事讲起。

—— 施今墨先生从患者那里学治咳嗽胸痛方 ——

施今墨先生在年轻时曾患肺结核，经 X 线检查，肺部有胸腔积液。中药西药都吃过，效果均不甚理想。后来有一位老瓜农找施先生看病，发现施先生频繁咳嗽，且咳时施先生按着胸部。就问施先生是不是咳嗽时胸痛，施先生点头回应。老人客气地说：他有一偏方，可治咳嗽胸痛，但觉得施先生是大名医，不知他是否愿意尝试。

施老很感激，就问了他方子。方法很简单，就是用生甜瓜子晒干打碎，开水冲泡即饮。其间还可以照常吃药。施先生按老人的方法，每日饮甜瓜子水，加之服用中药，不日，胸痛明显改善。痰亦减少，又服十余日，胸痛痊愈，经 X 线复查，胸腔积液仅有极少残余。施先生很高兴，又坚持饮用一段时间。经检查胸腔积液完全消失，结核病灶渐趋恢复。

后经施先生在临床中应用此法治疗各类相关疾病引起的胸腔积液，屡有效验。这种方法说是来自患者，一点都不为过啊。

—— 祝谌予老师向患者学治咳验方 ——

祝谌予老师也遇到过类似的事情。

他在中医研究院内居住时，曾有一位同院老太太，患咳嗽迁延月余未愈，求治于祝师，祝师给开了张方子。老太太到药店去买药时，与同去买药的另一个老太太相识，闲谈中，另一个老太太说有一治咳偏方，可以先吃试试，如果没有效，再吃祝大夫的药也不晚，方子很简单，就两味药，钩藤三钱，薄荷三钱，泡水喝，一天一剂。同院老太太按照偏方吃了三天，果然咳嗽大见好转。又按照原方吃了三天，月余未愈的咳嗽居然全好了。

有一天，祝师在回家的路上，正好碰到了那位患咳嗽的老太太，就问了一句咳嗽好些了没。老太太倒也直爽，说咳嗽已经全好了，但是不是吃的祝师的药，请祝师不要介意。祝师没有生气，反而很虚心地向她询问偏方，于是她把得到偏方的过程向祝师复述了一遍，同时还说：“我把这方子告诉给您，您可以试试，若有效，您再用于其他人，还可以帮更多的人。”

老太太口述了这两味药。后来祝师经过验证，不论新咳、久咳，在辨证的基础上加用这两味药，确实止嗽疗效很好。后又扩展到治疗过敏性咽炎等呼吸道疾病均获良效。

—— 我向患者学治腱鞘炎验方 ——

医生应该有实事求是的治学态度，再高明的医生也不能保证把所有的病都治好，病没看好也不要辩解。但现实中，不肯承认是自己考虑不周，而一口咬定是患者未遵医嘱所造成未达治病疗效的医生比比皆是。与其相比，虚怀若谷的医生才是更高明的医生。患者掌握的往往是病情的第一手材料，有时患者反而是医生很好的老师，我在临床当中也有这样的体会。

我有一个患者，是电影导演，腱鞘发炎，肿了很大。虽是小病但很难治。试过抽取液体、做手术取囊肿等办法，都未彻底好转，甚至此腱鞘好了，彼腱鞘又发炎了。有次，他的腱鞘炎又发作了，过来找我，我在考虑用哪种方法再试着治疗下，这时，站在旁边的一个老太太说："薛院长，我教你个方法，不用吃药，就能好。"我说："那敢情好啊！"她说："用正骨水，每天于患处涂抹两三遍，腱鞘炎大多都能好。"这位患者回家试过，囊肿果真一天天消下去，直到最后完全好了。后经我告知其他患者，多次尝试，屡试不爽。

遇到这样的患者本是医生的财富，只不过有的医生因为固执己见而不肯察纳雅言，错过很多学习提高的机会。

此为"患者是医生终生的老师"第一层意思，即医生可以通过与患者的接触直接获得有效有益的信息。第二层意思，则是医生从患者身上获得信息或者治疗的反馈等，综合研究判断，进而让自己的医术获得提升。

—— 辨证用偏方，重疗效更要讲安全 ——

在给患者看病的态度上，我在潜移默化中受到恩师的影响，自然养成了态度和蔼、说话和气的风格。耐心倾听患者身心的痛苦和需求，同时还要认真记录患者服药后不良反应以及好的效果。而患者的临床反馈等重要信息，只要用心去听，都能体会到祝师"患者是医生最好的老师"这一真传名言。这是一个医生不断去学习进步的重要契机。

我们的几位医学前辈对于这一点，曾经做过详细的论述：

祝谌予老师说："我们做医生的天职是治病救人，病是发生在有病的人身上。所以人的病与病的人是不可分割的关系（一个好的医生，在治疗过程中是要把"人的病"和"病的人"结合起来综合考量的）。一个临床医生的水平高低是通过治病疗效来评定的。否则学问再高，治病没有疗效，最多也只能算是空头理论家。然而取得满意的疗效，有两个重要环节是必备的条件，一是正确的诊断，二是准确的治疗方法。恰恰这两个关键环节，都必须是通过医患密切合作才可能完成的。"著名医学先辈张孝骞先生曾说过这样一段话："患者讲述的每一句话，患者的自身感受，都会对我们有很大帮助。""向患者学习"这句话完全不过分，因为病生在患者身上，他们的感受是重要的。所以不能把患者当作被动的对象。要重视、发挥患者在诊断中所起的作用。这就涉及医患关系、服务态度、医德方面的一系列问题，值得每一个临床工作者深思和身体力行。

一个医生的临床水平再高，所见过的病、会治的病、能治好的病，与实际所发生的病比较，都是少之又少、微乎其微的。甚至是见过的病、治好过的病，再用相同的方法去治疗，也常常会出现效不如前的状况，这就和"世界上没有两片相同的树叶"道理是一样的。在临床中，每一个新病例都有其特异性。对医生来讲都是一个新的课题。然而这些矛盾的特殊性往往都是通过患者无私地将亲身感受告知医生，才可能得到有价值的信息，从而获得接近病情实质的诊断。在治疗方面，更是这样。医生的治疗方法是否正确，都是由患者诚心诚意、不折不扣去遵照执行每一细节过程，并无怨无悔去承受、体验治疗过程中带来各种痛苦和精神压力，诸如药物的各种难于接受的奇怪味道，扎针、打针、手术等疼痛的忍耐，最后还要将这些痛苦的感受过程尽可能地、毫无遗漏地及时反馈给医生，以便医生更进一步调整治疗方案，从而获得满意的疗效。凡此种种，都好像一名德艺双馨的老师，默默地、无私地向学生传授平生所学一样忠诚。所以做医生的理应去尊重、去感恩伴随医者一生的老师——患者，切不可自认为有什么了不起，才无愧于我们的天职。正如我的师公施今墨先生说的一样："医生就是治病救人的，不管治好多少病，都是应该的。若是一点病都治不好，还要医生干什么？有的人似乎每治好了个把小病，就自以为功，这是多么浅陋啊！”

有时患者不经意间的一个切身体会，就能转变成医生享用终生的秘方。

对此，我自己也深有体会。

临床上，患者在别的医生那里的治病经过，我会虚心向患者询问，这也让我屡受其益。例如，用治妇科病的名方“完带汤”治好顽固性唇炎，用银翘散治急性结膜炎等，都是通过患者传递给我的。所以我在诊务工作中既像朋友一样真心对待患者，也像师生之间那样尊重患者，虚心学习。

抱着这样不断求知进步的心态，我自然也养成了收集民间单验方的习惯，诸如一味艾叶煮水泡脚治疗寒性痛经，秦艽、黄柏水煎外洗可治冻伤，鲜芦荟打汁外涂可治银屑病（俗称牛皮癣）皮肤泛红期等诸多有效验方。

说到这，作为医者使用民间偏方时也要有所注意。

民间偏方其实很多最早亦是出自医家之手，患者服用有效后，就互相传抄，越传越广。这类偏方对于医生有着重要的学习参考价值，但在临床实践中也要经过谨慎的判断和研究。祝师对此曾跟我说过：“这部分效方在民间传播日久就会增加患者感受后的语言渲染，有些确为患者体验的第一手资料，较大夫经验又丰富了另外一种角度的有益认识，但也不免会有些言过其实地夸大其效用，这时就需要医生能认真研究，辨识真伪，去粗取精，不可盲目全信。换句话说，对偏验方的使用，也要在中医辨证的基础上加以应用。疗效固然重要，但更重要的是要了解其不良反应及禁忌证为何，方不致贻误人病情。”

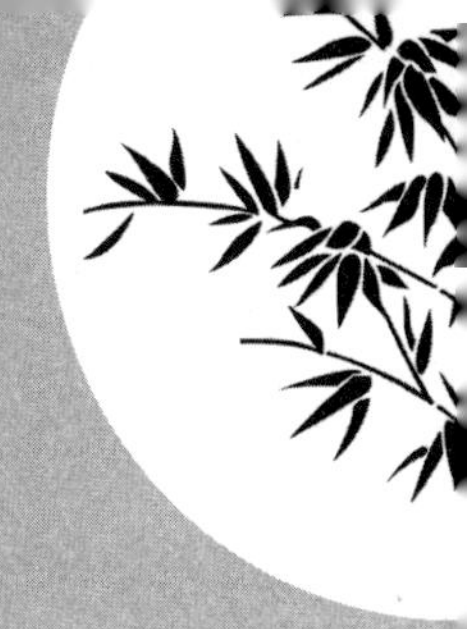

第三章　中医是这样看病的

以患者为本

医生不应以个人的好恶而形成某一学术成见，有是证，用是药。更不可拘于成规，一切全看患者需要与否。

——施今墨

把患者当朋友，让他们说出“难言之隐”

朋友交流式的诊疗方式，是我的师门一脉相承的，是祝师和我父亲跟随施今墨先生学习时就一直秉承的方法，也依然是我追求和实践的方法。同时，这也是中医看病的一大特色。

据父亲讲，施先生每日患者甚多，日达百余号。但看病时总是满面春风，与患者谈笑风生，事毕还对患者手挥目送，全然没有居高临下的所谓名医架子。父亲随施先生抄方一月后，就学到了施先生的很多特点，和患者交代服药方法、注意事项，以及服药后反应的时候，语言、语气、神态都和施先生十分相像，对一些疗效甚为明显的患者，父亲还会问询其饮食起居、兴趣喜恶等生活细节，以及服药后的气味感觉等，记录在本子上。

施先生曾问及父亲为何要这样模仿，父亲是这样回答的：“我看您看病除了诊断准确、方药灵验之外，还有一个现象，就是我们问诊问不出来的结果，您用聊家常的形式，患者就会滔滔不绝地提供很多有价值的信息。我感觉除了患者对您的信服之外，还有一点是您说话的方式和语气，假如我是一个患者，我也会不知不觉进入您的诊疗状态，和您产生默契。而且每换一个患者就诊时，您都能迅速转变角色，只要说上一两句话，您就能像老朋友一样和患者交谈。患者在您面前很少有紧张和陌生感，很快就能了解到患者的重要情况。”

父亲说的这些，我在随师过程中也有同感。所以在几十年行医的过程中，这也是我努力修为的重要一项，并且屡受其益，也增加了我诊病过程中的乐趣。我常对我的学生讲，我每天都会有新的交心朋友，这是看病功夫之外的功夫。

和父亲一样，我是一个嗜书如命的人，我读书的范围广泛，常常为全面了解患者生活、工作情况，买些与他们专业或者工作相关的书来读。以期达到和患者倾心交流的目的。日久天长，我的书架上除医学书外，还有人文、地理、社会、哲学、建筑、戏曲、书画、教育、心理等参考书。

记得有一次，来看病的是一位优秀的年轻园林工作者，年仅35岁，卵巢早衰。问诊过程中，我发现该患者性格内向，话很少，单纯地聊病症并没有太大收获，但只要提到园林专业的话题，她就会有说不完的话。于是我以谦逊的态度向她请教：“您能给我介绍一两本您喜欢的书读吗？”我的挚诚让她感觉到我对园林建筑的浓厚兴趣，她好像遇到了知音，拿起笔就给我写了两本书名：一本是古代计成的《园冶》，一本是近代陈从周的《说园》。我称赞她的字秀美中蕴含着大气，同时我也在她字迹中看到了一些清高和孤独。我认真叠好纸条，告诉她我对园林建筑感兴趣，一定会认真学习的。

说来也是趣事，几年前因和我的国学老师董西郁先生一起讨论医院环境设计时，老师也曾向我介绍要读这两本书，老师还专门为我写了一篇关于园林建筑设计的文章，从此我便多了一个欣赏园林的兴趣。当这位患者介绍我读这两本书时，我便有一种直觉，这个患者我能治好。下次复诊时，患者还带来了自己珍藏的这两本书送给我。以后她每次来看病，我们总要谈谈关于园林艺术的话题，由于交流得顺畅，我找到了她的患病原因，治疗很快有了效果。

当她和先生问我将来他们是否有生育的希望时，我的回答是一切皆有可能。大约半年后，这个曾被多家医院定为需靠长期服药维持月经来潮、生育绝无可能的患者，竟真的怀孕了，之后顺产一女婴。平安生产后她的先生特意跑来对我说：“您不仅医好了她的妇科病，还让我们又回到了新婚的感觉，生活充满了激情，全家都走出了不孕的阴影而沉浸在幸福的生活中。”

诊疗过程，不是简单的一问一答，以朋友交流的方式才能让患者放下包袱，畅所欲言，医者进而在言语和细节中捕捉到更多对诊断有益的信息。尤其是面对一些病症比较私密的患者，朋友式的交流更是有效治疗的关键一步。

有一位单姓中年女士，事业有成。在先生的陪同下，来向我求诊腰痛病。

病情是由先生为其开头代述的：患者腰痛、腰凉、小腹凉、手脚凉，月经每次后延十余天，量少，色如咖啡。先生介绍，她在一家合资银行做高管，每天要说很多话，到了家里就一句话也不想说了。不仅如此，来求医之前的一段时间原本一向做事都特别要强的一个人，突然除了不得已的工作之外，对其余任何事都提不起兴趣来了。最后这句话，先生是皱着眉毛，用加重和无奈的语气说出的。

此时，沉默的单女士，突然红着脸，低下了头，但有些不耐烦地对先生说：“你别说了，先让薛大夫给看看吧。”

我从患者的神态看出，她一定是有隐疾羞于启齿，担心先生一旦说出，自己会很尴尬。于是我一边宁神静气地为其望舌诊脉，一边思索着，该如何找到话题，能让她在欣然中道出自己内心深处隐藏的苦衷呢。在与人交往过程中，我有这样一个体会，每个人都会在自己特别擅长或得意的地方表示出情绪兴奋的现象。那么这位患者又擅长和热爱什么事情呢？她为什么在工作时能说出很多话呢？是不得已，还是在其工作专业方面有异于他人之长呢？

想到这，我似乎找到了与其交流的门径。我们的话题是从她的工作内容开始说起的。从其自述中得知：这位患者是学金融专业的，现在一家银行从事私人理财产品设计管理工作，用她自己的话说，不管心情有多不好，只要一接触到与其工作专业相关的人和事，她就会忘我地投入其中，并能不断地迸发出灵感，陶醉其中。此时她的手下和同事都会投以敬佩的目光，并能心悦诚服地配合她，使其更加出色。在全行所有部门里，不仅她的科室业绩最突出，她的团队也是最为和睦的，这一点也是她最为得意的地方。用她自己的话说：“我在工作中的每一个创意灵感和激情，都来源于我这群姐妹们的亲密配合，是全员的通力合作，让我时时充满自信和得意。”

她在说这番话时，光鲜的神采与刚进门时的那位面容沉郁的求诊者，判若两人。但在她兴奋地讲述时，我意外地发现她的两条腿不时来回挪动。我下意识地平按指下脉搏，感觉到两尺脉是那样沉弱无力。

一般正常情况下，女性的两尺脉应是与寸关脉平衡或稍大些的。加之此患者的两下肢不安宁表现，脉与症状相吻合，当属肾气不充的证候。

于是我按其线索问询她睡眠如何，睡前有无两腿酸胀、放在哪都不舒服的现象。听了我的问话后，患者用惊讶的眼神和语气答道："薛大夫，您说得太准了！就是睡前两条腿酸麻胀痛痒，说不出的滋味把我折磨得什么心情都没有了，心烦意乱，不能控制自己。您要是能把我这病治好了，我一定好好地感谢您。"

患者越来越具体的描述，加上无奈的表情，再结合脉证表现，让我顿时察觉到她还有性欲低下的隐疾，使她在初求诊时难掩尴尬情绪，对病情羞于启齿。此时患者和其先生与我三人目光产生了会意的对视，于是我接过患者的话说："我从你的叙述和脉搏综合观察分析，你的身体基础很好，只是因为在工作中得到了太多的快意，长期以来，由于在工作中投入精力过多，以致回到家里没能很好地转换角色，是典型的心阳耗伤太过，心神不得潜敛。中医认为：肾为'作强之官，伎巧出焉'。由于你心阳过亢，消伐肾精，于是造成阴不潜阳的病理状态。这样吧，我今天开一张让你回到家里，就能从工作转回到轻松夫妻生活状态的方子。我相信你不仅在工作中是出色的，在家庭生活中也一定是最优秀的。"

女患者听完我的分析，如释重负般长舒了一口气，和先生对视一笑，彼此都露出了满意欣悦的笑容。

由于医患双方交流顺畅，病情诊断自然是贴切吻合的。两周后，夫妻两人又来到我的诊室，一进门，先生第一句话就说："谢谢您薛大夫，我们俩又回到恋爱状态了。"

朋友交流式诊疗是接诊的最高境界

当今社会，“看病难、医患矛盾”成了热点话题，如何能够“轻轻松松就诊，明明白白看病”似乎成了医生、患者均想达到又很难达到的理想状态。而“朋友交流式诊疗”看似轻松聊天，实则辨证诊病，问诊方药应运而生。

诊疗是一种过程，医生首先要了解患者的基本情况才能明确诊断及治疗，中医医生获取信息的途径主要通过“望、闻、问、切”。西医医生则为“视、触、叩、听”。二者名异而质同，都是获取患者病情的方式方法。我将医者在此过程中所处状态称为“诊察状态”，采集主诉与一切对于分析病情有利的信息，包括患者直接或间接所表达出来的信息，对于中医而言，外感六淫、内伤七情、饮食、劳倦等都可成为人体致病因素，只有准确快速掌握患者的致病因素即病因，做到辨证准确才能药到病除；患者在这一过程中则处于“受诊状态”，不论是出于对自己病情的担心，还是对医院、医生的希望等，都极其容易使得患者精神紧张，不能全面准确描述病情。此时作为医生应该考虑到患者的感受，取得患者的信任，因为病在患者身上，我们要进入患者的世界，既要能够对患者身上的健康等信息的蛛丝马迹进行捕捉，又要能够通过巧妙的语言与患者形成一种思路的对应状态，尽量迅速将患者带入一种朋友间交流的氛围中，让患者自然表达出其真实的感受。患者、医生共同建立了诊疗过程，这一过程可以是苍白机械的，但也可以是充满温暖、理解的！

“朋友交流式诊疗”更多的是多年接诊经验的一种升华，是对于中医基本功“望、闻、问、切”四诊合参的高度融合，也是医生逐年历练后的一种境界。“辨证论治”是中医诊疗的精髓所在，但如何能够做到丝丝入扣、一针见血，不光要求临床医生有着过硬的基本功和扎实的理论基础，同时也需要医生为医患之间建立起一种轻松愉快的交流，亦医亦友，这样才能够事半功倍，因此这种“朋友聊天式诊疗”值得每一位临床的年轻医生仔细体会。

在医生的心中，患者应始终排第一

—— 在意你的患者 ——

医者在为患者诊疗过程中，应全神贯注地在意患者，这是医家功夫之外的功夫。用今天的话说，这是一个临床医生必须具备的职业情商。

《素问·方盛衰论》里对医生的诊病状态要求有这样一段话：“是以诊有大方，坐起有常，出入有行，以转神明。必清必静，上观下观，司八正邪，别五中部，按脉动静，循尺滑涩寒温之意，视其大小，合之病能，逆从以得，复知病名，诊可十全，不失人情。故诊之，或视息视意，故不失条理，道甚明察，故能长久。不知此道，失经绝理。妄言妄期，此谓失道。”

通俗地说，大意是作为一名合格的医生，诊病时要有一定的方法，他的仪态仪表、站坐行走都应有规则。给患者的感觉，眼前这位医生有医生的“范儿”，他应是清静平和，心神志一，对求诊者专注。患者的神情、气色、眼神、语气声音、呼吸的频率、情绪的细节变化、求诊的主诉，以及外在的形态、步态等从上至下，从心理到生理等诸多气象，都会主动地进入医生的神思之中。从而进一步有目的、有方向地进行望、闻、问、切、查等专业手段，将其所得疾病信息，自然地与患者自觉症状形成有机对应。整个诊疗过程应寓于医患情感交流的氛围之中。如此才可能全面知道患者哪是正常的，哪是有病的，并准确判断是什么病及其根源所在，只有掌握了这些基本情况，方可获得不失人情的满意诊断。

作为一名医生，能够掌握一套正确的诊断方法，并能化成终生习惯并非一件容易的事，他需要对患者温情地关注，耐心地听取，不失细节地了解其发病经过、自觉症状，通过检查其体征，辅以各种现代的理化检查，后续追访患者不同阶段诸多细微表现，并能在不断地否定中进行深入观察和了解，才能最终将自己收集到的临床综合信息材料给予正确的判断分析。

在诊病的过程当中，医患之间，患者是主体，医生需要运用所学的医学知识帮助患者进行逐一排除，比如患者主诉头晕，那我们可能就会问：“你是站着晕还是躺着晕啊？如果躺着会好点吗？”以及询问他的大便情况：“你大便怎么样啊？”“大便不太好。”“怎么不太好，有没有解不净的感觉？”“哦，有。”可以看出上述第一信息都是患者给出的，医生只是使之更确切，而非诱导或暗示，这就是在寻找一种对应点。相反，如果医生与患者之间无法形成思路对接，患者未进入受诊状态，有一些关键信息未必会直接地表达给医生，也可能会毫无头绪、没有重点的全部说给医生听，此时，临床医生不要抱怨患者，反而要去理解患者，为患者营造轻松的就诊环境，引导其自然流露，也许千丝万缕瞬间就会幻化为理法分明。

疾病是一个复杂变化的过程，所以临床工作的基点要放在观察每一位具体患者身上才能有的放矢。同时，应尽可能发掘一切与其相关的有益资料，绝不能靠单纯的数据贸然诊断，而忽略患者特异性的根本所在。正如医学前辈张孝骞先生所教导的：“现在有一种偏向，就是偏重于多看文献，多听报告，重视实验室检查，忽视床边观察，这样是不能很好地解决具体患者诊断问题的。临床工作者就是要坚持不断在患者身上下功夫，要抓住这个环节。临床工作不像纯自然科学那样，可用公式或定律来概括，因为有人的因素存在。因此，拟诊不能浅尝辄止，要不断深入了解病情，虚心听取患者和各级医护人员的不同意见，勇于改正自己的错误，要向所有正确的人和事学习。”

反之，对患者没有足够的在意，往往就会发生意想不到的严重后果。

有这样一个患者，姓辛，50 岁，在一次体检中，辛先生被发现肝脏有可疑恶性肿瘤迹象，于是又去了国内一家权威肿瘤医院进一步检查确诊。专业医生根据体检结果，简单问了一些体检过程中的环节，又为患者开了拉大网式各种检查单据，所有检查结果都支持疑似肝癌的诊断，医生最终制定了手术切除肿瘤的方案。

这个过程从我的文字描述中可能看不到什么惊人之处。但对于一个正值英年的患者及其家属来说，其情其景是可想而知的。就在全家乱作一团，谁在心中都不愿认可这一诊断时，一位热心的朋友向他们推荐了一名擅长看 CT、核磁片诊断的老专家。全家经过讨论，抱着或有一线希望的侥幸心理，见到了这位慈祥认真的老专家。

老先生仔细看过片子后，并不着急诊断，而是围绕患者的日常生活习惯、工作情况、家族遗传基因，以及近几年身体细节变化，和患者叙起了闲话家常。患者紧张的心绪，以及近些天来被突如其来的压力造成的身心重创，在老专家平静的神态中，好像在逐渐化解。

最后这位老先生的结论是：目前根据片子和患者自身状况信息综合分析来看，不太支持“肝癌”这一诊断，建议暂缓手术，应待继续观察，并耐心地给予了让患者放下心理包袱的安慰话语。当全家人从老专家诊室走出来的时候，都有这样一种感觉：近些天多位专家从没有一位像老先生这样和患者交流得如此细致、向患者和家属交代得如此清楚明白的！尤其是患者本人，在老先生轻松自然的言语启示下，提供了一些看似与诊断无关的信息，但老专家的神情，却显示出认真和在意。而前面那几位经诊医生每次与患者和家属交代的都是各种检查的分析结果或可能。患者和家属，除逐渐加深茫然与恐惧之外，始终未能有表述自己感受的机会。

如今这位辛先生已年近 60 岁，每年追踪检查结果都未见异常，身体状况良好。对此，我曾事后采访了这位老专家，当时是怎样排除那些看似证据确切的检查结果的？可惜的是，老先生因经历此类患者太多，当时手边又未留下记录，加之年事已高，对此事记忆已不是很清楚了。但在我诚心地恳求下，老先生还是对我讲述了几句数十年来积累的心法要语，让我大受其益。

老先生原话是这样说的：“在临床诊病中，有些医生，当看到一些疑似诊断的理化检查报告后，常常是犯先入为主的毛病，总是静不下心来与患者耐心地交流，脑子里充满了急于找到证实检查结果准确依据的念头，所以看到的只是他们想要的结果，而对自己认为不需要的信息，总是虽有疑处却视而不见。其实很多时候，一些看似偶然的细微线索，正是疾病诊断能否成立的关键。但凡来找我会诊的疑难病例，见到的多是证实某一诊断的依据，而排除诊断的记录少之又少，所以我每次都是在很多临床医生不太在意的患者感受细节中有些偶然见闻，从而获得意外发现。

我认为，正确的临床诊断思维，应是切忌主观意识的。所以在未有十足证据确诊某一疾病之前，切不可闭目塞听，忽略任何自己主观意识之外的细微线索，而造成无意识的误诊和漏诊。”

老先生的话语让我有一种豁然开朗的顿悟，反复回味中又是那样的启示心灵。此时自然地联想到父亲曾经常、反复教导我的那句话：“作为一个医生，要把大处着眼、细微处落目化成习惯，才可获得尽可能接近病情实质的诊断，从而尽可能地减少误诊和漏诊。”两位先辈至真至切的教诲，让我在临床实践中越来越体会到，医生在诊病时，应不失人情的深意。

—— 给患者说话的机会 ——

2002 年，我参加了北大医学部举办的一个医院管理课程培训班，有一位郑老师在讲企业发展战略课时，讲述了一个对我来说一生都不会忘记的思维方法，老师称之为“约哈里窗口理论”。

老师课堂所讲理论具体原意，我已记得不是十分清楚，但在老师的启示下，我将这一理论画了一个田字表格，将自己诊病过程中一些现象分别列入四个格子中，时时提示自己，按此施行诊病过程，确实屡屡有得心应手之感，兹将此图示出，供热爱中医的朋友讨论：

患者知，医生不知	医患均知
医生知，患者不知	医患均不知

我们从上表可以看出，医生在诊病过程中，是时刻离不开患者提供的信息的。

第一格“患者知，医生不知”，是说患者前来求诊的目的。如果患者或陪诊者不说，医生是不知道的。

第二格中“医患均知”，是说当患者告知了医生求诊目的后，医生根据患者述说病痛感受线索，再结合自己的专业知识和技能，有目的、有方向，通过望、闻、问、切、查五诊逐次加深对病情了解和排查，然后将诊察所见与患者主诉信息获得对应。这一阶段医患双方对病证从不同角度都有了一定的知晓。

第三格中的“医生知，患者不知”，是说医生将患者提供的线索和自己诊察中所见、所闻、所感和所知信息进行整合思考，分析判断后，形成了相对完整的概念，从而得出初步诊断。但这一过程中所得结果，患者是不知道的，即使遇到一位特别好的医生，能够耐心地告知患者疾病的诊断概况，因为专业知识的限制和时间关系，患者对自己所得何病的概念还是相对模糊的。

第四格中的“医患均不知”，是说人体是一个复杂的巨系统，不论是患者本身的自觉，还是医生的察觉，能够了解到的大多还属于就事论事的范畴。所以不论一个医生的临床水平有多高，其最终的诊断结果都会或多或少地存有未闻未见和视而未见的盲区。

假若在诊断过程中，医生过于主观、片面地依赖于各种理化检查，而丢掉与患者自觉症状的对应性，可谓是“皮之不存，毛将焉附？”所以患者常常在求诊时发出这样的哀怨和无奈，即使花几百元挂一个特需号，其过程几乎也是千篇一律：简单问上一两句求诊目的，还没等患者详述患病经过，医生已开了一堆拉大网式的检查单据，患者本来是希望医生能尽快解除自己身上的痛苦，没想到因为要等检查结果出来才能做诊断分析，庞杂的检查项目和无尽的等待更是消磨了患者的耐心。

事实上，医生可以通过耐心地听取患者讲述发病的经过、治疗的过程、目前的痛苦症状，然后结合自己的专业诊断，再将所得信息进行综合分析得出初步诊断，即可选用对怀疑的几种病均无害，又有鉴别诊断作用的方药，尽快地帮助患者解决痛苦。然后再根据不甚清楚的疑点，有方向、有目的地进行边治疗、边检查，逐项排查或进一步诊断，从而最终明确患者病情。

在日常门诊患者中，至少有半数以上是可以这样做的。当然，对一些确属疑难、复杂的病证，必须等诊断清楚才可施行相应的治疗，以此避免误诊和漏诊。但如果只是一些简单的功能性疾病，通过细致、认真的物理诊断即可明确的病证，是无须一定要履行没有必要的检查的。

/ 我治好了头痛病 /

我曾治疗过一位患有头痛的中年男性患者，大致过程是这样的：

因左侧偏头痛，自服了一些解热止痛西药未见效果，遂去医院挂了一个特需专家号。早晨很早就到医院排队，大约三个半小时后，好不容易见到了这位专家，见面后，医生只问了两句：“你怎么不好了？”患者回答：“左侧偏头痛。”“头痛多长时间了？”医生一边问，一边开着检查单据，当患者告知已经一周了的时候，医生已将检查单递给患者说：“我知道了，你先去检查一下吧！”

此时患者感觉还有一肚子话要向医生倾诉呢，医生已经示意下一个患者替坐在凳子上了。因为痛苦的缘故，患者要求先开些止痛药，以缓解一下当前头痛，可这位专家略有不耐烦地说：“等检查结果出来，知道你是什么病了，才能开药。”说着，就开始为下一位患者开检查单了。患者只好拿着手里的单子排下一个长队等候交费检查。到了检查科室后，得到是三天后取化验结果的告知，另一张是一周后才能约上检查的脑 CT 单。

据患者讲，此时自己不知道该去哪儿了！无奈之下，只得去了药店买了一盒明知道对此病没什么效果的止痛药片，聊以安慰内心。经人介绍，两天后找到了我。以上就是患者诊前叙述的治疗经过。

接着是患者对病情的描述：“左侧偏头痛剧烈，有欲胀裂之痛，痛到连头发都不能碰。痛时拽着眼，拽着牙，好像左侧半边头和脸分不清哪儿不痛。吃了止痛药出点汗，头痛就轻一些，但出汗后又觉着有凉风往头里钻，这几天把我给折腾坏了，我实在等不了那些检查结果了，薛大夫，您不管想什么办法，赶紧先把这痛给止了吧！谢谢您了！”

听了患者清楚而又符合医学逻辑的病证表述，加上与其面对面的直观所见的印证，他患的是三叉神经痛已经是很清楚了。我一边为其诊脉，一边也根据患者出汗的特征做了些补问，关于汗出的现象，患者是这样说的：“一开始头痛是没有汗的，只是觉着痛的这边头发热，并且每次头痛一两个小时就会好很多，后来是因为我每次刚一头痛就吃止痛片，也可能吃止痛片量大一点，全身就开始有汗了，随着吃药时间的延长，汗逐渐减少，最近这两天，除了夜里睡着了，白天始终是有汗的，但又多了怕风的症状。”

患者对汗出的特征描述，加之我为他诊脉有浮缓之象，这正与中医“营卫不和，风袭络脉证”相符无疑，于是我给患者开了一张桂枝汤方加钩藤 10 克、白蒺藜 10 克两味药。嘱其服药 5 分钟后再喝适量的温热小米粥，平卧时薄薄盖上一点，待身体微潮少汗即可缓解头痛症状，服药期间不要吃煎炸油腻类食物，以汤粥等清淡类食物为宜。

患者接过处方，喜形于色地对我说：“薛大夫，我能感觉到，您这药一定管用。您今天能给我把心里想要说的话全部说出来的机会，我这心里就舒服多了。”患者走后，我对身边抄方的学生说：“我们做医生的，时刻不要忘记，病在患者身上，我们要多给患者详细表达的机会，尽量减少医生的主观猜测、推断，只要医患交流顺畅，诊断就会更加准确，疗效就会提高。”

一周后，患者喜笑颜开地来复诊，一进门就兴奋地说：“薛大夫，我就说嘛，您的药一定管用。按您说的方法，吃完第一剂药头痛就轻多了，汗也不出了，吃完第三剂头就一点也不痛了。但我还是把七剂给吃完了，现在彻底好了。今天我一是向您报喜信的，二是还想请您给我治治失眠。”患者好了当然是值得高兴的事，而我自此又多了用桂枝汤治三叉神经痛的辨证经验，自然也是很得意的了。

/ 好医生要随着患者改变风格 /

事实上，“患者是主体”并不是我的首创。这是施先生很多年前就提出的主张：“医生不应以个人的好恶而形成某一学术成见，有是证，用是药。更不可拘于成规，一切全看患者需要与否。”战国时的先贤扁鹊亦有“术随时尚”的佳话，他每到一个新的地方，就会根据患者需求而改变自己的医路。例如，某一地方有尊老的风尚，十分重视老年人的健康，扁鹊就研究老年病；到了另外一个地方，妇女病多，他就探究妇科病的治疗方法……总之，这是为医者必须具备的修为。

在临床实践中，施先生一直坚持“患者为主体”。比方说咳嗽，是外感咳嗽，还是内伤咳嗽，施先生认为两者不能截然分开。患者咳嗽，是外感病引发的，但是患者可能原来就有慢性的毛病，可能有胃病，可能有高血压，可能有神经衰弱，可能有糖尿病等。任何一种病，很少孤立地在一个人身上存在。这时候，该解表的，就用外感药，有内伤的就加上内伤的药，所以药方也不能截然分开，这个治外感咳嗽的，那个治内伤咳嗽。在治疗外感病与内伤病同时存在的时候，动药和静药的配合就是非常必要的。所谓静药是治内伤病的药，动药则是祛除外邪和保护整体正气的药，两者要有适当的比例，这是施先生一个很大的创举。如一人咳嗽，有三分是因为外感，七分是因为有原来的毛病。那就采用三清七解法（七就是用七分的治疗内伤的病症，有三分是祛除这个外邪的病）。如果是外邪多，内伤少，那就把药的比例调过来。总之，施先生的观点是，一切皆以患者客观需求为准，不应以医生主观的好恶而引起某些偏颇的倾向。

父亲作为施先生的弟子，自然也奉行“患者为主体”的思想，父亲曾说：“医生看病，一定患者是主体，但由于患者相对医学专业知识要少些，所以医生要想获得患者求诊的准确信息时，尤需技巧：神情要和颜悦色，语言要亲切自然，表现出医生对患者的关心与在意。通过医生望、闻、切诊所感所见，巧妙准确地提示即可，少问多听。尽量让医生全面了解自己的痛苦所在，是每位患者共通心理。所以要把诊病的时间多留给患者。”

这不仅表现在望、闻、问、切上，还体现在与诊疗相关的一切行为当中。

父亲青中年时患者群以文化界、商界的中老年人居多。这些人属于当时上层社会的成功人士，他们求医的需求，保健多于治病。尤其旧时的文化界上层人士，有文人通医的时尚。这些人不仅研读中医经典书籍，大多还结交医生朋友，经常会有一些雅集，一起讨论关于怎样自我保健的话题。加之他们在经济方面比较富足，所以在给这些文人看病开处方时，会有很多讲究。首先是脉案（现在称病情纪要）的文法上既要医理述说清楚明确，还要将中医理法方药的思维过程一气贯通，尤其是对方中药物的产地、药用部位、炮制方法、煎服方法都会有极为特别的要求。

比如说“四大怀药”，即怀山药、怀地黄、怀菊花、怀牛膝，这四味药一定要河南怀庆府（现焦作一带）所产；当归一定要用甘肃产的胡首归；白术要用浙江产的于白术等。对药材产地的要求，也就是人们常说的地道药材。地道药材体现的是中药品质的上乘，药物所含有效成分丰富而稳定，口感味道也有别于其他。还有是对药用部位的选用，单说当归，在处方上就会有若干不同用法：治头面病时，要用当归头；用于养血补血时要用当归身；用于活血化瘀时要用当归尾；用于调养保健时要用全当归。再有就是同样一种药，其制作方法、过程不同，药物的有效成分、通过煎煮出来的含量也有区别。比如一味白术，用于健脾开胃时要用小麦麸子炒；用于健脾燥湿时要用土炒；加强脾脏统血功能（例如现代医学增加血小板聚集能力）时要把白术炒成炭；用于润肠通便时要用生白术等。还有煎服方法上，同一方中的药物就分先煎、后下、溶化、冲服、布包等诸多的区别。以上种种，都是为了提高疗效，减少对人体的不良反应，甚或有对患者口味上的考虑。不同的产地、部位、炮制方法、煎服方法都会影响药物价格，所以同样一张处方，其要求不同，费用自然也就有所区别了。不仅如此，父亲当时的患者群中有一些人素无他病，只因他们知道父亲有深厚的药物学研究功底（父亲早年在药店工作八年，华北国医学院毕业后，留校教授“分类实用药物学”三年多。所以除了看病以外，对参茸等名贵药材性状鉴别与临床应用都有极为深入的研究）而时常邀请父亲共论医药。这些人大多为“遗老遗少”，其中有十几个人是吃参族，他们根据季节、身体状况选用各类野山参、西洋参、山西产的台党参等补品。这些人手里只要有一些上等纯山参，都会邀父亲和一位药行挚友田善之先生一起鉴赏、鉴定，再由父亲为他们开出适宜体质的滋补处方，诸如膏子药、各类丸散等配方，供他们日常享用。由于父亲的患者群在用药上有诸多特殊要求，所以凡是父亲开的处方，都要到固定的三家药店去配药，分别是千芝堂、南庆仁堂和同济堂。受当时患者群结构的影响，自然形成了父亲早年雍容大度的行医用药风格。

但是到了 1957 年，父亲被遣送顺义农村，当时农村经济比较落后，并且存在缺医少药状况。即使能到县城买药品，也常常是医生开了三剂药的处方，结果到了药店以后，因为钱不够，只能买一剂药。不得已，有很多时候，因为经济原因，患者病情刚得到一点缓解，就不得不放弃治疗了。父亲说：“此类现象经常会出现，但农村也有城里所不具备的条件。那时农村的污染少，当地有上百种药材可供应用。并且根据四季的不同，都有鲜药可用。如春天的茵陈、柳芽、败酱草；夏天的马齿苋、大小蓟、鲜荷叶；秋天的卧蛋草、鲜薄荷、白茅根、野菊花；冬天的冬桑叶、芦苇根、嫩桑枝。还有家家都烧柴火做饭，柴锅的烟灰，中药称之为百草霜。用箩筛过后，置碗中，倒上高度白酒点着，即成糊状，加入红糖、姜片，用开水一冲，服下即刻利小便、止吐泻、退高热。对夏天急性肠道传染病有特效，其效之迅捷不亚于打针输液，又很少有什么不良反应。”所以到农村以后，父亲用药风格从雍容大度逐渐转变为方简药轻。

父亲在农村行医四十年，积累了大量方简、量轻、价廉、效佳的良方，因此也逐渐形成了他特有的行医风格。不仅对一些急重病如此，即使对一些疑难慢性病的治疗，父亲的处方也很少超过九味药，最贵重的也不过是党参、黄芪等常见的普通药。

父亲到农村之后，患者群不光经济状况普遍不好，连看的病也与父亲之前的患者群有很大的不同。父亲之前看的病种以慢性病、消耗性疾病居多，到了农村后，则多是急性病、传染病、疑难病，内、外、妇、儿、皮科等全科性疾病均有涉猎，而病情以急、重为多。像小孩的天花、麻疹、猩红热、脑炎等急性传染病，成人的霍乱、急性肺炎、突发中风、肺结核等疾病既疑难又多发，还有老年人慢性哮喘、肺心病、各类骨关节病等。

因为经济落后，卫生条件差，有病不能及时就医，大多能扛过去就扛过去，十里八村偶有一个懂点医道的人，也只能是看点轻浅小病。所以有了急病、重病常因不能及时救治而早早离世。对于这样的境况，父亲曾说过：“假若没有到农村的话，我绝不会有遇到这些急难重病的机会。对于一个医生来说，既是挑战又是难得的幸运。比如，我的‘即刻三降一止’就是从大量的急重患者中体验出来的。”（三降，即在 15 分钟内达到降血压、降体温、降血糖；一止，即在 5 分钟内止疼痛的针法。我后来在农村当赤脚医生，屡用父亲传给我的针刺方法，因此得到“中医急诊医生”的赞誉。）父亲曾有为急性中风患者采用手足四穴点刺法，挽回了生命、恢复了正常生活的大量精彩病例。

以患者为主体，不光要求医生有好的医术，就像父亲说的："作为一个医生，就医术谈医术，是不会成为一个好医生的，更不要说成为一个明医。除了要掌握好的医术之外，还要学习很多功夫之外的功夫，也就是说，能获得药到病除之效，跟患者交流过程中每一细节都是决定疗效的关键。"

所谓功夫之外的功夫，就是要以患者为主体，施先生曾经说过："病看准了，药开对了，诊疗工作刚完成一半，还要根据患者的生活习惯、体质差异、性格特点、家庭生活、经济情况等方面的不同，你和患者的交流、医嘱都应该是不同的；我们当医生的，若只重病，忽略了生活在社会中的人之重要，往往事倍功半。另外，患者对医生的信任也很重要，患者的心理作用对于治疗也有一定影响。"

患者求诊主诉未必都准确

诊病过程中，要注意患者是主体，但作为医生，要时刻谨记，患者的求诊主诉不一定都准确。

曾经有一位 40 岁的女患者，来求诊的目的是治疗高血压引起的头脑痛胀，尤其脑后枕部总有一种憋胀沉重的感觉。量患者血压是 160/95 毫米汞柱（服降压西药后），观其舌质紫暗，舌下瘀，苔白水滑，切脉两脉弦硬。

祝师为患者察舌凭脉后，问患者："我从你的舌脉来看，是否还有小腹隐痛不适？"还没等祝师问完，患者就接过话头说："祝老，您说得对，我这小肚子经常会有急迫样的疼痛，每次大约痛一小时左右，就想解小便，小便解后过一会儿又想解大便，大便解后，刚站起来就觉着小便还没解净，蹲下再解也没有。总得再过一会儿，小肚子那种酸不拉唧的痛才会过去，为这事我也看过很多次医生，都没有见到明显效果。后来对这事也就疲了。”

接着祝师又问了患者服降压西药的情况，患者说原来吃过几种降压西药，但只要一吃西药，就咳嗽不止，吃止咳药也不见效，后来索性就不吃了。现在头一难受，就吃点牛黄降压丸、脑立清一类的中成药，一开始还有些效果，慢慢也越来越不管事了。听朋友介绍说祝老看病特好就来了。

听了患者的述说，祝师笑了笑，对患者说：“头痛和小肚子不舒服，我全管了。”

于是祝师嘱我为患者开下了当归芍药散方加怀牛膝 15 克、石决明（先下）30 克。嘱咐患者连服两周药，再来复诊。

当我抄写这张方子的时候，心中颇为不解，患者来求诊治的是高血压病，但这方子只有牛膝、石决明两味药有降压作用。祝师平时治疗高血压病多是以治气滞血瘀的血府逐瘀汤、气虚血瘀的补阳还五汤、肝肾阴虚的杞菊地黄汤、肾阴阳两虚的二仙汤、肾阳不足的八味地黄汤等方加减为主要方剂的。现在患者血压这么高，患者的头痛又是患者求诊的主要病痛，小肚子不舒服只是顺带一说的症状而已啊。我满脑子疑惑，心里想，等患者复诊看看效果再说吧。

患者两周后复诊，刚一进门，就笑容满面地对祝师说：“祝老，吃完您第一剂药，小便就痛快多了，吃了三剂药后小肚子那种隐痛就完全没有了，大小便都很顺畅了。只是大小便解不净的感觉多少还有一些。吃完七剂药后大小便那种解不净的感觉也没有了，吃完 11 剂药后，头后枕部憋胀痛就好了。”

患者一连串的叙述，让我又兴奋，又不解其所以然。祝师嘱我为患者量一下血压，测量血压为 130/85 毫米汞柱。听了我向老师报告的血压值后，患者说她最近三四天自己量血压都是这样，把降压中成药给停四五天了，也没见血压反弹。

祝师嘱咐患者继续观察，这次给患者配了丸药。祝师察舌凭脉后，按原方略做加减，给患者配了水丸。嘱其两个月后复诊。

这位患者吃了两个月水丸药后，自觉甚是舒畅，诸症未再出现，血压平稳。于是自己又按原方配了两个月的水丸。连服两个疗程的药后，就未再吃药。

这是大约两年后她陪同婆婆来看失眠时才跟祝师说的。

关于这个病案的治疗思路，祝师是这样给我解释的：“当患者向我诉说她头后枕部憋胀样疼痛时，结合患者的脉是两寸弦硬而关尺相对沉弱不足，我就考虑到患者可能会有小腹不适症状，当患者告诉我她大小便的状况时，证实了我对患者因肝肾虚弱造成的水血互结思考是正确的。你想啊，患者的头脑憋胀是因下焦不畅通造成的，下边顺畅了，头脑自然就会清爽了。这个道理很显然啊！患者有高血压，而脉是下焦不足的，所以我认为，由于肝血不足失于条达，脾运化水湿功能受到了抑制，形成湿浊内聚，又加之肾气的不足，中医认为肾主二便，所以出现二便的不畅爽。因此我断定她是肾性高血压，之所以选用当归芍药散，方中当归、白芍、川芎柔肝养血，调畅气机，三药合用，肝阴血得补，而肝气条达，疏泄之职得复；云苓、泽泻、白术乃健脾渗湿之佳品，六药相合，水血之结滞得以分利，从而使大小便各走各路。病在上，取之下，所以选加怀牛膝、石决明，重坠下引，一则可加强方中渗利之品的功效，从而使二便顺畅，二则亦合现代研究，二药有降压药的药理作用，中西医理皆有汇通，其效自然合应的。”

看病也要接地气

我一直认为，做一名好医生是我的天职。学医越深，从医越久，越觉得给患者瞧的不只是“病”，瞧的还有“生活”；患者要的也不只是张“让我痊愈”的方子，还需要“你了解我”的安全感。

作家写书，有时写自己的见闻，有时写别人的生活，有时是把自己的认知打散与别人的思想糅合从而出新，无论哪种写法，若想引起大众共鸣，都要搭上大众最敏感的神经，触动人们心底最柔软的部分。这就要求艺术创作要有来源于生活的真实，用现在的话说就叫“接地气儿”。

行医与艺术创作并非同一领域，但我认为行医同样要接地气儿，我理解的医生的接地气儿，就是尊重患者的感受，并站在他们的立场思考问题。要做到这两点，一是要有想要理解的初衷，二是要具备理解的能力。

生活赋予我足够的阅历，仿佛这能力也与年龄成了正比。但青年人绝不可能输在年轻，他们需要的是关注生活，关注细节，时间久了，自会懂得关爱，善于包容。

说到关注细节，这个特点我也许是遗传了家人的优点。我的祖父是一名服装技师，年轻时在梨园界和文化界还颇有些名声。在前辈的引荐下，祖父在京城梨园界结识了很多朋友，于是经常有机会观摩戏装的制作过程，加之年轻好学，懂得积累，举一反三，自悟成师，他所在的“谦祥益”也因此增加了可观的业务量。

那时，著名的京剧剧作家罗瘿公[①]先生不仅让祖父给自己和家人做衣服，还把一些亲朋好友发展成了祖父的主顾。罗先生说，祖父不仅衣服做得好，人体线描画也是一绝。祖父总是笑一笑说，我哪会画画儿啊，信手涂鸦，完全是为了裁缝生计而已。其实，涂鸦正是了解客户的好法子，自己动手琢磨出来的，远胜于那些一板一眼的结构。在祖父看来，给客户裁衣裳，一切自然以客户的需求为出发点。了解客户的体态、喜好、习惯，才能让这身衣服穿在身上周正体面，走起路来便捷舒坦。现在服务业都讲求以客户为中心，医生学医，以自己的医德技艺为中心，而医生看病，自当以患者为中心。

说到关注细节，母亲对我的影响也尤为深远。这个瘦弱、贤淑的农村女性，不只会做搭炕、抹墙的粗活，绣工更是一流。母亲那时为有钱人家做些绣工活，因为绣品质量上乘，有一部分还能在琉璃厂一些店铺代卖，贴补家用。母亲认字很少，我一直好奇她怎能绣得一手好图，并且图中还有深意。母亲说，她的绣图灵感，都

① 罗瘿公：名敦曧，字掞东，号瘿公。男，诗人，京剧剧作家。祖籍广东顺德。出生于1872年（同治十年），1924年9月23日（农历甲子年八月廿五日）逝世于北京东交民巷一家外国医院，葬于北京西山，享年52岁。

来源于父亲讲的故事。韩康[①]悬壶、杏林春暖[②]、孔融让梨、橘井泉香[③]，父亲讲过的这些古典故事，母亲都能通过丝丝线线勾勒出来。加之父亲爱集古人的字，自己也会舞墨写上几笔，所以母亲会根据故事的内容，选择合适的字体，才会让字字点睛，颇具韵味。如此一想，母亲能把兰草上的水珠绣得逼真，那种露水欲滴的感觉恰如其分，也就不难理解了。难的是热爱生活，发掘精妙细节，只要有了生活，便不愁没有感觉。医生看病也是一样，看古书，抄良方，二者缺一不可。倘若不懂得现代人的烦恼和心结，采了神药也顶多有三分效力。这就要求医生保持对患者状态变化的警觉，一个疑惑的眼神，一个僵硬的笑容，一个迟疑的手势，一声抵触的叹息，都是医生打开患者话匣子的“敲匣砖”。越能克服这些小障碍，并从中寻得缘由，越能从患者身上收获更多的信息，这不仅有利于医患互信的建立，更有利于医生对“症”下药。

母亲曾说：“不管是谁，都得要生病，所以在任何时候，好医生都不会失业，当别人有求于你的时候，你自会受到尊敬。”患者所求，无非就是疼痛少一点，咳嗽轻一点，手术妥帖一点，自己的情况让我明白一点，再或者，这位医生，你多多关注我一点。

人们喜欢说某个老中医的凭脉特准，不用你说话，就知道你有什么病。好像医

---

① 韩康，东汉人士，皇甫谧著《高士传》中人物，因卖药三十多年从不接受还价而为世人所知。

② 此典故出自《太平广记》，传说三国时期，吴国有一位叫董奉的人，是一位很高明的医生，传说有“仙术”。他“居山不种田，日为人治病亦不取钱。重病愈者使栽杏五株，轻者一株。如此数年，得十万余株，蔚然成林。乃使山中百禽群兽游戏其下，……后杏子大熟，于林中作一草仓，示时人曰：‘欲买杏不须报奉（不用告诉董奉本人），但将一器（容器）谷置仓中，即自往取一器杏去。’常有人置谷来少而取杏去多者，林中群虎出吼逐之，大怖，急走路旁，倾覆，至家量杏，一如谷多少。或有人偷杏者，虎逐之，到家啮至死。家人知其偷杏，乃送还奉，叩头谢过，乃却使活。奉每年货杏得谷，旋以赈救贫乏，供给行旅不逮者（旅客断了盘费的），岁二万余人……”后来董奉“仙去”了。为了感激董奉的德行，有人写了“杏林春暖”的条幅挂在他家门口。从此，许多中药店都挂上了“杏林春暖”的匾额，“杏林”也逐渐成了中医药行业的代名词。

③ 《神仙传·苏仙公传》记载：苏耽在汉文帝的时候受天命为天仙，天上的仪仗队降落苏宅迎接苏耽。苏耽在辞别母亲时告知母亲：“明年将流行瘟疫，咱们家庭院中的井水和橘树能治疗瘟疫。患瘟疫的人，可给他井水一升，橘叶一枚，吃下橘叶、喝下井水就能治愈了。”后来果然像他所说的瘟疫流行，前来求取井水、橘叶的人很多，都被治愈了。于是就有了“橘井泉香”的典故。

生不用问诊，一凭脉就应该能说出患者所有的病状，只有这样的医生才是最棒的。纵使习得中医之术也不得不承认，中医诊脉的确有奥妙，但若把这奥妙神化了，患者的心里便会不安，甚至不信任。

施今墨先生曾说过："我们当医生的，是给生活在社会环境中的人看病，因此，要重视社会环境中的各种因素对患者的影响。"施先生看病时对患者生活习惯与环境、工作状态、饮食的喜恶、精神情绪等，都有如闲话家常，很快便让患者进入受诊状态。看好病，要的是这股"接地气"的劲儿，就是以一个善意的初衷看待看病这件事，把自己的技能变成患者的定心丸，用患者听得懂的语言与其交流。如此，患者何故再怀疑你？多了信任，患者说不定也就真的成了你的朋友。

尊重患者，用心看病

—— 关注患者的一切细节 ——

尊重患者，用心看病，是患者对于医生最起码的态度要求，但又不仅仅停留在态度上。尊重与用心，体现在医生的望闻问切、开方下药、精神鼓励甚至愈后的交流等多方面。

1948 年 12 月，父亲随施师侍诊时，有一沈姓患者，男，32 岁，病已经年，两下肢无力酸胀，久坐即感麻木，逐渐加重，起立行动出现进行性吃力。施先生通过中医四诊后，让患者解衣，认真地观察其两下肢是否一般粗细，颜色是否一致，检查并未发现异常。施先生并没有就此打住，蹲下身子，用手抚摸患者两腿，感受温度和肌肉软硬弹力有无异常。结果，在触诊中发现，患者两条腿的温度不一致，肌肉的丰满程度亦有区别。看似很简单的一件事，但对一个每天看百余患者的中医来说，能做到不失关键细节地诊病，也绝非易事。

施先生在诊脉时，发现患者两寸脉浮取有余，沉按不足，关尺两脉沉细涩无力，加之患者主诉综合诊断，患者的气血不足是因脾胃运化水谷，提取精微营养物质供应身体所需的功能极度衰弱，以致出现下肢肌肉营养不良所引起肌肉不对称萎缩。患者的左侧下肢肌肉较为松懈，说明脾的吸收和输送营养功能发生了障碍。因此，施先生让患者到协和医院请西医帮助会诊，看有无进行性肌萎缩的可能。施先生提笔给协和医院的张孝骞主任写了一封信，并嘱我父亲持信陪患者一同前往。张孝骞主任经过认真细微的问询、检查诊断后，确诊患者就是“进行性肌萎缩”。

张孝骞主任对此颇为感慨，对我父亲说：“施先生不仅中医功底深厚，西医水平也高于一般医生。这个患者目前还在疾病的初起阶段，临床体征并不明显，所以在临床上极容易漏诊。施先生仅从物理诊断细微之处就能发现这么复杂的病的蛛丝马迹。并且还在信中提出会诊，是否可以考虑是由于营养吸收不良造成的肌肉萎缩现象。你回去和施先生讲，我一定抽时间前去拜访他，我很少见到这样的中医。”

这个患者后来在服施先生中药的同时，结合张孝骞老师的西药，同时还请董德懋师伯给予针灸配合治疗，大约半年后，患者基本治愈了。后来，施先生还嘱咐我父亲追踪观察这个病例。患者对施先生一直很感激，因为我父亲长时间地追访，这个患者和我父亲成了好朋友，后来我学医了，也和这位叔叔多有往来。他至今都对施先生他们感激不已，常嘱咐我：“你要好好向施老和你父亲他们学习医德医术，我从未见过这么好的医生，那么大的名医，除了自己认真负责给人看病，还为我介绍名医会诊，派人陪着我去。病治好了，还在时时关心我的病情。”

父亲常对我说：“施老在生活中不拘小节，但在做学问、诊病中却不失细节。尤其是对一些疑难杂症在早期症状还不明显时，患者自己也未发现有任何不适，如果医生在诊病时缺少应有的细心和警觉，常常会出现漏诊现象。对于一个有经验的医生，掌握诊病信息，确保对求诊疾病的不误诊固然很重要。但也要注意，有时候一些病的前因后果有着极为复杂和隐蔽的联系，稍一疏忽，即可造成漏诊。”这些话，我从医几十年始终记在心里。

这位患者此后近四十年从未复发，直到 1987 年因高血压脑病去世，享年 72 岁。这一故事，对我影响至深。即使在医学高速发展六十余年后的今天，这依然是一个世界医学的疑难重症，竟然在施先生等老一辈的精心治疗下彻底痊愈。其过程中体现的医术、医德与医风，不得不引起我辈从医者的深思。

—— 处处为患者着想 ——

在临证中的每一细节，都要为患者着想。这是我的老师祝谌予先生一直坚持的理念。祝师常对我辈讲：“病例记录一定要翔实、准确、全面。”有时因求诊患者多，诊疗信息记录过于简略，祝师会及时提示学生一定要把患者哪句话记上，或者提醒学生下次复诊时注意观察患者某一症状变化。遇有此类情况，我都会在病例记录上予以标注，这些都成了我诊病时的习惯，也是我要求学生要做到的内容，其目的就是保障诊疗思路的连贯性，避免每次复诊时治疗方案出现偏差。

祝师诊病准确，用药平和。他说：“衡量一个医生的水平高低，最重要的是疗效。但还应在追求疗效好的同时，注意尽量减少药物对人的不良反应也是很重要的。”任何一个好的医生，都不可能确保百分之百的疗效，我随师诊病过程中，也曾有患者对疗效不甚满意的，但很少见到患者反映服祝师的药有不舒服的现象。祝师说：“一些峻猛的‘虎狼之药’可能会见效迅捷，但不良反应也相应较大，所以我们尽量不用此类药物求功。”有一次，祝师为一孕妇治疗大便秘结，祝师处方以养血滋肾方药，方中没有一味直接泻下通便的药物。我问老师，为什么不用一些通便快捷的药物呢？祝师说：“有数百种安全有效的药物可供我们选择，我们尽量不用那些可能会有危险的药物，人的生命只有一次，不要用自己偶然的经验，去让那些身体情况各异的条件下的患者承担不必要的伤害。”

受老师这一思想的影响，我现在治病在继承老师这些观点基础上，将自己的方法又进行了丰富和延伸。比如，对一些需长期服药的慢性病患者，十分注意患者服药的味觉感受，尽量选择适合患者口味的药。这一方法，不仅减少了患者服药的痛苦，有时候疗效也有成倍地提高。

—— 尊重生命，绝不应付 ——

用心看病，不只是对疾病的关注，更是对患者甚至患者周围的人与事的关注。而尊重患者，也不只是尊重患者本身，更包括对于患者生命与健康的尊重。

祝师曾有这样一个医案，有一位女性患者，40 岁左右，患尿毒症数年，晚期靠透析来维持生命，后来患者出现全身性的抖颤。西医认为毒素已经侵犯到大脑，病至于此，已没有治疗的办法了，可请中医看看是否可能减少一些患者的痛苦。患者先后吃了几位老中医的药，其效果不甚明显，家人已放弃治疗信心，但患者全身抽搐抖颤，家人不忍看着患者这样痛苦，后经朋友介绍请祝师给予救治，以求最后的宽慰。

祝师仔细询问患者病史、治疗经过和其他一些细节，然后望色诊脉，从患者舌苔脉象上看，还存有一些“胃气”，遂又向家属询问患者饮食情况。家人告诉祝师，从患者吃东西看，还有食欲，只是吃得不多。祝师接着问：“患者有呃逆或者想吐的情况吗？”家属回答说：“还没发现。”祝师开了三剂药，向患者家属告知了服药方法及注意事项。三天后复诊，家人告诉祝师，吃完第一剂药头就不抖颤了，吃完三剂全身抖颤也基本控制了，现在只有两手偶有不自主地抽动。最让人没有想到的是，患者已经三年多没有自己主动解大泡尿了，服药后主动排小便次数增多，初起尿下甚黄，如橘汁色，后来尿色渐淡，患者的面色精神像换了一个人似的。开始要水喝，从表情上看好像喝水很香的样子。又经过一段时间调治，患者病情基本得到了控制，脱离了生命危险。

患者家属本是抱着宽心的心态来看病的，但祝师却并未因此而有丝毫的懈怠。他曾多次教导我：“小薛，你一定要记住我的话，我们在临床中看病时，常会遇见有一些危重患者，甚或家里人已向大夫表示请医生看病只是为了尽最后的孝敬之心的时候，此时医生若也只是应付一下的心态，就会失去对原本还具有生机可能信息的敏锐性，其结果自然是可想而知的。作为一个好医生，在疑难重症面前一定要有战胜一切疾病的信心，才有可能让本不该失去生命的患者得到救治。在日常诊病中屡见一些危重患者，不是病死的，而是因患者内心的恐惧，又加之医生对治病自信心的不足，而失去治疗机会的，人生命中的潜能是很难用自己固有的一点知识所能预料得到的。医生治疗的方法永远是落后于疾病现实的。当然，医生过度的盲目自信带有侥幸心理去救治患者，亦是当所避忌的。”

在我诊视患者数量日渐积累中，确实越来越感到人类生命中有很多奇迹，是我们还未知的，而我们医务工作者所掌握的仅是少之又少的一点管窥而已。

这个病案中祝师到底开了一张什么方子呢？我一开始对这药方颇为不解，因为这方名是当归芍药散，是张仲景用来治疗妇女怀孕后腹痛的。祝师怎么一下跨到尿毒症上来呢？

祝师在为我讲解此病案时说：“医生治病，必须洞悉病因病机，若只知某方治某病，其机理为何，不用心探求所以然，就会永远束缚在书本中。当归芍药散方中‘当归、杭白芍、川芎有养血敛肝、补血疏肝、调畅气机的作用’。三药合用恰与中医‘诸风掉眩，皆属于肝’以及‘治风先治血，血行风自灭’病机原旨相合，也就是说，患者的全身性抖颤病位在肝在血已属无疑。‘茯苓、白术健脾渗湿之佳品，能补能利，扶脾以除湿，泽泻甘寒渗利湿水以增苓、术除湿之力’，三药合用亦正符合西医肾脏排泄水液功能障碍病因。且前述三味血药对患者肾性贫血，亦可得到补充。原方中医病机为水血互结，亦正与西医对尿毒症的病因认识为‘血液中含有内源性或外源性有害物质，这些有害物质与血液的汇融，恰与中医之水热互结病机暗合’。所以用当归芍药散以祛除血液中有害物质从小便排出，从而使人体所需血液中的营养得以净化、升华、利用、诸症自然缓解。”

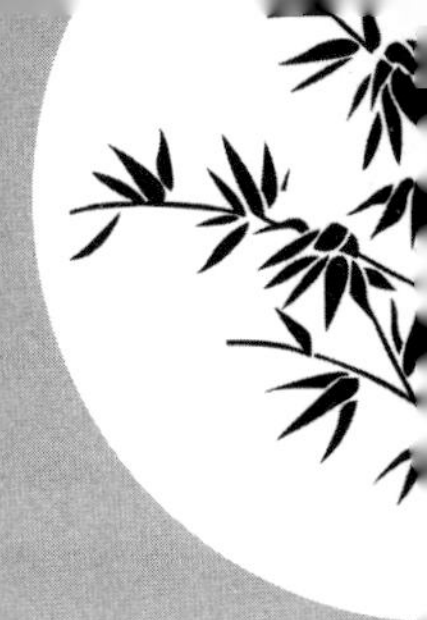

第四章　中医诊病有依据

中医诊病是科学而非玄学

“参形气以发微，合中西而共治。”望闻问切乃中医理论之精髓，古训基础夯实，今之科学不可偏废。医学发展至今，无论中西哪一流派都应取彼之长，补己之短。现代中医一定要参考西医之长，将西医的查诊技术纳入既有的四诊体系里，五诊合参，多方周全，皆是为了更好地治病愈人。

——祝谌予

望诊

—— 望诊不单只看脸 ——

望诊就是医生用眼观察到的病人有关外在气象，经过思考，找出其由表及里的疾病本质和规律。自然地结合其他三诊，做出相对准确的判断，从而为治疗提供可靠的依据。

中医学认为："有诸内必形诸外。"通过望诊，可以了解到患者先天和体质信息；可以及早地发现潜在病证、先兆病证；在临床中可以发现求诊者现实健康表征。与之交流，可获其心理上的配合。因此我认为，望诊不是一个简单的手段，而是医生与患者交流的诊疗过程。在这个过程中，二者默契程度高，医生所获望诊信息就多，准确率就高。所以临床医生想要修炼出一双火眼金睛，首先要学会与患者交流，在交流的动态中掌握活的信息。

有一次，我去一家裁缝店做西服，这个裁缝师傅了不得，他边给我量尺寸的时候，边问我："先生，你发现没有，你的肩膀不一样高？"我听后，心中有些不舒服，心想，裁缝只管做衣服，肩膀不一样高又有什么关系，我又不是找你看病的，故反问道："肩膀不一样高，有什么问题吗？"这个师傅说道："有问题呀，肩膀不一样高，衣袖长短就会不同，就需要在低的那边加垫肩。"他又问道："您平时有颈椎、肩膀、腰疼痛的感觉吗？"我当时感觉很有意思，就问道："肩膀高低与否，和腰疼还有关系？"这个师傅说道："有呀！肩膀不一般高的人，大多都颈椎腰椎不好。"听后，我深受启发，我的颈椎确实不好！这位裁缝师傅虽然不是大夫，却能通过我的形体看出来我的健康问题。最有意思的是，他还帮助我发现了左肩胛上的脂肪瘤（其病灶处隆起，后来检查出脂肪瘤）。

我再给大家介绍一个病例：某一天，一位女患者找我看病，当时我记得已经看到十几号病人了，她没等我叫就直接进了诊室，当我问她是几号时，她飞快地用手打了个"八"的手势并响亮地说："八号。"这个不起眼的手势，引起了我的注意，这手势是很男性化的动作，待病人坐定后，我再给她把脉。我问她："您的脾气急不急呀？"她丈夫当时就陪在旁边，听后立刻回答道："急，特别急！您要是哪句话她不爱听，她敢上你的房，揭你的房瓦！"通过这个病例，你会发现，患者说话的姿势、语速、音调等，都是医生望诊、闻诊可以采集到的信息。所以，给我们的启示是：在望诊过程中，一定要整体地"望"！望诊不单是看脸。

—— 望诊有门道 ——

关于望诊的理论，最早见于《黄帝内经》《难经》《伤寒杂病论》《备急千金方》等先贤经典著作。后世医家们在诊疗过程中不断有新的进步发展，尤其到了明清温病学科形成后，对望诊的重视程度尤其突出。我曾看过一份资料，因为满汉文化上的差异，当满人请汉医诊病时，对汉人医学难免有些不解，或者说带有排斥性的成见。有一则故事：清代一位宫廷要员生病了，病其实很简单，由于吃螃蟹过敏，引发了荨麻疹。满族医生治了一段时间，效果不显，有人举荐一名汉医，汉医在望诊中注意到患荨麻疹处的肤色黄暗，诊出病因是中了水毒，应是吃了水里且带有寒性的动物肉所致。在医生的提示下，患者回忆起确实前段时间吃了大量螃蟹后，出现的这种病状。这位汉医的治法是：将螃蟹壳烧成灰，以甘草煮水调服，患者很快治愈。方虽简单，结果却非常有效。其机理是：甘草入脾经，脾属土，土能制水。中国许多民族对汉族文化的接受是始于中医的，而我对望诊的学习兴趣，是始于读张仲景《伤寒杂病论》序言时受的启发。张仲景是医学圣人，在他的文章开始用了一句“余每览越人入虢之诊，望齐侯之色”。说明仲景先师不止一次读习扁鹊望诊的故事。连仲景这个医圣都那么佩服扁鹊的望诊，甚至后来他自己亦留下了诸多望诊的神奇故事。受此影响，我就给自己定了一个志向：将来也要修炼成为像扁鹊、仲景先师那样的“见垣一方人”。我从医四十多年来，有一切身体会，只要掌握了正确的学习方法，学好望诊其实没有想象的那么难。难的是怎样找到学习的门径。我的体会是只要做到两点：一是要熟读经典；二是勤于临床。在临床反复验证中寻谋得失，自可水到渠成。

《扁鹊三见齐桓公》的故事，许多人在初中课本上学过，大家想必都认为这是个神奇的故事。其实若是潜心研究，便知其简单，便知扁鹊的望色、辨证、论治都是在熟识经典结合和自己临证基础一种自然地总结，没有特别神奇的。可是为什么被人们越传越神？都说扁鹊如何厉害，一看就知道病在皮肤、病在腠理、病在肌肉到骨髓。他是怎么知道的？甚至很多学中医的同道也认为这只是一个故事而已，也没有去深究。曾经有很多同学问我，薛老师，你对望诊这么有兴趣，你是怎么看扁鹊望诊这个故事的？他到底有没有这么神奇？我是这么看的：这个故事并没有什么特别神奇的，我觉得有没有这个故事并不重要，重要的是故事告诉给我们什么了。

有一句古语说：“去古不远，直道在斯。”翻译成今天学习望诊的话大意是：只要熟读中医经典，将四部经典学懂学会，并经自己在临床中验证，从中寻谋得失，即可发现其中奥妙是如此简单清楚的。要想了解掌握扁鹊的望诊绝技，我们可以通过以下三条《黄帝内经》原文，对《扁鹊三见齐桓公》的故事进行分析，答案自可破茧而出。

第一：扁鹊是如何知道齐桓公的病候由皮肤到肌肉、到脏腑、到骨髓的呢？

我们先读一段《灵枢·卫气失常篇》的经文，就知道扁鹊望诊的理论依据是有出处的。经曰：“何以知皮肉气血筋骨之病也？曰：色起两眉薄泽者，病在皮；唇色青黄赤白黑者，病在肌肉；营气濡然者，病在气血；目色青黄赤白黑者，病在筋；耳焦枯如受尘垢者，病在骨。”读到这儿，好像扁鹊望色知候已经明了了。

人的两眉之间是肺脏生物的全息区域，因肺主皮毛，如这个区域色泽不荣，就说明致病因素已经侵犯到了皮肤。由于齐桓公屡次未重视扁鹊的医嘱，劝告，以致疾病进一步发展到了难以救治的程度，所以在耳朵部位出现了焦枯如受尘垢的外象，因肾开窍于耳，肾主骨，因此扁鹊说齐桓公病已至骨髓了。可以看出，扁鹊之所以看出齐桓公的病候发展进程，首先是因为扁鹊熟识经典，又经大量临床反复验证得来见识。我对扁鹊这个故事查了很多资料，版本也不一样，有的说是齐桓公，有的说是蔡桓公。但多数说的是齐桓公。据史学家考证，扁鹊根本不可能和齐桓公相见，因为他俩生活的年代相差五百多年。但是相见不相见都不重要，至少通过这个故事告诉我们学习中医者的一个道理：要想把中医基础知识打牢，首先要从熟读经典开始，然后再经实践中的反复体验，自然就可以知道怎样具体应用了。

第二：作为一个医生，不能只会诊病就行了，还得掌握病情转归的途径和规律，这样才能有的放矢，把书本和临证融为一体。

扁鹊分析齐桓公疾病转变的发生次序是有理论根据的：《素问·缪刺论》说：“夫邪之客于形也，必先舍于皮毛，留而不去，入舍于孙脉；留而不去，入舍于络脉，留而不去，入舍于经脉，内连五脏，散于肠胃，阴阳俱感，五脏乃伤，此邪之从皮毛而入，极于五脏之次也。”

第三，诊断清楚了，规律掌握了，还要抓住治疗的时机。

有一句俗语，“明医所弃，庸医所求”，意为病应早治。而水平低下的医生，很容易失去治疗患者的最佳机会，等到“不可救药”的阶段，如何再有治愈的可能？为医者还蒙蒙昧昧，方药乱投，企获一冀，反成含灵巨贼。扁鹊的治疗思想是根据《素问·阴阳大论》：“善治者治皮毛，其次治肌肤，其次治筋脉，其次治六腑，其次治五脏，治五脏者，半死半生也。”所以病到骨髓阶段，扁鹊走了。病不许治，病必不治。古人是通过扁鹊故事告知为医者，患者有病应该早发现、早治疗，这亦体现了中医治未病的战略思想。

由此可见，望诊之妙，虽可抽丝剥茧层层剖析，却难三言两语便道详尽，因为望诊的学问太博大精深了。

/ 有诸内必形诸外 /

“有诸内必形诸外”这句话确是至理名言。在这里我特别要提出一点我的读书体会。在《黄帝内经》《伤寒论》等医学典籍中，凡有“必”字的语句，多是不变的规律，作为医者理当反复琢磨，用心体悟，多会有令人惊喜的收获。此“有诸内必形诸外”，重点是在“形”字上下功夫，凡是有形者，皆为具象，是可以通过观察看到的。换句话说，人体五脏六腑的功能，多在人体外表有相应的表现，所以通过望诊是可以观察了解到患者先天的盈衰和体质信息，也可以及早发现潜在病候、先兆病证。医生在临床中通过望诊，可以发现求诊者的现实健康表征，但需在与之交流中获得其心理上的配合，加以验证，从而形成确切的诊断信息，以为辨证治疗提供依据和方向。因此我认为：望诊是医生与患者交流的诊疗过程，绝非医生单方主观诊察手段。在望诊过程中，医患双方配合的默契程度越高，医生所获的望诊信息就越多，准确率就高。想要患者配合，就要让其不知不觉地进入医生所设的“诊疗圈套”之中，这“圈套”当然不是要去坑害患者，而是让患者把自己身体、精神的不适准确显露在医生的视线思维之中，医生要将所获得的疾病线索自然地纳入诊疗思维中来。

当然，在看病过程中总有客观条件的限制，如果一上午得看三四十个患者，医生难保把每一个患者都看得如希望中那么仔细。但在尽可能仔细的前提下，千万不要松懈，要尽量减少遗漏，有时候患者无意的表情就会给医生很好的启迪。曾经有一位三十出头的男性患者，脸上没有皱纹，但脸颊上的一块肌肉老频繁地往上抽，给我的感觉好像他在不停地眨眼。他的动作越来越多，这引起了我的注意。仔细一看，他脸颊抽动肌肉的地方已经有条印痕了。我问患者哪里不舒服，他说耳朵总觉得痒。我意识到，他这条印痕就是因为耳朵总痒的神经反射造成的。后来我在看病时，一看脸颊这里有皱纹就问患者是不是耳痒、耳鸣，大多患者说是。耳跟肾有关系，所以我诊断肾时也看脸颊这个地方。

然而，也会有脸颊这里有皱纹的患者并无耳痒、耳鸣的症状，肾也不觉得虚，但经验显示，如果继续仔细寻找，一定能够找到与肾相关的根据。我曾经看一个患者，我问耳痒吗，他答不痒。问耳鸣吗，他说不响。问腰疼吗，他称不疼。然后我一凭脉，两尺脉特别弦大。我问有高血压吗，他说有啊。我说他的高血压是肾性高血压，他说在协和看西医也是这么说的。可见，同样的情况呈现在不同人身上，结果是不一样的，所以千万不要因为经验而把一样东西看得太死了。比如我们给患者手诊，不能只停留在说患者胃不好的层面上，要能根据反映胃区的手部颜色、纹理说出胃是怎么不好，是浅表性胃炎，胃溃疡，还是幽门螺杆菌阳性。要获得准确的诊断，只靠望诊即下定论是不完整的。但通过望诊直观获得的信息，经过问诊、闻诊、脉诊、查诊多靶点的综合验证，有助于快速锁定患者最终的病状。所以我们说，望诊是在灵活地总结经验，不是死板地刻舟求剑。

患者身上隐藏着巨大的信息库，望诊能帮助医生掌握多少信息，考验的是日常观察的真功夫。把表述病情的权力交给患者，用积极正面的方法引导患者，将眼明手快的磨炼留给自己，以活学活用的理念要求自己，望诊便可以望出不少门道。

——“相面”看五脏——

有的医生通过望诊能说出患者哪个部位不好，如望鼻翼，说胃不好。可胃怎么不好？为什么不好？是先天的还是后天的？都有哪些表现？是什么属性的？有时就说不清楚了。

我认为望诊应做到定位、定性、定病，甚或还应探索定量的问题。想想看，若没有定量，用药比例从何而来？要想做到这一点，必须学会综合观察。举心为例，心开窍于舌，其华在面。心主思维，心为君主之官。从患者的性格、面相、步态、动作的快慢，来测知求诊者身体情况。脏象是人体脏腑机能活动表现于外的征象，医生则通过望诊抓住患者表现出来的外在线索，从而寻根溯源找到身体内在的问题。行医多年以来，我着意在五脏外在气象和望诊的关系上留心研究，在前人的经验和自己的体悟中不断总结整理，归纳出一些便于大家记忆的条目。

1. 心

心主血脉，其华在面。心主思维，面色微红，皮肤纹理细的人喜悲忧，多愁善感，戒备心理强，抑郁证候多见。心为君主之官，此类人有主见，但有固执之嫌。从望诊上看，除面部皮肤偏红、纹理较细外，舌偏瘦小，话不多，较内向；若皮肤纹理粗，肤红，舌体大者，善忘，代谢不好，易患三高症；若有心纹者，舌质紫暗者，易患高血压、冠心病，或有胸憋气短；若在眉间有立纹者，多为高血压、冠心病；心主神志，若心纹纵横交错者，多有入睡难，加之额头宽有断纹、头发少者，易醒眠差；眼睑较平，尤其上睑，说话喜欢成串，但多为两可之言者，此类人易出现饮食单调、睡眠少的症状。

2. 肝

两肩宽，胸胁呈倒八字的人，性格直爽，代谢较好，即使肥胖，也不易患三高症，但多患呼吸系统病。若肤色黄中有青色，此为木型人。若其人指甲横纹多，眼睛有神，两下睑肿胀者，多为肝脾不和。其人多刚，记忆超人，柴胡剂好用。舌边为肝胆，舌边红，舌后半苔黄腻，为小柴胡汤证；舌边淡红或胖，苔白微腻，逍遥散证；舌边紫暗苔白或黄，为肝胆瘀滞证，茵陈小柴胡合五苓散好用。肝开窍于目，若其人睑裂缝小，上下睑色润而平，为肝血旺，不易患肝病。

3. 肾

肾开窍于耳，有颧斜纹，或两颐色暗或有竖纹，多为耳痒或耳鸣；耳垂边厚，多为前列腺病或咽喉病症，红者多为炎症，暗者多为增生，淡暗多肥大；肾为先天之本，腰为肾之府，两耳内向而弯，坐姿腰背喜弯者，易患腰痛，其痛多在腰尻；面若微浮，男性易患性功能低下；肾主二便，舌根苔腻者，多有二便异常。两耳还可测知性格、父母的健康状况等。

4. 肺

肺主敷布津液。面色较白，男人若女人肤色之白嫩，不喜饮水，肺活量大，说话手舞足蹈者，多大便易溏；两肩宽平，微往上耸，易患哮喘病或素患痰饮病。

5. 脾

脾开窍于口，其华在唇。上唇突出，下唇微缩，其人多言；唇色较白，多为泄泻病或脂肪肝，善思、忧思，伤脾故也。若气短，苓桂术甘好用；口唇上下不对者，易患腹胀；唇厚下唇探出者，则食量大，易患代谢病或肥胖症。

—— 中西医五诊合参是中医临床医生的必修课 ——

我的老师祝谌予语之我辈“参形气以发微，合中西而共治”。意思是说望闻问切是中医理论之精髓，不可偏废。但作为一名现代中医，应在掌握运用中医理论指导治疗的同时，将现代科学检查手段列入中医诊断，才是我们新一代中医的最佳选择。

王某，女，35 岁，初诊 1998 年冬。患者来诊，每月便血一次，约二百毫升，每次先腹痛，随之有血便。曾按痔疮检查治疗。痔疮术后，出血依然，规律未变。求诊于我，望其面色晄白，贫血貌。绕口唇紫暗色（知是妇科血瘀）。人中处有纵向隆起并有一暗红色小瘀点（当与月经有关），舌淡暗（血瘀），舌根腐苔，知病在肾（肾主二便），询问其月经情况，近二年月经量极少，色淡。继问其便血与月经时间规律之关系。答曰：或在经前，或在经后。平脉两尺细弦，两寸脉沉细，相比之下，两关弦滑有力，且左显于右，从脉判断：寸脉沉，属气血虚，左关脉旺于右关，两关属肝脾。显系肝脾不和。尺脉细而有弦，当是肾之不足。我的经验，女性尺沉者，左属中医肾虚范畴，在临床常候二便和运动系统。右尺属中医命门，我体会多与生殖和内分泌病系统有关（待观察）。综合诊断：病位在妇科生殖系统，应与月经有关，辨证为：气血两虚，肝脾不和，肝为肾之子，脾为肾之制，肝脾之病，理应责肾。从中医理论解释似已明确，但从现代医学诊断能否与之吻合呢？我的观点是，中西医诊断均明确者，其效更佳。我嘱该患者做妇科检查，经 B 超及妇检，确诊为“子宫内膜异位大肠”。病证明确，遵吾师“中西医结合，切记辨证施治”之训，遂按中医辨证处方：逍遥散合痛泻要方加生黄芪 15 克，贯众炭、乌梅炭。患者服药三周后，月经来潮，便血十减其七，且血色浅淡，腹痛缓解。遵效不更方之旨，以前方随证进退，连服四周，诸症悉除。二月后妇科检查，未见异常。可见，临床医生若能诊断清楚，了然于胸，方可获得理想效果。

还有一个例子，有一刘姓老翁，年逾古稀，青中年受苦，生活困难，进入花甲后，生活逐渐富裕，加之子女孝顺，每日二餐饮酒，饮酒多佐煎炸食品。胃脘常有胀满，呃声响亮，大便多溏而不爽。一年来求治未断，但疗效欠佳，经人介绍求我诊治。

求诊时带来曾服药物处方，细审多为消导舒气、疏肝健脾、和畅气机之品。患者做过胃镜、食道造影检查，均未见器质性改变，于是继续服些胃肠病药品。偶有小效，但症情多有反复，且逐日加重。患者来诊时是早晨，为了检查方便，未吃早餐，症见：呃逆之声响亮，且伴随有腥臭气味，听其诉说完发病及治疗经过，我示意患者伸出舌头，望见舌边紫暗，舌苔黄腻花润，按脉两关滑利如珠，中沉取略显不足。

我询问其有无食物反流现象，患者告诉我，近半月常在食后两小时有酸臭不化食物返出。据证，我开了一张半夏泻心加云茯苓，去干姜，加重生姜 15 克。我安慰患者吃药后很快有效，请家属带患者取药，然后用眼神示意其子留下，嘱其去大医院，为父亲做钡餐造影。其子告诉我，已经做过了，没有问题。我说，你们的检查是三个月前做的，现在病情已经发展了，你父亲患的可能为食道肿瘤。其子才同意去检查。

过了三周，患者复诊，带来了X线片。确诊为早期食道癌，主检医生很惊讶，肿物很小，起初并没有发现，是在其家属的反复提示下仔细对照和在病理的证实下才最终确诊的。患者服药后，症状亦见明显改善。医院认为，病属早期，应及时手术，于是患者经手术住院治疗。手术及时且成功，但老人年龄较大，不愿采取放化疗治疗。因此出院后服用中药调理，病情逐渐好转，精神气色饮食如常人，追访至11年，因脑出血无救而逝。

在这一案例中，紫黄花润舌是我诊断消化系统肿瘤的经验之一，根据其润之程度而定早中晚期，据脉定其肿瘤部位，根据舌之瘀与黄腻孰重判定性质。当然，这一诊断过程的准确率离不开现代医学查诊的多次检验，从最初的模糊推测到成功地锁定病症，这种方法成为我在望诊上不可多得的一分收获，因其能为患者的病症识别提供有力的辨证提示。此案患者，舌瘀轻于润，且饮浮于舌面，当是早期，脉见寸尺沉滑弱，唯两关滑利如珠，病应在中焦，浮取有余，中沉取略显无根，说明病变于消化系统上部，于是询其有无反流以证之。患者上有反流，下有便溏，当是阴阳将要离绝之象，所以肿瘤可能将进入恶性阶段。经科学检查，确定无疑。早期发现，亦属中医“治未病”，即所谓治未发展至危象也。

这个望诊的病案告诉我们两个道理：一是善诊者不只是善望诊者，要望闻问切四诊合参，方可准确；二是中医应把现代科学检查纳入中医四诊之中，即望闻问切查，这亦是中医自我发展的捷径。

/ 望诊的技巧 /

望诊居于四诊之首，是一种多信息作用的诊治过程，这种多信息正是多靶点望诊与现代科学的合参。中医望诊内容有狭义与广义之分。狭义者，多以颜面七窍和舌诊为主。广义者，患者的神态、体态、步态、性格、语速、年龄等诸多因素皆在望诊中有重要意义。而医生在掌握这些线索的同时，更要用心寻找方法。

1. 从有意处落目，在无意中发现

所谓有意，是指对患者的专注。我把此时称为未知阶段，就像解答方程式中的X。所谓无意，是指望诊应在自然交流中获取信息，方可显病之本色。要是为了“望”而紧盯患者，很难不造成患者的紧张。在我自己的望诊中，我尽量与患者产生默契。所谓默契，即要求医生要随患者所需进入，然后让患者随着医生的思路出来，让患者尽快进入“受诊状态”。我曾诊过一例目陷气虚低血压案，患者出现吸多呼少。我以前多以目陷诊为胃病。而此患者之短气，而两目无神，定是血不足。我询其是否头晕、血压低，患者点头确认，正为头晕而来诊病，且为家族性低血压。患者的自然流露，最显病之实质，但如何使其自然，此为技巧也。

2. 医患互引，连环望诊，乃我之心法

我在看病时喜欢把表述的权力给患者，让患者帮我观察，因为患者观察有时比医生更确切。医术再精进，也偶有留意不到之处。有一患者，女，32岁，来诊不孕，初识之象：身高1.7米左右，体重约55千克，两颧有小圆形暗斑（可说明病位在肩，伏案者多，且多为精神高度集中紧张者）；说话语速特快，多两可之言，顺其所言思路询问，多为否定，应为典型的自闭者。此时我脑子迅闪一念：必须先征服她。我突以不容其戒备的速度断然曰：“你是做股市工作的！”对方哑然而惊，脱口而出：“大夫你怎么知道的呀？”我不免有点儿窃喜，得意于自己观察时的那种灵感，当我留意到她那种紧张、认真又略显机械的神情，瞬间联想到人们紧盯大盘趋势不敢丝毫松弛的画面。得益于这种及时的判断，此时的患者已经基本进入诊病状态，语气安静了很多，告诉我她来是听朋友介绍的，而这位患者素不太信中医，但因结婚三年未育，屡治不效，不得已而试之。经过短时间交流，病者深入受诊状态。望其人中浅平而长，线条不清晰，有一点状暗斑，有流产迹象。嘱其伸舌，望之，见牙齿异常整齐而光泽度差，知是人为美化，而影响人中外形。舌边紫暗，有齿痕，舌根苔黄厚腻，脉寸关弦旺，尺沉略弱。我问其做牙齿美容之前人中为何？她问，难道我的牙不像真的吗？你怎么知道是手术所为？这样一来，患者更加配合

了，一一道述出自己的不适及婚育经过：结婚三年，先生有自己的事业，每日晚归，自己做股市工作，经常夜昼不分。夫妻碰面很少，感情欠佳，且彼此都很累。婚初曾孕一胎，因工作关系，行人流术。至今近二年半未避孕亦不受孕。我诊为肝郁血瘀，冲任失养，用逍遥调经法治疗。其间每诊均有交流，患者心绪平和。两月后受孕，现已产一女婴。

/ 不可单凭望诊下药 /

望诊固然重要，但更重要的是，医生望诊所看出的问题，是否患者所求诊的内容。有的医生看出患者的病态了，但患者今天求诊不是医生所看出来的问题怎么办？如何看准今天患者干什么来了？并且与你望出来的问题相符，这里就要学问了。医生诊病忌主观，临床常见医生看出问题很多，结果所处方药与其无大关联，或常因医生的先入为主，患者心理受到暗示，反而忽略来诊要求，贻误病情，二者皆失医者之职。

有这样一个案例，姜某，男，42 岁，因高血压头痛就诊。慕名而寻求一名医，这位医生果然不凡，望而即知，其素患糖尿病，并且看出是酗酒所致。未等患者开口，医生就把病因症状分析得甚为透彻，患者频频点头，遂处以方药。疏方完毕，患者要求量血压，血压 170/110 毫米汞柱。医者受自信心的驱使，强解糖尿病是高血压的诱因，若能控制血糖的变化即是降压方法，以此来搪塞。结果三日后惊闻患者因急性脑出血而亡。此类事件偶有发生，令人扼腕，作为医生，严谨的态度岂止是重要，实乃为必需。

作为医者时刻应记住：医生即使望诊所得再准确，有时还是不如患者自己的感知更清楚，只不过患者不能把自己所患病症系统连接起来罢了，望诊恰好就是这个连接的重要方法之一。可以这样说，在望诊时医生充当的，实则就是患者望向自己的那双眼睛。

闻诊

—— 听声音也能看病 ——

在中医望、闻、问、切四诊中，闻诊虽被教材书本讨论较少，却是医生获得患者信息的重要一环。古有“闻而知之者，谓之圣”的说法，闻诊充分调动鼻和耳这两大器官，为医生收集望、问、切之外的补充信息。

当然，闻诊也可以收获证明患者主要诉求的核心信息。鼻可“闻”气味，耳可“闻”声音，所以中医之“闻诊”，就是通过医生的嗅觉能力和耳听声音来辨别人体的健康与否。健康就是常，病者就是变。医生要想通过闻诊获得对治疗疾病有益的辅助信息，首先要知其常，才可验其变。

我对中医闻诊方法的重视和学习，还得从父亲晚年患两眼黄斑变性说起。

我在 40 岁之前，对中医四诊的运用，尤在望、切两诊下的功夫较多，其次是问诊。对于闻诊，虽曾在书中了解过一些常识，但总未能在临床中产生兴趣和重视，我总是觉得闻诊抽象而不易把捉。父亲 80 岁后患老年性黄斑病变，两眼视力明显下降。当时全家人都在为父亲担心，怕他因目力不济不能为人看病而心理焦虑。出人意料的是，为医一生的父亲对生命衰退的变化规律顺应得自然、坦然。目不明，耳益聪，父亲以平静的心态应对生命的起伏，一如往常地治病救人。其中，就有一则令我终生难忘的闻诊案例。

1995 年 6 月 17 日下午 2 点左右，我和父亲在国医医院办公室聊天，挂号室的护士打来电话说，有一中年男性患者点名一定要我为他看病。电话还没放下，患者已到办公室敲门了。一对 40 岁左右的夫妻进门，见到我开心不已。我从神情认出先生是患者，太太几年前因患不孕也曾找我治疗过一段时间，后来生了个男孩，所以我们彼此很熟悉。

我拿出脉枕，为患者诊脉，问其有何不适。患者说：“早晨刚上班，就觉得气短、心慌，我立刻回宿舍躺了一个小时才稍好了一些。”患者说话的声音有些低微，显得不太清晰。

一旁的父亲打断我的思考：“福玉，你让患者慢慢躺下别动，赶紧叫心电室的大夫给他做个心电。”我有些愕然，但立刻按嘱咐照做。

检查结果是非持续性室速，心率最高达每分钟 110 次，室性期前收缩。父亲催我赶紧拨通急救车电话，及时送往上级医院救治。幸而父亲发现及时，为患者赢得了抢救时间。后来的西医大夫对患者说：“你今天捡了一条命，要是再晚到半小时，就可能出现心脏骤停，麻烦可就大了。”患者告知大夫，是一位老中医及时发现自己病危的迹象才得以及时转送的时候，西医大夫也不由得惊叹了一句：“了不得！有救星。”在这位西医的印象里，这种病早期，即使是在大医院门诊，也需要有丰富经验的专科医生才可能发现得如此及时。

患者出院后，夫妇俩回到国医医院，我看到西医诊断为“急性心梗早期”的字迹，再听患者对救治过程的陈述，不禁有些后怕。如果不是父亲的及时提醒，万一我把患者给耽误了可如何是好。

我问父亲为何都没为患者诊察，就想到要马上做心电图检查的。父亲提示我：“你回忆患者当时进门的情形，他是不是呼吸有些急促，似乎气不够用，他告诉你有不自主的心慌心跳，还有阵发性的心口痛，他那么强壮的一个人，说话声音喑哑而不清晰，这些不都是反映心脏病的征象吗？你那天凭他的脉是否有些急迫短促而没根底呢？”

我回忆起，的确那天患者口唇青紫，额头冒着汗珠，说话声音低哑不清。其实我们早已熟悉，我也察觉到他的说话状态和平常说话显然是不同的，但当时却以为是患者痛苦所致，根本没引起重视。另一方面，我记得凭患者的脉浮取脉还有力，确如父亲所说，急迫短促，中沉取则明显有一种不着实的感觉。

父亲补充道：“你再回忆患者进门的几分钟，有没有症状加重的表现？”的确，患者进屋后胸痛状况越来越强烈，说话的声音也愈加低涩。从患者进门到急救车拉走，前后将近 40 分钟时间，上述诸证都是在进行性加重……这也是为何父亲迅速往心梗上考虑的原因。每次我向父亲请教问题，他很少直截了当回答，大多是先要回到问题原点，提示我所熟悉的现象或记忆，让我进入主动思考，很自然地就明白答案的大意，对问题的关键我也会记忆得更加深刻。

父亲总结道："当我听到患者说，自己早晨刚上班时有些气短、心慌时，一下就被他发出的声音吸引，我想这个患者一定有心脏的大问题，否则一个正值壮年的小伙子，说话声音怎么如此低迷不彻。再加上他所说的气短、心慌症状，我马上考虑到心脏气血窒塞的可能。这种声音在我的印象中太深刻了，这是早年我随张孝骞老师诊察心梗患者时常听到的声音。大凡每次听到这种声音，患者的脉多是急迫短促而没有根底的。这种脉象，也是我在患者经西医检查确诊心梗后，多次凭按中体会出来的。听到这样的声音，只要再加上类似的脉象，即使还没有心梗，也是将要进入发病期。最后是患者心电图的心动过速和室性期前收缩证实，必须立刻去上级医院抢救。"

患者说话的声音，和对其诊脉时指下的感觉，从此深深地留在了我的记忆中。我们通过闻诊在患者身上发现的蛛丝马迹，需要通过脉象、询问得到深化或推论。闻诊中的所见所闻不同于生活中的所见所闻，每一个声音和细节都需要被重视，从而被解释。从"闻"到"诊"，这才是闻诊的完整意义。

—— 好中医需要练"鼻功" ——

闻诊之闻，首先不能忽视鼻子的功力。以下是我临床中的总结体会，那些教科书无法教会我们的辨别方法，多半来自生活经验，当然，悉心观察必不可少。

/ 一颗口香糖掩盖着难以启齿的病情 /

常有患者以口中有异味为主诉来求医问病。一是自觉苦恼，二是与人交流时的尴尬。患者述说的"口气"，有的来自呼吸道与消化道，有的则来自口腔。二者的甄别方法并不复杂：来自口腔中的异味，刷牙、漱口均可有短暂改善，含口香糖还可以有一些遮掩；来自呼吸道的异味，上述两法则没有实质效果。

曾有一位35岁女性患者前来问诊，人长得干净漂亮，在金融企业做高管，家庭、收入均甚得意，体检也未发现身体有任何异常。我在初问中没有得到任何有益于诊断的信息。

患者口里含着口香糖不停咀嚼，我示意她将糖取出，她面有难色，但还是很配合，主动说出了今天求诊的目的：因近两年口中有酸臭味，逐渐加重，多方求医，收效不显，颇为苦恼。我一边听她诉说着，一边为她倒了一杯温水，请其漱去口中糖味和黏附在口腔中的糖液。后来又聊了些生活习惯上的话题，几分钟后见她精神开始放松，口中异味逐渐清晰可闻到。

我又从她脉中所得信息切入，辅以问诊，终于知晓了病状的由来。患者母亲患有糖尿病，患者是家里的第三个孩子，母亲生她时已是39岁的高龄产妇。在怀孕后期出现妊娠高血糖，五年后其母检查出临床糖尿病。患者的两脉，寸关浮中取尚可，沉取右关独旺，两尺脉均为沉弱，我询其二便状况，答曰：小便次数较频，尤以饮水即溲为显，大便常有解不尽的感觉。

中医认为，肾主二便，证与脉合。我告知她是肾气不充造成该病。中医有“肾者，胃之关也”。大意是，胃肠的消化功能，是需要肾中的阳气给予温度，方可腐熟胃中食物。由于肾阳不足，胃里常会有消化不尽的食物，停留下宿食，久而久之，肾气的负担越来越大，不仅口腔中有异味，大小便也会出现异味，甚或有时小便还会有某种特殊的气味。

说到这，患者接过我的话：“就是这样，在疲乏时小便就会出现含过的口香糖气味。”我问她生育状况，她曾做过两次人流，一次生化妊娠，现在还没有小孩，且近年余性趣越来越低了。综合脉证分析，诊断她有糖尿病倾向。复诊时，她将近四年的体检报告带来，经过对比空腹血糖结果，虽还在正常范围内，但果然是在逐年递进的，第一年4.1，第二年4.9，第三年5.4，第四年是6。

患者的难以启齿，有时就是其主诉。一颗口香糖的背后，是对患者心理的把握，闻诊中鼻子想发挥效力，眼睛也要跟得上。

/ 鼻塞声重与皮肤过敏症 /

鼻塞声重，常见有两种情况，一是功能性的，一是器质性的。前者多为免疫力低下或亢进两种因素为多，后者则多见鼻间隔弯曲。两者有一共性表现，就是多发慢性鼻炎或过敏性鼻炎。

关于两者鉴别方法，最好请耳鼻喉科给予诊断，鼻炎发作时，出现擤鼻涕时，有紫色血迹者，多为鼻间隔弯曲病。有鼻塞声重现象，经常发作者，常会伴有过敏体质，或皮肤划痕症。另外，此类患者容易焦虑，思考问题和做事不必要的担心太多，让自己太过疲惫。其机理很简单，因鼻为肺之外在器官，肺卫之气不足，当然与肺之生理相关病变就易出现。如肺主皮毛，所以易患皮肤过敏疾病；肺主魄，肺气不足所以易恐惧和担心，出现焦虑症。

还有三种观点，都能补充证明这种推断。一是关于中医五行的理论观点，肺脏的不足，常与脾有关，因脾为土，肺属金，两者是母子关系，若脾功能失调，亦常会引发肺的症状。我的父亲有一心法，即“鼻病治脾”。只要辨证准确，其效立显。二是易发过敏者，不一定都是免疫功能低下，亦有功能亢进者，也就是说凡事敏感度过高，此类患者通过脉证，是不难辨识的。三是自身功能的排斥，此类证候多见于气滞血瘀引发上述病症者。诊断清楚了，治疗效果也就容易多了。

/ 鼾声也能辨寒热 /

我在临床治疗打鼾病时，常嘱咐患者将夜间的鼾声录下来，这样能根据打鼾声音的音律不同，再参与舌、脉断其寒热病因。然后据证治疗，均有桴鼓之效。一般打鼾属邪热壅肺的实证，其鼾声特点声响而长，且多伴痰声；舌质紫暗，苔厚腻，脉弦滑者，麻杏石甘加减大多有效。如果其鼾声息短声低，舌淡苔白，脉浮细弱者，属虚寒证，玉屏风散加味效佳。如果同时伴呼吸道腺样体肥大者，还可加入羌活胜湿汤，其效益彰。当然，上述所说均需在辨证的基础上加以施用才有收效。

打鼾虽然只是一个常见症状，可望、可闻、也可问，却很难得到足够的重视，其实，打鼾事虽小，背后反映的疾病却可能是大问题。在临床上，打鼾比较常见的病因有四大类：心血管病、脑血管病、腺样体肥大、家族遗传。当然还有其他病变，只是这四类比较常见，具体是由哪一种病引发的，则需与相关疾病参与辨识。例如，属于脑血管病的患者，除有打鼾外，还会具备脑血管疾病的相关体征，需加以辨病辨证治疗。临床不论属于哪种病的打鼾，只要符合前述寒热鼾声特点证象时，均可采用辨证用方。

/ 体味与化妆品气味之欲说 /

在生活中，每一个人都有自己的特异体味，而体味又分生理性、病理性、生活习惯性三种。每一个人也都有自己喜欢的气味，尤其是年轻女孩子对化妆品气味的选择，只要留心观察，不论是身体发出的气味，还是主观上喜欢的气味，都能发现与身体健康状况相关信息。我在临床闻诊中尤重体味信息的体察，其内容可谓是丰富多彩，当然，也让我屡得佳意。

关于生理性体味，我们每一个人由于先天体质的差异与后天生活经历的因素，即使没有发现任何病，也会有属于自己的体味，只不过隐显的程度不同而已。中医之“有诸内，必形诸外”的理论确是至理名言。我的体会是，人体各处分泌的液体气味，诸如汗液、鼻液、唾液、尿液、白带、月经等均会有独特的气味，而且都可能从身体发散出来。所以我在看病时，常嘱咐患者，尽量不要涂用化妆品或使用气味较重的香水，不利于望诊，更会干扰闻诊。但有时也可通过患者所喜化妆品气味，找到病发诱因。因为化妆品气味与患者自身健康需求之间，有很微妙的关系。

曾有一位 31 岁的女性患者来找我看胃病，症状是经常胃脘疼痛、打嗝、泛酸水，大便微溏，有解不尽的感觉，同时伴有夜间眠不实，经常夜里两三点醒了就不能再入睡了。我凭脉发现弦滑尺弱，舌边红，苔黄微腻，于是辨证为寒热凝聚，升降失调，治以辛开苦降法，给予半夏泻心汤治疗。

患者服药一周后，疗效甚佳，自己也觉得病好了一大半，于是我本着效不更方之旨，继以前方加减调治。但让我头疼的是，患者虽然服药有效，但好像总不能尽除病痛，这成为我的心头隐患。更为严重的是，患者只要有几天不吃药，就会与刚开始求诊的痛苦一样，让我百思不得其解。我嘱咐患者去上级医院做肠胃镜检查，结果患者除了浅表性胃炎外，没有发现其他阳性反应。治疗思路因此也陷入了僵局。无奈之下，我反复强调此类病证需忌口的注意事项。

我的经验是，患有胃酸过多性消化系统病变，最好少吃或不吃酸、甜、凉、辣味食物，尤其尽量少吃粥，因为粥属含糖较高的食品，食后容易造成胃酸增多，加重病情，尤其是大米粥和玉米糁粥，更是明显。如果特别想吃粥，一定要放些碱，以中和酸性。所有这些，患者都已经按我的建议坚持做了仍还是如上所述的病证反反复复，迁延不愈。

人们常说艺术源于生活，其实医生诊断更是源于生活。

后来在一次诊疗交谈时，我闻到了患者身上散发出一种淡淡的香味，我就顺口恭维了一句："你用的化妆品的味道真好闻。"患者很兴奋地说："是啊，我可喜欢这种奶香味了。"一听到奶香味，我也立刻兴奋了，因为我也特别喜欢热牛奶的香味。我又问患者："你很喜喝牛奶？"患者说："何止是喜欢喝牛奶，凡是与奶相关制品我都喜欢吃，几乎每天早晚都要喝两次奶。"

于是我对患者说："先不要喝牛奶，咱们观察一段时间，看看你的胃病是否可以好转。"两周后患者复诊，从表情就可以看出来，其病况有了很大的变化。患者说："近十天胃都没有出现不舒服了，睡眠也好了，尤其是大便太爽快了。而且，这几天我也不怎么想喝奶了。"我也欣慰地笑了，没想到这个牛奶的启示成了引导我诊断思路的要塞。

气味是个有趣的话题，气味的背后，可能是不坦然的心理因素，可能是不自觉地食用成瘾，可能是不在意引发的诸多病变。闻诊中鼻子的"嗅功"，离不开以生活观察为基础的望诊，也离不开以细致入微为目的的问诊。闻诊的方法有多少，取决于生活经验的积累有多少，更需与其他四诊有机参合，方显其价值和意义。把鼻子当成一把钥匙，只要方法得当，这把钥匙有时可以很万能。

—— 好中医还需好“耳力” ——

随着对闻诊兴趣的与日俱增，我对中医关于闻诊的典籍也下过一番功夫。在中医古籍中，有关闻诊的文字介绍可谓琳琅满目、丰富多彩。如《灵枢·五音五味篇》之“圣人之通万物也，若日月之光影，音声鼓响，闻其声而知其形，其非夫子，孰能明万物之精”。《难经》之“闻而知之者，闻其五音，以别其病”。《金匮要略·脏腑经络先后病脉证第一》中的“患者语声寂然喜惊呼者，骨节间病；语声喑喑然不彻者，心膈间病；语声啾啾然细而长者，头中病”。这些皆是启人心智之语。当然，古语再多，经验虽好，只有转化为应用在临床中并加以总结出有规律的方法，对医生和患者才更具参考价值。

通过临床耳闻患者声音与气息的病案故事，我也总结出了很多闻诊的技能与方法。

/ 说话易激动，小心患上焦虑症 /

中医理论认为，人的语声虽发出于喉咙，但实则关乎五脏，然音之源发于肾，这里“肾”的概念，是指说话声音与先天因素关系密切。在五脏功能共同的作用下，声音将汇聚出于肺，人的会厌开合是声音发出的门户。

中医又讲“心主思维”，所以语言声音的形成，又赖心之苗的“舌”之动作，来共同完成语声这一功能。之所以说语声关乎五脏，因为中医认为喉（会厌）归肺所主，舌为心所主，齿为肾所主，唇为脾所主。喉宽阔者声音则高，狭隘者声音则小，会厌有厚薄，厚者声浊，薄者声清；舌体亦有锐钝之别，锐者清晰易辨，钝者多不清晰；齿有疏密，疏者声音气散而不聚，密者则声音聚拢；口唇厚者，语稍缓，唇薄则语速较快。因此，通过声音特点便可辨识哪一环节强盛和不足。

当然，这种辨识在临床应用时，还应结合其他体征综合分析判断，即四诊合参。只有了解了大多数的正常规律，再根据患者客观事实的殊异特征加以综合分析判断，才能尽可能接近患者健康状况本质，切不可拘泥于书本理论。

除了外来的致病因素，声音的变化多与五脏功能平衡与否有关。在临床中常见这样的情况，患者说话极易动感情，本来没有什么特别委屈的事，却悲伤想哭。这样的人容易患有焦虑或者抑郁一类的精神性疾病。不仅如此，由于性格过于敏感，这样的人还容易出现对气候、食物的敏感，即出现过敏性疾病。

2004 年我在北大讲《伤寒杂病论》，有一位哲学专业的女生对中医兴趣极高，所以她极少缺课。之所以对中医感兴趣，是缘于她患有严重的过敏性鼻炎和荨麻疹，中西医治疗七年多，一开始用药尚能改善症状，但不能控制复发。治疗两年后，口服脱敏药物症状改善也越来越不明显了，只有靠激素或输液方能勉强控制症状，深以为苦。

在经别人介绍来听我的讲座后，她请我给她诊治。我将她几年内各项西医检查和中西医所用过的处方与药一一看过，发现我能想到的治疗方药，别人确实已经都用过了。患者对每一方药的治疗结果都记忆如初，这更令我陷入诊疗思路上的僵局。

就在百思不得其解之时，我突然开始关注到一个细节，患者说话时绘声绘色，且一会儿情绪高昂、激动异常，一会儿又情绪低落，无精打采。我示意患者伸出舌头，见舌体颤动，舌尖红。舌与症相符，患者所呈均为焦虑征象。我顿时打开思路，紧跟询问其睡眠状况，患者说："入睡尚可，只是睡不实，极易醒，且醒后不易再睡，所以每天上午精神恍惚，精神不易集中。"

我凭她两手脉沉细不匀，乍大乍小，且手心多汗，脉证合参，病属焦虑无疑。于是我舍其求诊之诉的过敏症状，而将上述病象定为主证，给予浮小麦 60 克，生黄芪 1 克，炒白术 15 克，大枣 7 枚，北防风 5 克，炙甘草 15 克，云苓 15 克，荆芥穗 10 克。

给患者开完处方后，我心里有一种特别豁朗的得意。我信心十足地对患者说："吃完这药，会让你莫名其妙地高兴，睡觉香甜。"患者见我态度肯定，微笑着连声说："我信您，谢谢薛院长！"我有一种经验，就是每当在看病时产生这种突发灵感的话，一般效果都会令人满意，关于这一点我与很多同道交流过，反馈也都有同感。七天后，患者复诊果然喜笑颜开，她说近四五年从来没有睡过这么好的觉，心里一下轻松了，一阵阵不知什么原因地高兴。鼻子通气了，也不流鼻涕了。我的心情也无比轻松而欣慰，后来在上方基础上进行了简单调整，给患者把药配成袋泡茶喝。至今十余年，她再未复发此病，并更加热爱中医。

/ 闻其声而知其病 /

京剧名家《程砚秋传记》中介绍，先生幼年学戏，因其嗓音天赋极佳，加之学习刻苦，所以在少年时就崭露舞台、享誉梨园了。但因还属身体发育阶段，就将嗓音累倒仓了，于是出现了“诡音”，且无法恢复如初了。这对一个极具京剧艺术天赋的人来说，是何等残酷。好在上天不负有心人，在程砚秋拜梅兰芳先生学戏的过程中，又遇到了梨园名家王瑶卿、罗瘿公二位高人，经其指点，化腐朽为神奇，将“诡音”变成了演绎悲剧情的戏曲不可复制的独特声音，程先生也因此获得了京剧四大名旦的桂冠。

这让我联想到，中医的宫、商、角、徵、羽五音与五脏的关系，以及每一种声音特质的发音部位和生理结构均有不同的影响。于是我走访了很多音乐研究学者，一起讨论有关声音发出的部位及耳闻感觉音色的案例。其结果就如我之前所述，人的说话声音与喉、会厌、舌、齿、唇相关，而每一器官又都与某一脏腑相关。这些器官的功能又受人的情绪、饮食习惯，以及外来致病因素的影响而发生不同变化。这些发现，都给中医闻诊研究提供了丰富的线索。

中医上有一个大家很熟悉的病名“梅核气”，其症状是咽喉常觉有物堵塞感，咯之不去，咽之不下。咯、咽动作时间久了，还会出现咽痒、咽痛等病症。经耳鼻喉科检查，常被诊为慢性咽炎一类的疾病。还有一些经现代医学检查，没有什么阳性病征，于是就勉强诊为“神经官能症”。此类疾病虽然不大，但能彻底治愈的也不多，所以患有此类病者，颇以为苦。

我在临床探研此病多年，略有所得，诊治此病时，我常根据患者发出的声音清浊特点进行辨治，效果还属满意。

一个患有“梅核气”的54岁男性患者，身材魁梧，患者的主诉是三年前开始有了奇怪的症状：咽痒有痰梗于喉，略咽不畅，曾请耳鼻喉科医生检查，未见异常，用了谷维素、维生素和消炎药等治疗，其效不显，又经中医给予七气汤、逍遥散等药物调治，效亦甚微。

更为奇怪的是，患病一年后突发口吃，且说话声音较前音浊而重。于是又请西医神经内科给予核磁、化验等诸多检查，亦未找到明显阳性体征。

原本一个热心活泼的人，因说话突然变得不清楚，难免变得自卑，不愿说话，每日沉闷少语，家人亦为此焦虑不安。我在和患者交流过程中，只见问则简单对答，且从不与我对视。其说话呈重叠口吃，语气浊而含混，从声音听出病在会厌。

于是我又在舌脉诊中找线索，其人舌质紫暗，舌下静脉瘀甚，两寸脉弦硬关尺沉弦。脉证合参，诊为邪热壅肺，肝郁血瘀。我给予会厌逐瘀汤与麻杏石甘汤合方治疗，同时为患者针灸治疗，取上廉泉、双少商穴点刺出血，隔日一针。患者服完七剂药，经过三次针后，自述咽中异物感消失。

令我没有想到的是，患者的口吃竟然完全恢复了正常。虽然说话声音还是有些浊混，但较前也清楚了很多。此时，患者的情绪明显好转，面带笑容，话也多了，并且两目炯然有神地望着我，嘴里不停地道着感谢。有此殊效，我当然也是喜悦难掩。后来我在上方基础上又加双钩藤、苏薄荷一组对药，针灸穴位本着上病下治法，针刺双太冲，又两周后，患者完全恢复正常，至今二十年从未复发此病。

/ 患者求诊主诉以外形迹的捕捉 /

有一次，一位中年女性找我求治面斑，患者面斑集中在面庞两颊为多，其色暗淡。因届更年，患者月经延期，量少色暗，且有烘热汗出，情绪烦躁，说话扬手踯足，面部表情亢奋，自述，近日体检发现有乳腺增生。经前乳胀殊甚，患者的主诉症状一派肝郁气滞实象。但患者的舌质淡嫩，苔薄白，两手脉沉细，尺脉细涩，又是一派不足之象。

正在我筹思不定之际，患者的一个动作联发一声长叹，打开了我的神思。我在为患者诊脉问诊时，她是含胸、腰背前倾地坐着，但她直腰的时候会长长叹一口气，这是非常明显的脾肾阳气不足的表现。

我问她是否有腰痛、腰凉、大便偏溏不爽和解不尽的感觉，患者的回答证实了我的诊断，病证相符。于是处以补中肾气汤方药，经治月余，前述诸症皆愈，虽方中未刻意祛斑，但面斑亦净，面色红润如初。

闻诊是个“说来不难，用来却不易”的课题，切不可嫌其抽象而忽略。耳朵的功能虽是听声音收信息，从而帮助大脑做出判断，但当诊病证发生矛盾现象时，能够迅速打破诊断思路僵局的，还是四诊合参的功夫。

问诊

—— 询问病史有玄机 ——

/ 会聊天的大夫才能看好病 /

我时常庆幸，人类拥有语言这一重要的交际工具，让我们得以以各种文字、语气符号沟通交流，表达自己，说明目的。但正因为交流在人际交往中显得如此平常，语言也变成太过平凡的技能。聊天每时每刻都在发生，却多数浅白、随意。所以，当中医临床使用望、闻、问、切四种方法诊治患者时，问诊总显得“技术含量不高”。

有些患者觉得作为具有专业知识背景的医生，如果望不出我的脸色，听不出我的声音线索，或者凭不出我的脉象，只借询问我“感觉如何”便可“套出”疾病背后的玄机，结果来得未免太轻易。其实，这只是一部分对中医还没有充分了解的人的短暂心理感受。

同样是聊天，同样的目的，为何有人忧心而来而后喜悦而去，有人却会不欢而散，甚至不再往来？同样是谈判，同样的诉求，有的达成共识只听会场掌声四起，有的则戛然而止，只见双方愤而离席。每个字句的斟酌、语言表述的前后顺序、基于对象的反馈、适宜环境的变化，这些技巧才是达成有效沟通的逻辑。

问诊也是如此，针对不同的患者当有不同的问法。作为四诊之中任何一环，望、闻、问、切皆不可拆分而用。通过望诊、闻诊得出的信息会给问诊带来有针对性的提示，如果第一句话真的无从说起，就通过脉诊给患者一种心理上的安定，四法并用相互支持，四诊合参综合定位，诊断的准确率和效率才有保障。

在医生的处方中有一项填写内容，是患者的主诉。所谓主诉，就是患者来求诊的主要痛苦症状和发病时间，用简略的文字记述清楚，医学文书的规范要求，主诉应在 20 字以内。

在实际操作时，这项工作大多设在写病例记录之前，但放在整个病例采录完毕后再择重点填写，才是最真实和准确的。所以，患者的主诉和医生了解病史之后的情况做对比，信息量常常扩大甚至有了方向上的变化，这时候，反复地询问、推进，才会接近真实。

在医患诊病过程中，患者是主体。中医之望、闻、问、切四诊，其中望、闻、切三诊都是医生通过专业技能获得患者信息的手段，唯有问诊是患者提供最真实发病史的途径。关于患者发病的详细过程，再高明的医生都不可能比患者本人更清楚明了。

/ 经验套路也有失效的时候 /

有一种情况，一些在医生看来很熟悉的病，用自己所掌握的方法诊治却屡用屡试而不见效果，陷入治疗僵局，这种奇怪的现象比比皆是。有时还有更让人难以理解的现象，就是经过若干名医未能治好的病，最终让一位不知名的年轻医生给治好了。

究其原因，很多时候是医生治病时过于相信自己的经验套路，而忽略了“问而知之谓之工”的窍要。著名医学泰斗张孝骞先生曾说：“学习临床，首先要熟练地掌握诊断技术，包括病史采取、物理诊断和常规实验室检查，其中病史最为重要，如果采取得法，至少半数以上患者的病史可提供宝贵的诊断线索。”最有价值病史的获得，当然要通过询问患者才能得到第一手资料。

曾有一位姓罗的女士找我诊病，31 岁，患了一个很奇怪的病证，主要表现是面部湿疹，整个脸部除了眼、口、鼻、耳五官部位本身，均长满了红色连片状湿疹。

患者初起觉得疼痛，继之奇痒无比，用手抚之即流黄水，随之结痂，复觉结痂处干痛难忍，结痂期面部隆起高于表皮半厘米左右，其状不可睹视。不用说患者自己，别人看到亦会感到恶心欲呕，甚或毛骨悚然，并无夸张。

患者每次发病从皮肤发红肿痛到脱痂，这一周期要持续两周左右，此起彼伏，如此循环，发病已五年有余。虽然家庭条件优越，自己事业已至同龄人巅峰，作为企业高管可获年薪数百万，但面对病情，日子也难以轻松得起来。五年来，她遍求全国中西名院、名医，曾三次出国治疗，其结果均是初有小效，而后则病情加甚，多年病痛反复折磨，身心俱受到巨大创伤，多次动有轻生之念，其苦楚可想而知。经友人介绍，她找我一试。

患者来诊时正值冬日，元旦后，当我第一眼看到患者殊感诧异，其面庞湿疹正值溃破流水期，她手里拿着纸巾，不时按压擦脸。当时白天气温在零下 10℃左右，患者上身外穿浅蓝色呢料大衣，内穿很薄的秋天装束，最让人不可理解的是下身穿着过膝单裙，并未穿长腿袜，两腿红紫，可患者还告诉我她自觉身体甚热。

我望患者舌鲜红，浅黄色舌苔，两脉细涩。这时坐一旁的司机师傅补充道：“薛大夫，我还得告诉您，她穿得这样少，在车里还不让我开暖风，说太热。”紧接着患者将几年来求诊的各种检查、治疗单据拿给我。当我看完这些病例记录时，诊断一下就陷入思路僵局，因为凡是我头脑里关于治疗此病的方法，前边的医生都已经用过了，我没有想到的、观察到的，前医检查结果和治疗方法，甚至让我有耳目一新之感，但对患者而言，结果也是先喜后忧。

尽管我百思不得其解，但还要表现出临难不乱的神态，医者不能给患者造成心理失望的重负。

于是我放下病例，和她聊起生活故事，尤其是那些她感到得意的话题。自研究生毕业后，她在职场事业一路攀升，路途异常顺利，取得这样的成就当然是其卓尔不群的天资加上勤奋努力的结果。说到这些话时，她面露悦色，侃侃而谈，手也忘记去擦拭脸部湿液了，来时焦郁的神情已被兴奋的快意所代替。我们就这么聊了一小时，用她自己的话说，近二十年的读书生活都是在得意和快乐中度过的。

话题逐渐谈到了她出生时的故事，她说："我能来到这世上还是挺不容易的，母亲怀我30周左右的时候，医生检查说羊水少于正常值，在这期间母亲的脾气变得焦躁，对什么事都没有耐心，总想哭，甚至曾一度想终止妊娠。后来找到一名老中医给调理了一段时间，精神状态稍有改善，但还是自觉心理异常地殊热。我是过了预产期10天出生的。据母亲说，羊水流尽后四小时我才得以来到人间，当时情况非常紧急，还好接生医生的经验和技术证明了她是上海最棒的妇产科权威。据大夫讲，我出生时，全身皮肤较一般初生儿要红很多。还有就是我小时候曾得过两次肺炎，再没有记忆得过其他的大毛病了。"

患者在叙述这段经历过程中十分投入，或许，初来人世的艰辛成为她日后奋发并成功的催化剂，是她对生活充满感恩和希望的原动力。而此时的我似乎已经找到了患者的病因答案。随着她讲述的进程，我的思路越来越清晰和肯定——患者是先天真阴不足的体质。

这时，我再看她的舌头，嫩红少苔，两脉细涩。询患者月经周期，后错十余天，量少、色紫暗，状如血渣，大便二三日一解。再参以患者怕热喜凉、湿疹的周期变化，均与真阴亏虚证候相符无疑。初见患者矛盾表现的思路僵局顿时打开，我的喜悦难以掩饰。于是治以大剂麦门冬汤，去方中辛燥之半夏，加入荷叶、薄荷、枇杷叶、苏叶等升清理气之品，以和重量麦冬形成相辅相成之势，润而不寒，生津化气。时隔数年，此案每每成为我得意之谈。

我对当时的场景至今记忆犹新：当时开完方子，对其疗效结果我有种成竹在胸的感觉，或许听完她长长的人生故事，我仿佛找到了帮助她继续快乐、成功的方法，那种成就感写在我的脸上，这种正能量也传递给了她，她已经明显感受到此病尽愈的希望。两周后，患者复诊，病去大半。此案调治数日，患者豁然而愈。随访十余年，她至今光彩照人。患者虽患湿疹流水，还用增加体液的方药，此属湿因湿用，其妙理便是在问病史中获得病之玄机。

此类病案甚多，由此我有这样一个体会，很多时候，遇到一些临床中诊疗思路陷入僵局的时候，一定不要忘记询查病史这一心法至要。医生在问诊过程中，应该采取耐心、细致、认真，并带有朋友般在意的关心态度去进行，此时我称之为“医生的诊疗状态”。只有让患者充分感觉到眼前这位医生是值得信任、可以依靠的朋友般的关系，患者才可能将患病的紧张情绪放松下来，向医生轻松地诉出自己最准确的病痛感受，对此我称之为“患者的受诊状态”。我认为，一名好医生的问诊方法，是应有艺术性的。这便是“问而知之谓为工”。

—— 确认病因需仔细 ——

/ 知其症状，晓其病因 /

在人与人的交流上常有这样的情况，我提出了需求，你按照需求执行，结果却令双方想要互翻白眼。比如领导让员工挑一个最鲜艳的颜色装扮新年联欢会的舞台，结果员工选择了鲜艳而常规的大红色，领导如果满意，表示红色符合他“鲜艳”的预期；如果领导不满意，可能事实上是粉色或橙色更鲜艳，员工的颜色认知存在偏差；也可能领导不满意，因为他觉得红色虽然“鲜艳”，但俗艳至极毫无新意，这恐怕与员工审美无关了。

人与人沟通，最怕信息不对等，双方对同一事物的理解不同、标准不同，达成共识只能是梦想。

医患双方，患者是主体，因为病在患者身上。医生要想把病诊断得准确，必须了解到患者最接近疾病本质的痛苦感受。在医生看病时，患者的主诉常常是单一的症状，而不是疾病的概念，但却是找到疾病根源的重要线索。

例如，患者求诊来看咳嗽，而造成咳嗽可能会有很多原因，如咽炎、气管炎、支气管炎、肺炎，甚或还有心源性咳嗽等，这些是病名。还有因外感风寒、风热、湿热、寒湿、过敏性、感染性等诸多不同的诱发因素，或许还有因服某种药物引起的（如服降压药亦可引起咳嗽），等等。这些都需要医生用专业的方法去调查，中医在这一过程中就是通过望、闻、问、切、查等手段去了解和分析的。

人们通常对自己所熟悉、擅长的领域更有发言权，哪怕只是有所了解，心理上也会安全很多。这种安全感带来了信任，也可能带来麻烦。问诊之所以为关键的一环，是因为患者大多没有受过医学专业训练，所以在主诉病苦时，也不可能按医学逻辑关系去叙述，还有对疾病名词的概念不甚清楚，或完全理解失误，医生的清楚引导至关重要。

例如，便秘本意是大便解下困难，但有的患者却把大便解下次数过多理解成便秘；又如月经正常周期是 28 至 32 天，但有的患者却认为只要每月都来一次，就算周期准；还有的患者告诉医生，月经周期很准，但当医生问她上次月经是何时来的，患者却说不记得了……连日期都不记得，又怎么可能知道准与不准呢？诸如此类，都必须由医生问询清楚。

准确地说，问诊是医生根据望、闻、切三诊所得信息，有目的地询问患者或其陪诊的亲属，以此获得或证实其他三诊辅助治疗，其内容不外患者的痛苦症状、病情变化的过程、治疗过程以及平素健康状况、饮食起居、生活习惯与嗜好、发病诱因、生活与工作环境等。尤其是对疾病诱发因素，中医视为是疾病的本质。中医的辨证求本，病之诱因是其主要内容之一。

在临床中有这样一句话，叫作症状易知，病因难晓。我们在日常生活中常听到看病切忌“头痛医头，脚痛医脚”这句话，意思是，引起头痛的病因有很多，只有找到了引发头痛的病因，再去治疗，其效方显。

对于病因的查询，有隐显之别，显性者自不必说，往往有很多病因是隐而不易寻的，若能在头绪纷繁的证候中找到真正病因，则需一番技巧。

/ 抓住最关键的那个“因” /

在日常看病时，怎样才能在繁复症状里找到真正患病诱发因素呢？或者说自认为诱因已经明确，但按因施治其效不能如人所愿，最后发现是一开始寻求病因的方向就发生了偏差，即所谓“差之毫厘，谬之千里”，又该怎么办呢？我在随老师侍诊过程中，得见前辈有一方法确是捷径，在以后独立临床时亦屡受其益，就是根据脉证所得信息而定辨识询问病因方向。

此法哪里好用，听过案例便知。

我在跟随祝谌予老师侍诊时，有一患慢性肾小球肾炎的男性患者，经祝师治疗后，临床症状及各项异常指标均已恢复正常范围。但后来在一次体检中，尿蛋白又发现了两个“+”号，于是患者又来请祝师为其诊察。从饮食、情绪、劳累等诸因素入手，均未发现有明显的异常现象。祝师从诊其两脉浮数中想到患者应是有外感症状，便开始询问，但患者否认有感冒现象。接着祝师又问其是否有咳嗽症状，患者回答咳嗽也不多，因平时抽烟，经常会有不连续咳嗽现象。后又问其是否有咽痒、口渴、尿黄等现象，患者答之，近两天确有祝师所问症状。于是老师给予银翘散方中加白茅根 30 克、芦根 30 克、葛根 10 克、钩藤 10 克、薄荷 10 克，并未刻意加入消除尿蛋白药物。患者仅服三剂，诸证消失，多次复检尿常规，再未见有尿蛋白出现，随访二年，未再复发肾病。

此案说明，医生在脉诊中发现了外感病的迹象，虽然患者未自觉有感冒症状，但医生不应简单听信患者自述，还应围绕外感病中一些不太引人在意的症状表现进行调查。当脉诊与自觉症状相对应了，就说明病因找准确了，其效果自然是满意的。但此时切忌对患者进行暗示性诱导，让患者回馈一些模棱两可的症状，反而会影响下一步诊治。一般情况，如果患者确实还没察觉到自己有外感的症状，老师会采取“舍证从脉”的方法，即以脉定证，施方用药，其效亦佳。

有一位25岁青年女性患者向祝师求诊治疗痛经。她曾在多家医院被诊为“子宫腺肌病”，自述症状表现是每次经前一周即小腹疼痛，直到经行两天后痛势渐轻，只有连续吃止痛药可以略有缓解，但因经常吃解热止痛类西药，致使胃受到药物刺激，结果痛经没有治好，又落下了因药物引起的慢性浅表性胃炎的毛病，甚是痛苦。

老师听了患者自述症状后，为其望舌诊脉。患者两手寸关脉沉弦，两尺沉细弱，祝师诊为是因“肾虚受寒”引起的。问其是否平日有贪凉习惯，尤其是在经期前后吃些寒凉食物，患者的回答是有这样的习惯。紧跟着祝师又问：“你是否有上半身燥热易汗，而腰以下容易凉，尤其两脚更为明显的现象？”

患者点头认可，确实是这样的。当祝师问其是否有腰痛症状时，患者的回答是每次痛经只是腹痛得厉害，腰痛倒不太明显，接着又告诉祝师她还有一个习惯性便秘的毛病，不吃通便药，一周左右解一次大便，也不太干。祝师说：“这就对了，你这些都是肾虚引起的。”于是祝师给她开了桂附地黄汤加上巴戟天、川续断、桑寄生、肉苁蓉、鸡血藤等药。

患者拿着药方离开后，我心中颇多不解，既然是来求治痛经的，并且痛经那么重，可老师在方中却没有一味是针对痛经症状的。我向老师求教，祝师笑了笑说：“等患者复诊时，看看疗效再说吧！”

两周后复诊时，正是患者经期第三天。患者说：“祝老您开的药真好喝，我之所以痛经这么久，从没有看过中医，就是因为我特发怵喝中药。您的药是酸甜的，喝的时候感觉特舒服，喝完以后更舒畅，现在大便能每日一解了，特痛快，每次大便只需两三分钟就完事了。腰以下一点也不凉了。您知道最让我兴奋的是什么吗？就是这次经前一点都没肚子痛，只是来的第一天有两个小时小肚子轻微下坠样痛，这次经量较每次多一些，月经第二天掉下很多黑血块，肚子一下就觉着轻快了，血块掉后，血的颜色也鲜艳了，原来都像血渣子，但又不像血样的分泌物。今天是第三天，血量开始少了，人很轻快，心情也特好。”

祝老一边听她的表述，一边为她诊脉，微笑着说："只要你以后别太贪凉了，这个病很快就会治好的。"患者听后对老师说："我以前听有的大夫说，子宫腺肌病仅靠中药是不可能治好的，那您说我认认真真坚持服药，这个病可以彻底治好吗？"祝师回答说："咱们让事实说话吧。"接着祝师在前方的基础上，加生艾叶 10 克、香附 10 克两味药。此后患者连续服药两个多月，随访三年，再未复发痛经现象，奇妙的是，经多次妇科 B 超检查，患者的子宫腺肌病也不药而愈了。

祝师是这样给我解说其诊疗思维过程的：

"我凭患者两手脉均为沉弦，尤其两尺脉是那样沉而细弱，显然是'肾虚受寒'的征象。我首先想到，患者一定有上半身燥热、下半身寒凉的结滞现象，当患者的回答证实了我的分析后，很自然又联想到患者肾阳不足应是本病的主要因素，虽患者未有明显肾虚腰痛症状，但她的习惯性便秘却不甚干燥，正合肾阳不足的指征，因为中医认为，肾有主二便的功能。根据脉证所见，均属对应，于是我采用了温肾散寒的桂附地黄汤作为主方，又加上了益肾活血的几味药。至于痛经一病，亦正合肾主生殖发育系统功能调节的理论。所以病因判断准确了，其疗效自然不会错呀。"

脉诊在手下，思考在头脑，确认这一环节，少不了患者的参与。问诊，是确定诊治方向必不可少的环节。问诊既问其主症，也要问其兼症，既要抓住重点，也要了解一般与病情相关的细节。四诊合参的奥秘，便是少不了任一环节，不把病因问得仔细，可会后患无穷。

—— 从患者感兴趣的话题说起 ——

我们在日常生活中，常有这样的现象，在和一个或几个好友聊天时，谈到兴浓处，会无意间说出自己平时讲不出的经典语言。这就是我们大家都熟知的那句"有感而发"的深义。所谓"有感语言"，是要在某种特定的语言环境中才可能产生的。换句话说，很多灵感的产生都是因为人进入了一种本真思维状态，迅速调集了自己的感受和知识积累，通过大脑自然凝练后迸发出了虚灵心声，这种信息来源当然是最可靠的。医生为患者诊病的过程，就是通过医患用心的语言交流，自然形成默契，使双方各自分别进入“诊疗状态”和“受诊状态”。

关于中医诊疗疾病之真髓，古今医家几乎是众口一词，就是“辨证施治”四字，不同的中医师对此法的理解以及临床的运用亦可谓是见仁见智，丰富多彩。随着时代的进步，医学的发展，疾病谱的演进，“辨证施治”这一方法论的科学生命力得以不断彰显。

但不可否认，辨证施治就是因其有规则而少规范，难免存在难以把捉的抽象本质，但如果能在长期、大量的临床实践中累积经验和感悟，一旦掌握了这一哲学思辨的科学方法，确有近乎神奇的效应。

当然，量变引起质变，时间能够帮助人们逐渐体会出其窍要，所以这一过程往往是漫长的，可能需要几年甚至几十年。所以才出现了这样一种认识，就是中医一定得到年老了，才更受患者的信任，持这种说法的人不占少数。也正因为如此，让一些青年医学生颇感困惑而不得门径。其实，很多事实证明，往往越是科学的东西，其机理越是简单的，复杂则是人为的。问诊也是一样，医生应把诊治的动机化作平实的技巧，询问是打开患者心理防线的钥匙，交谈是为了引导患者进入有效的受诊状态。当然，只当是平常聊天，也得有聊得不平常之处。

在临诊时，问患者所欲，是一种探知病因最为简要的方法。关于这一点，张仲景在《伤寒杂病论》一书中有这样的说法：患者假若身发高热，但还需身着厚衣，或覆盖厚被者，此病一定是受寒引起的；假若患者身体不发热，但仍自觉热得不行，甚至在寒冷的冬天，单衣薄被都必须去掉，仍觉殊热者，此类情况是患者内有蓄热引起的现象。以此说明患者之欲，往往是疾病的本质。

我在看病时喜欢问患者，酸甜苦辣咸喜食哪味？寒热温凉适应哪种境况？还有，在情绪中，喜怒忧思悲恐惊，何者为多？等等。以此来判断病起何因、证在何脏，确有屡屡得意之感。如在临床中，通常一遇到衰弱性疾病，人们首先就会想到用滋补的方法。其实并不尽然，一定要详审造成虚弱的病因，然后采用对（病）因治疗，方能取得疗效。假如是消耗性衰弱，机能低下或营养能量缺乏引起的虚弱，当然应该用滋补的方法，假若是因功能失调、因郁致虚、因瘀致虚等一类原因引起的虚弱病证，单纯用滋补强壮的方法，自然难以取得令人满意的效果。

/ 恰当问诊有奇效 /

曾有这样一位女性患者，24 岁，在香港选美活动中获得桂冠。来求诊时面容憔悴，两目无神。主述稍一活动就心慌、心跳、汗出，出汗后怕风畏寒；心生恐惧感，对生活任何事都提不起兴趣，不停地哭泣；月经错后十余天，量少；身倦乏力、腰膝酸软，因此情绪陷入极度悲观中。

从其自述症状上看，一派虚弱不足之证。患者病已两年，经多家西医医院诊为“抑郁症”，服用抗抑郁药治疗后，上述虚弱表现未见缓解。唯一效果是解决了夜间不能入眠的状况，但又增加了记忆力下降、纳食无味等新的不适。于是患者又求助中医给予诊治。患者将一年服用过的中药处方全部带来了，我仔细一看前边的医生所用处方不外乎补中益气、逍遥散、归脾汤、天王补心、归芪建中、八珍益母、温胆汤、六味地黄等一类调补强壮剂，而患者反映服药后收效甚微。

我望其舌苔，舌边红、苔白微黄、脉浮取细弱、中取六脉乍大乍小，沉取弦滑而实，从其舌脉所见与自述症状不太符合。从其服用的方药来看，此前的医生均是采用舍脉从证的治疗方法。

既然其效不佳，不得不使我换了审证求因的角度。于是我按舌脉信息与患者进行了交流，话题就从上学时哪门功课成绩最好说起。患者告诉我，从小学到高中数学成绩一直名列前茅，用她自己的话说，只要一上数学课，或者解那些在别人看来非常难的数学题时，她的脑子即会显现出超乎寻常的兴趣和层出不穷的灵感。

这时我发现，患者的神情与刚进门时完全判若两人了。患者刚开始交流时两目黯然无神，情绪极度低落地叙述以往的病症，并且一边说一边流着眼泪，仅十几分钟的时间，就将两小包面巾纸用尽。而当患者谈起对数学课的兴趣时，不仅不流泪了，其面容、颜色、表情均显现天生丽质的清秀润美和欢愉自信的气度。但当她说到上大学的生活状态时，又陷入了深度的低沉之中。

事情是这样的，患者父亲是一名国家干部，母亲是从公职人员下海经商的成功女性，由于夫妻俩工作环境的变化，感情逐渐产生了分歧，双方都很痛苦，终至分手离异，患者被判为由母亲抚养。母亲为了让孩子离开伤感的旧环境，就让她去美国读书了。母亲事业心强，一心想把孩子也培养成为一个出人头地的女强人，其中最重要的原因就是想证明给前夫看，自己有能力把孩子培养得很出色。于是母亲给她报了新闻传媒专业类的大学，想让她将来到电视台做英语节目主持人。一向聪明能干的母亲，完全没有理会到自己女儿的数学天分。而当女儿考入传媒专业后，始终找不到适合自己的学习方法，学习压力巨大。本来一个天真恬静的女孩，由于父母离异留下的创伤，加之学习上的压力，一下变得沉默少言，不愿与人交流了。

患者自述还有一个原因，就是母亲整天忙于事业，无暇陪伴女儿，失去亲人呵护温暖的她，难免觉得孤独。母亲见孩子日渐消瘦、少言寡语，于是带她到医院检查治疗，经医生诊断为“抑郁症”，给予抗抑郁药物治疗，抑郁状态虽然得到了缓解和控制，但由于生活和学习环境未能改善，她仍找不到幸福感。

就这样勉强到大学毕业，适逢香港选美，能力超强的母亲给女儿争取到了报名机会。由于孩子天生丽质，亦是高知女性，有幸被选进前三名，这让争强好胜的母亲更加兴奋，又开始积极为女儿联系电视台和影视公司洽谈聘用事宜，让这位不愿在人群中出头露面的女孩子更加感觉泰山压顶，喘不过气，于是就出现了前述求诊病状。

患者诉说了这段人生经历后，含着眼泪对我说：“薛医生，我能感觉到您是最能了解我内心感受的医生，所以我从心里相信您，今天这些话我只跟您一人讲得这样详细，我觉得只有您能治好我的病。”

患者的发病诱因清楚了，我的治疗方向也就明确了。于是我用九章算术的方法设计了十道生活中的数学题，题意都是用来解决人生思维困惑的内容。没想到的是，本来是需有一定生活阅历的人才可能想到的问题，她居然在现场不到十分钟就解答出了一道题，并在计算过程中省略了两个步骤，充分显示出超人的数学天赋。剩下九道题在她阅读后，我问其有无对题意不明之处，她说要容她思考后再做答复。我又给她开了一张方子，我称此方为“自拟三才四物开心汤”。患者接过我的处方，笑着离开了诊室。

随后我对她的母亲说出了孩子的病状诱因，希望母亲能够理解，孩子的人生旅程应按孩子自己的意愿设计，不要再将自己的意志强加给孩子，有些“看似关心”，实则会起到压抑的反作用。我能感觉到其母从心底有些不情愿，但当她看到女儿近两年从未有过的笑容，也不得不认可我的建议。虽然有些勉强，她还是表示愿意配合治疗。

患者一周后复诊，刚一见面，首先是得意地将给她的算术题作业递给了我，随后逐题将计算思维过程给我做了简要讲述，紧接着又将服药后的感觉变化向我做了汇报。原话是这样说的：“薛医生，吃完您的药以后，身体酸痛沉重的感觉没了，晚上睡觉踏实，以往的惊险害怕的梦也没了。尤其在做您给我留的数学题时，脑子特好使，这是我好久找不到的感觉了。谢谢您。”

这时坐在一旁的母亲也插话说：“薛大夫，您治病的方法真的很特别，您的药效机理我不懂，但我看孩子这几天在做您给的数学题时，那种神情专注、幸福愉快的感觉，真的让我高兴。我还从来没有见过您这样看病的。”我和患者继续交流得知，她很喜欢吃酸味的食品，尤其是在身体疲劳或者心情郁闷的时候，更是吃什么都想放些醋。据她自己讲，最多的时候可吃一斤多红果，吃了以后胃很不舒服，但在吃的时候却有一种特殊的满足感。

她喜食酸味的现象提醒了我，患者应是对事物应激反应过亢，是肝不足的征兆。于是我将方中白芍增至 30 克，在方中又加入乌梅 10 克、银柴胡 10 克、五味子 10 克、防风 10 克，并将原方生麦芽改为焦麦芽。我希望这个原本治疗身体过敏症的小方，能够帮助她消除心理上的敏感。

多年的临床经验使我相信，有些事物间有着奇妙的共同之处，这个方剂定能带来意想不到的奇效。令我欣慰的是，患者服此方两周后，心情出现前所未有的愉悦感。更令人欣喜的是，月经如期而至，经后自觉身体如减千斤重负，甚为轻快。停服抗抑郁西药，女孩又恢复到从前的快乐恬静本色。病好的同时，她也找到适合自己的人生方向，最终读了师范类的研究生，做了一名数学教师，并结婚生子，一家人其乐融融。

我一直认为，做医生对医生个人的好处其实很多，听着不同的故事，思考不同的问题，这份交流的真挚与难得，并非其他行业都能随意给予。为患者着想越多，给患者的心理空间越大，患者的安全感才越足，交流才更顺畅，每一次诊治都可能成为医患彼此人生中意义非凡的经历。

望、闻、问、切是一个上阵打仗的组合，招招都是精兵良将，缺一不可。问诊可能是一句很简短的询问，也可能是一段很漫长的旅程，唯一不变的，是问诊的精巧、细致为诊断带来的突破和惊喜。问而知之谓之工，倘若真以“神圣工巧”而论，四诊合参中的每个个体均不可断然对号入座，望得真，闻得细，问得清，切得准，是为“神圣工巧”的真谛。

—— 别让不靠谱的问诊误导了患者 ——

中医在诊病过程中，十分重视与患者的有效言语沟通，目的是要尽可能了解到患者自知、自觉的不适症状，并且从患者连篇累牍的病情描述中获得直接有益的价值，以此作为疾病的诊断线索或依据，然后再结合望、闻、切、查，所见所闻的信息，进行病情的整合。通过分析判断，其对应性的准确与否和诊断的确切与否应该是成正比的。

在临床中，医生的每一句话，对患者来说都很重要。医生有时不经意的一句话，可能会给患者带来各种心理暗示，或者诚惶诚恐，加重心理负担，瞬间拉大医患之间的距离，让患者对医生产生不信任感；或者如遇救星，感到医生如亲人般地理解自己的病痛，瞬时对医生增加了信任度，产生敬仰之情。假如因某种原因，患者的疾病信息不能全部呈现在医生面前，信息的不全面和不对称性就会显露。医生需要通过对患者全方位、动态地询问和观察，再用温情的语态和巧妙的语言与患者达成一致，自然而然地形成合一思维，才有可能与患者在诊病思路上达成一致，接近疾病的实质。

所以，医生在与患者的交流中，所得的症状信息是否真实可靠，是掌握病情的关键。试问，医患双方面对面直接对话，所获信息没有经过任何的加工渲染，怎么可能与病状不相对应呢？

何为一名好的医生？究竟是拥有高超的医术，强大的理论支持，还是临证问诊时和蔼可亲的态度？孰轻孰重？在我看来，前者固然很重要，但在临床中先赢得患者的信任更是好医生的必要条件。只有尽可能地解除患者的拘束和紧张，让患者感觉到眼前这位医生对自己极为专注和用心，患者才能表述出真实的自己。即使有些患者在诉说病症时重复不断且滔滔不绝，叙述前后自相矛盾，医生也要耐心听完，之后再进行就诊信息的过滤。

诊病求源，按照逻辑线索，医生再通过望、闻、问、切、查五诊合参，将所获信息进行印证和整合，然后有效问询是否还兼有其他相关症状表现，以此增加疾病诊断的准确度。对那些沉默寡言、不善表达，甚至有“讳疾忌医”表现的患者，就需要一点儿交流技巧了，这是提示问诊的另一个层次，需要医生多观察、巧提示。

问诊看似是一个简单的问题，然而在临床诊断过程中，确实存在很多的语言交流技巧方法。正所谓“医家千千万，交流方式亦是异彩纷呈”。

就我几十年的临床体会，发现医生在诊病时，有一细微现象值得关注，就是问诊时的提示与暗示问题。

/ 要提示不要暗示 /

提示是医生言语上对患者的恰当引导与适时提醒；暗示是医生所想，实则是自我意识的灌输。这两种沟通方式有时直接决定就诊的走向。如果稍加注意，我们会发现医生所得信息常是大相径庭的，因为患者得病后，见到医生，都或多或少有些忐忑和不安，有的是担心自己表述不够清楚准确；有的是担心医生没听清楚；甚至有的是自己对一个症状重复讲了好几遍，还担心未能引起医生重视；还有最为常见的就是找医生看病之前，想要说的有很多，但坐在医生面前时，话却不知从何说起……凡此种种，都需要医生用一种温情的语态，巧妙加以引导，使患者能放松心态，自然表述出真情实感，此乃提示的最好效果。

但假若医生忽视患者是病之主体这一概念，仅凭患者寥寥数语，就自以为对病情了如指掌，说出对患者的主观猜想，由此就会形成心理暗示。提示与暗示，一字差别，可结果却“差之毫厘，谬以千里”，就易造成本不该出现的漏诊或误诊。问诊过程中的提示环节尤为重要，暗示则越少越好。

医生诊病时，有两个环节很重要。仅就我个人以往的随师学习和临证体会：一是耐心倾听与信息提取；二是发现病症以求对应。所谓耐心倾听与信息提取，是说医生在为患者诊断之初，先要通过患者自述进入他（她）的身心世界，在“发现病症以求对应”这句话上，讲的就是医生要透过患者疾病症象描述，多方考虑，找到藏于病症背后的真正病因。即使一时没有头绪，也不着急遣方用药，还要将患者主症与病机一一对应，逐项排除，总会得到结果。正如我的师公施今墨先生所提示吾辈的：在临床中“绝不能凑症状以命证，亦不可执成方以治病”。总之，医生在临诊中要时刻注意自己的方式，切忌主观片面、先入为主的思维形成。要掌握提示的尺度分寸，巧用提示，慎用暗示。

/ 别被患者“骗了” /

还记得早年间，有位杜女士，37 岁，患慢性肾炎近一年，求诊证见“周身浮肿，腰痛，头晕，气短，心悸，失眠，舌尖微红、苔白微腻，小便不利色微黄。脉，浮取有余，中取不足，沉取脉弦”。当时患者两目微肿而没有精神，言语行动间偶有头部前倾征象。

还未等患者开口说话，我就用了一句带有主观立场很强的话对患者说：“你经常在头晕时会有身体欲往前倾、要栽倒的现象吧？”患者听了我的话，面目表情微怔，略沉思了一会儿，回答我说：“可能有，我没太在意。”

尽管如此，我还是定为有此证的考虑。原因是当时在我头脑中，已经先入为主地形成“真武汤证”思路。因为真武汤有“振振欲擗地”方证。于是就产生了患者头晕时一定会有前倾欲倒的征象，完全没有去理会患者回答时的不确定性，信心满满地给患者开了真武汤处方。

当时我还颇为得意，内心认定患者用这个药必有奇效。但结果大为出乎我的预料，到了复诊的日子，患者并没有来，而是在刘渡舟老师应诊那天，出现在刘老诊室里。

当时我正在为刘老抄方，在我们对视那一刻，双方都不免有些尴尬。但我很快意识到，一定是她服用我的药没有效果，才转而找到刘老。

于是我主动站起来，客气地招呼患者坐下。患者见我态度诚挚，也自然放松了下来。刘老一边搭上脉，一边问怎么不舒服了，患者答道："我得肾炎快一年了，现在身体经常浮肿，白天腰痛得厉害，早上起来脸肿得明显。"刘老听了患者的自述后，示意患者伸出舌头，然后告诉我记录：舌尖边红，少苔。然后也只是简单问了一句："你是否有口渴和小便不畅快现象？"患者颔首认可。

当我看到患者舌头那一刹那，心中顿时意识到，或许是我用真武汤温阳太过，给患者造成阴津过耗的不良反应。想到这，我看患者未提及服用我开的药的经过，但为了病情诊断更接近于客观病因，我主动向刘老介绍了我对这位患者的诊疗经过和当时临证思路，并对刘老道出患者原只是舌尖微红，服我药后出现整个舌尖边红且红色加深的实情。

随后我诚恳地向患者询问了服药后又增加了哪些不舒服。患者此时见我态度挚诚，好像怕我心存不快的担心也释然了。从神情上看得出来，患者有些感动，也将服药的真实情况和盘托出："薛大夫的药我只吃了两剂就受不了了，内心有无名的烦躁，原来还只是早晨刷牙时会有恶心的现象，谁知服药后一天到晚都恶心想吐。原来睡眠就不好，反复翻身，心里还有些烦躁。服药后这个症状就更加重了。不仅入睡困难，又增加了心里烦躁不宁的现象。好不容易睡着了，还会做一些惊险害怕的梦。不是掉水里了，就是站在山顶上，被大风刮得要掉到山下似的。小便更黄了，尿道还有灼热的感觉。口渴老想喝凉水才舒服一些。"

我听了患者痛苦的叙述，心里有说不出的滋味，有惭愧、有内疚、有尴尬，更有对患者包容大度的感谢！于是主动站起来，连声向患者致歉。患者见我如此恳切，也赶忙站起来安慰我。刘老看我们这样，笑着说，这也算是一段医患佳话了。

书归正传，对于这个病例，刘老帮我进行了梳理：根据刚才杜女士的病情自述，再结合她的舌红少苔、脉浮、口渴、小便不利等主症，是属于典型的阴虚有热、水热互结的猪苓汤证。

刘老的话虽少，却如醍醐灌顶般让我顿悟：自己是因为在诊断过程中，头脑中形成了用真武汤证先入为主的思路，于是诱导患者说出“有振振欲擗地”的症状，犯了凑症状以命证弊病，而完全忽略了小便不利、周身浮肿是有阳虚阴虚之别的，且因此出现了“差之毫厘，谬以千里”的错误诊断。

想到这，我赶紧向刘老请教真武汤与猪苓汤方证该如何区分才不至用起来混淆。刘老告诉我说：“‘真武汤方证’与‘猪苓汤方证’虽都有小便不利、身体水肿的证象，但病机却天壤之别。前者是肾阳虚寒，后者是肾阴虚热；前者多见脉沉水肿不渴，气化失司，心悸头晕，周身浮肿，后者则脉浮口渴，心烦少寐。还有一个关键点区分要点比较典型，‘猪苓汤证’渴、呕、咳、烦四证是其特征，但有的患者临床症状并不典型，所以医生还需细细询问患者感受，以示甄别，方可对症用药。”

患者服药一周后复诊，其症消失，又调治了一段时间，肾炎病也痊愈了。通过这件事，我受益颇深，甚至说是收获良多，如真武汤与猪苓汤方证的鉴别要点，以及刘老“辨证两点论”的窍要。

若干年后想起这件事，我仍感慨颇多，好的医生必须时刻保持头脑的清醒和思路的顺畅，不能被患者的表象病情所蒙蔽。问诊时要注意对患者问诊技巧的拿捏与掌握，一叶障目、以偏概全都不可取。正确运用提示，摒弃暗示，治疗效果自然事半功倍！

/ 对症下药才有效 /

有一位崔姓女士，年龄 39 岁，在一家公司从事文职工作。来求诊的主诉是：入睡情况尚可，但多在眠后两小时左右醒来而不易再睡。勉强入睡也是乱梦纷纭，有犹白昼活动一样清晰。醒后还能准确复述梦里故事情节。第二天晨起后，头脑昏昏沉沉，好像工作一天了那样疲惫，常常在工作中出现失误现象。为此她深感焦虑，总是担心同事和领导对自己有负面看法。

来找我看病时，从其神情上看，她的情绪甚显紧张不安，一个症状总是从多个角度重复地讲，好像是在担心我没听清楚，对病情掌握不够全面，而导致漏诊。观至此，我对这位患者的心理状态已有了大致了解。于是我言辞恳切地对她说："你说的症状我都听清楚了，结合你的舌苔和脉象，我还诊断出你除了睡眠不好，可能还有喜吃甜、吃零食的习惯，因此会经常出现吃饭时不饿、离开饭桌后一段时间又饿的现象，再吃一些方便食品。比如说方便面，可能就是你最爱吃的。你的饮食习惯不规律，造成胃肠功能减弱，所以你可能经常会出现胃痛、胃肠不舒服的现象……"

这时患者的面部神情似乎有些惊讶，边听边不住地点头认可。听了我的提示后，患者诉说了这样一段话："薛院长，今天找到您看病，让我有一种放心的感觉。我的性格比较优柔寡断，以往我每次看病都是在家里酝酿半天，明明脑子里清楚极了，但一见到医生，就很紧张，自己有哪些症状就想不全了，可是回家后又想起来了，觉得好多症状又都说漏了。所以心里总是怀疑医生的药方一定不能全对我的症，甚至觉得有可能完全是反方向。经常是药也没服或未服完，又去换另外一个医生了。"

通过患者的主诉症状，和我针对性的提示，加之此后患者所补述的心理状态，再结合中医望舌、诊脉所得信息的整合分析，我对患者说："你的病情大致应是这样一个形成过程，由于平素饮食习惯的不规律，造成脾胃消化功能的紊乱。于是出现了胃肠消化问题，传导不能及时净化排空。中医对此称之为'胃失和降'。'胃不和则卧不安。'故此形成睡眠不沉实、乱梦纷纭的状态了。由于睡眠质量的下降，白天精神状态恍惚，从而又产生忧虑担心、强迫的心理。又由于精神高度焦虑影响脾胃的消化吸收，正常代谢受到干扰，该吸收的营养自然也不能满足人体的正常需求。疾病环环相扣，皆是因营养能量提取吸收得不够纯净。这一功能中医理论认为是由脾脏所主的'运化功能'来完成的。同时脾脏在情志上是'主忧思'的。忧思的情绪最容易让人纠结而影响脾脏的生理功能。"

患者听了我如上对病情的分析，非常认可。于是据其脉证，我给予自拟柴桂安神汤治疗，又加之双方每次就诊的挚诚沟通，患者很快恢复了平静的生活状态。

所以，医生要引导和提示患者尽可能描述出自己全部病症不适，才能做到对症下药。这就用上了老百姓常说的一句话："病看对簧了，效果就奇了。"正确运用提示，摒弃暗示，治疗效果自然就事半功倍了。

脉诊

古代中医有四诊，即望、闻、问、切。其中切诊（脉诊）是中医诊病辨证的重要手段之一，对于辨识疾病的诱发因素、病机的变化以及分析、识别病属阴阳、气血、表里、寒热、虚实，都有重要的临床指导意义。脉诊对辨别病因、病机、病位、病性、病况的现实意义，如能与望、问、闻、查诸诊法的综合对照印证，则更显其临床诊病价值。其中的查诊，即为现代医学的理化检查。在临床诊病中，偶尔会遇到个别患者只信医生脉诊，而不配合问诊时的信息采集，看病是为治愈自己，患者却似乎以脉诊考评中医的诊断水平，实为本末倒置，无知自误。

当然，也不乏一些中医大夫自恃高明，只重脉诊断病而忽略其他四诊之根据，仿佛只有诊脉才可彰显中医之底蕴玄妙，实乃哗众取宠，欺世误人。

为什么不要将切脉神秘化？这要从医患双方的意识说起。有的患者过于迷信脉诊，片面地认为中医通过诊脉就可知道所有健康和疾病信息；有些患者找中医看病，不愿主动述说求诊病之根由、自觉症状，这是对自身的不负责任。

其实不仅脉诊，包括中西医所有检查方法都有一定的自限性和假性指征。例如，化验数据的假阳性，各种影像检查、病理检查，均有专业医技人员、医生判断与疾病实质相差甚远的实案，这是每一个医务工作者都不希望看到的误差，但也是医务科学不可回避的现实。

更进一步说，世界上任何一门科学都有永无穷尽的未知课题，医学也不例外，因为自然、宇宙始终处于动态平衡的变化演进中。著名西医学泰斗张孝骞先生曾就医学诊断方法的学习指出："临床医师以有限的知识面临无限复杂的医疗任务，几乎每一个具体病例都是新的课题，可以说没有两个患者的病情是完全相同的。每个人的年龄、性别不同，生活条件、生活环境不同，虽然得病的本质上是一样的，但其表现总是有不同的，总有各自的特点，这是客观事物个别与一般关系的反映。因此，在具体诊断治疗上，我们就不能用公式化的办法去对待，必须从具体的、特殊的情况出发。"

所以，医生对脉诊的学习和应用，应本着客观求是的精神，既要熟练钻研、掌握、应用，更要学会与其他四诊互相参合的本领并内化成习惯，这才是显示脉诊方法在诊断学上价值的正路。

—— 先要搞懂"正常脉" ——

与其他诊法一样，要想通过脉诊对疾病形成准确判断，必须有一个前提，就是了解正常"脉"是什么样的。只有知道了正常的，才可能知道什么是不正常的。

正常脉是怎样的标准和规范呢？我个人体验，两手寸、关、尺谓之三部，每部都应经过浮、中、沉取，谓之九候。若经三部九候之诊，都是浮沉适中，搏力均匀和缓，跳动次数每分钟 60~90 次，即是标准的正常脉。但在临床中，真正能达到这样标准正常脉的人却并不多。

每个人都因自己的先天基因（中医称之为禀赋）、生活地域和四季气候的变化的不同，而各有其特异性的差别。有了如此错综的原因，是否正常之脉又无迹可寻了？我个人认为，若在三部九候中都如前所述，那当然是最标准的正常脉。

我曾留心为 85 岁至 95 岁老人诊脉观察百余例，发现在无病状态下，虽不一定脉在浮、中、沉取都是平衡一致的，但至少在其中某一候取都是平的。例如，有人六脉俱浮，有人六脉皆为沉细，但有一个前提——六脉皆是匀平，从容缓和。

还有一种现象，青中年时六脉浮、中、沉都是平的，随着年龄的增长，逐渐浮中取渐弱，沉取虽渐沉细，但依然是平的。临床表现只是对应性地逐渐自然衰老，但没有哪一器官或功能过亢、过衰、不平衡的症状和现象，再经现代医学全面体检亦未见有异常者，即可视为拥有正常脉。

在临床中，只要六脉浮、中沉取有一候是相对平的，就证明患者的健康基础较好，只要给以正确的诊疗手段，效果通常令人满意。当然，为求得准确，与望、闻、问、查合参还是必要的，甚至是必需的。

—— 破僵局，脉诊也可打头阵 ——

2003 年 5 月的一个星期天上午，因正值“非典”，我的门诊患者不多。时间宽裕，难得与每一位患者诊疗时会交流多一些。当我看到第五位患者时，双方均陷入极度尴尬的局面，久久没能进入医患互动环节。

患者是一位 38 岁女性，来陪诊的是其先生。我看病有一习惯，就是在搭脉的同时，一边观望患者的气色、神态，一边询问：“您怎么不舒服了？”一般情况下，患者都会很配合地诉说来诊目的。但当我自认为是亲切自然的询问过后，患者却面无表情，只是两眼与我对视，一言不发。

站在一旁的先生想要说什么，却被太太一句顶回：“问你了吗？”空气凝滞，先生万分无奈。我从患者的眼神里已经感觉到了，今天来求诊的可能是情志疾病。我宁神静气为其观舌、诊脉，望见舌质青紫而暗，舌体胖大，有齿痕，苔白微腻，舌尖部不停地颤抖。青色与肝对应，紫色乃血瘀之象。中医理论认为，气为血帅，血为气母。人气滞则血瘀，肝脏主人的情绪，由于人情绪郁结，会造成肝血瘀阻，颜色暗亦是血液循环不畅之象。脾主忧思，当大脑皮层处于高度紧张状态时，实则在增加脾脏的压力。脾主全身上下营养的输送和能量的供应，脾虚造成舌体的胖大，齿痕更说明脾阳不足，脾脏运化水湿的功能减弱。

中医认为，舌乃心之苗，心主思维意识，人在高强度工作下过分地思考，需要耗费大量的心力，心血不足的外在气象即通过舌尖体现出来，舌尖的颤抖正说明了患者的心绪不宁。望至此，我一下子进入了“诊疗状态”，下意识将精神集中到对患者脉搏的感觉上，以求证我望舌得到肝郁不舒、脾阳不伸的启示。其两手寸、尺脉皆沉，两关沉细如丝，略小于寸、尺，正合于沉主六郁之象。

指下的脉搏感觉印证了舌诊所见，经过短暂的思维整合，我顿时有了一种自信的语言灵动，于是用平和的语气对她说了这样一段话：“我从舌脉上得知，你是一位非常优秀的女性，也很理解你现在的一些困扰和痛苦，之所以你不愿意对我讲出有何痛苦，是因为不相信医生能解决你心中的苦闷，可能以前在求诊此病过程中，医生和家人都认为你精神上有毛病，因为你总是白天犯困，晚上不能入睡，精神不能集中，所以给你吃过些镇静安神的药，致使你现在记忆力明显下降，从而失去了以往的自信心。可能你还会出现强迫思维，对生活中本已做过的事，经常忘记做了还是没做……”我的嘴里说着，两眼看着患者的表情，她一边点头，两眼竟已有些湿润欲泪。我知道，她已认可了我脉诊上的推断症状和心理状态。

我用提示的口气问道：“人多的时候，你会不会从心里感觉乱；人少了，又觉得委屈？”患者听了我的问话，一边有些抽泣，一边回答我说：“是这样的，您是最了解我内心感受的人。能给我一张纸吗？现在我有些话说不出来，耽误您一点时间，写给您看可以吗？”看到患者那种挚诚求助的神情，我迅速从抽屉里取出纸笔，递给了她……当我看到患者清秀的字体所描述的病情经过时，诊断思路愈加清晰了。

病情经过是这样的：患者从事金融投资工作，大约在一年前，因工作压力过大，每天均需加班到很晚，不能按时回家休息，精力、体力渐感疲困。除了不得已的工作外，对任何事都没有兴趣，回到家里，一句话都不想说。当家人问起为何不说话时，心里觉着有些话没有必要说，因为说了也是让家人担心。还有很多，诸如不能说的、不想说的、有些事看看再说吧……总之，就是不愿意与别人交流。尤其有一件事，是让她无法开口的，就是对夫妻生活的厌倦。因每次性生活过后，患者就跟大病一场似的，第二天工作就更进入不了状态。再有一事，就是没有食欲，每天靠一些辛辣食品刺激一点食欲，吃些水果和甜品。丈夫每天用心为其烹制各种她平时爱吃的东西，而她或者是回家很晚，不能按时吃，或者回家只想睡觉，不能与家人共享美食。时间久了，难免和家人有些误会和摩擦，双方都愈加不愉快。经西医神经内科检查，诊为抑郁症。

了解了患者的痛苦，于是我根据中医“四时百病，胃气为本”和“虚劳里急，诸不足，黄芪建中汤主之”的原则，为患者开了一张处方，嘱服七剂。我安慰她说：“你吃了这药，能吃好、睡好，还会让你莫名其妙地高兴！”夫妻俩双双道谢，高高兴兴离开了诊室。

两周后患者复诊，进门第一句话就是：“薛大夫，吃完您这药，真像您说的那样，吃得香，睡得好，真是有说不出的高兴，因为效果好，我就照方多吃一周的药。”病诊断准确了，其疗效自然是正向的。前方加减治疗月余，患者一家又恢复了往日的欢乐和宁静。

中医在日常诊病中，总要经过某一种途径，切入患者的求诊主题。在理论上，是望、闻、问、切的排列顺序，但在临床应用上，却不一定要如此机械地按步骤进行。一切皆以医患之间自然产生默契碰撞的灵机为始，不论是哪一方法在前，诊法施用顺序与治疗效果的优劣没有必然的因果关系。所以，脉诊不是玄妙的炫技，它是一个平实的诊断技巧，一枚打开患者心锁的钥匙，手下之功，更需时日培养，绝非只在朝夕。

—— 以不变应万变 ——

/ 两大原因让我爱上《伤寒杂病论》/

在临床中，辨证论治是中医的重要特点之一。然而辨证方法丰富多彩，六经辨证、八纲辨证、三焦辨证、卫气营血辨证等，均为广大医家所熟知。从现实来看，只要学用得法，确有见病知源之妙，此亦为历代中医所共识。

这样的启发，很大一部分源自我对医学典籍的热爱，百读不厌的当数张仲景的《伤寒杂病论》。这份“挚爱”，原因有二：

一是自东汉朝以来，历代中医名家皆推仲景为医学之圣，百代尊崇，几乎众口一词。有如书家以临习王羲之为必然。在古今医籍中，对中医传承史有名录者，皆有褒贬，唯对仲景先师方证之学，极少非议，这是个扎实的学术基础。

二是《伤寒杂病论》原书序中“虽未能尽愈诸病，庶可以见病知源，若能寻余所集，思过半矣”一句对我有着莫大的吸引力，我因此生发了意欲终生探索的浓厚兴趣。我对此段文字的理解是，《伤寒杂病论》虽然不是医学百科全书，但只要掌握书中的方法论，对医生来说不论是治过的病，还是未见过的病，都能做到见病知源，找到适当的治疗方法。

这就是《伤寒杂病论》让我爱不释手的原因，给我重要的现实启迪。这个启迪，让我学医时印象深刻，行医时获益终生。

/ 变化的是个体，不变的是规律 /

社会上广泛流传一种说法，同样一个患者请不同的中医诊治，会开出不同的药方来，并对此持有褒贬不一的说法。褒奖者言这是中医特色，治病注重个性化治疗；贬斥者说这说明中医治病缺少科学标准，有些漫无边际。对于后者之说，我在初入医门时也有过类似的困惑。后来我发现，自己思考后提出问题，用自己的方法寻找联系，当自己总结出的答案得到了验证，这大概是逻辑最完整、记忆最深刻、动力最充足的学习过程了。

1986 年 8 月 17 日，我在老师祝谌予先生的支持下创办杏园金方国医医院（原名顺义国医院），由祝师亲自聘请在京的国家级名老中医十几人，到我这所地处农村的小医院教授徒弟、应诊百姓。我有幸亲临各位老师诊病风采，饫闻名论。这对于一个热爱中医的年轻人来说，自然是千载难逢的机缘。

我也很快发现一个现象：针对同一个患者，不同的医生会开出不同的处方来，但疗效都很好，这激发了我探求究竟的动力。我按病、按证、按方、按药等诸多方法进行类比、对照、分析，经过近三年的时间反复求同探异，终有一天豁然开朗，老师们的方子虽各有特色，不同中仍有一大同的方法，就是总有一些自己喜用、常用、得心应手的经方、时方、验方，且每一方皆有相对应的脉、证规律性。

在临床中，他们首先常以所见的某些特异性脉证作为依据，来选择与之对应的最佳主方，然后再随不同人、不同病、不同症状，或同人同病的不同阶段，进行加减，如此反复。这样既抓住了患者之病的共性，又关注了患病之人的个性。这种方法就是张仲景在《伤寒杂病论》里提出的方证相应论。

如此，我开始坚信掌握中医的治病要领是有规律和步骤可循的，辨证施治是个真实可靠的大概念，个体差异拥有包罗万象的小细节，将二者之间的关系处理巧妙，就是中医科学的精髓。

以《伤寒杂病论》为例，凡见到头痛病，不论是外感引起的头痛，还是三叉神经引起的头痛，只要头痛的同时还有汗出、恶风、脉浮的脉证存在，就可以用桂枝汤治疗。临床中的很多疾病都可见汗出、恶风这组症状。比如素患支气管哮喘的患者，外感风寒后出现了发热、汗出、恶风的情形，同时哮喘病又发作加重了，那就在桂枝汤原方的基础加上治疗咳喘的厚朴、杏仁两味药；比如一个痛经的女孩子在月经腹痛时还有痛得出汗但又怕风的症状，就可以用桂枝汤的同时加重白芍的用量，即可治愈痛经、出汗、恶风；再如，一个患慢性荨麻疹的患者，身上起大片荨麻疹，同时出汗、怕风、脉浮，也可以用桂枝汤治疗，如果痒得厉害，还可以再加上止痒的白鲜皮、白蒺藜……依此类推，规律严谨，每一张方子均有对应的证和脉。这样一来，看病也像掌握了九九乘法表或是元素周期表，有主线、有主次，有罗列、有逻辑，无论是死板的算术还是鲜活的个体，联系总是具有普遍性的。

还有一种情况，同样一种病，因脉的不同，可据脉判断出疾病的真实病因来。例如患者来求诊是治高血压病，患者的两手脉是沉细弦，相对比较，右脉大于左脉，临床凡遇见这种脉象，据脉问诊，这样的高血压病患者，头晕、头痛常是坐立走时症状加重，躺卧后则症状减轻，同时还可能会伴有气短、心慌、乏力、大便解不尽的感觉，睡醒觉头脑不清爽等一系列中气不足、清窍失养的病况。既然病状与补中益气汤方证相对应，因此即可采用此方，随症加减。虽是高血压，但因病属虚性，仍可用补法治疗，其效益佳。

另一种情况下的高血压病，凭患者的脉是两手寸关脉弦硬有力，两尺脉相对沉细少力，据脉问诊，多伴有头痛、头晕、急躁易怒、失眠、两目干涩、视物模糊、耳鸣、听力下降，这种脉的高血压常是收缩压高、低压不高或高得不多，但压差较大的特点，属中医肾虚血瘀型高血压病。治疗可用杞菊逐瘀汤（即血腑逐瘀汤加枸杞子、菊花）加减治疗，属虚中夹实性高血压，所以用寓补肾于理气化瘀之中法则。

再换一种高血压病，凭患者的脉见弦劲有力，而上至鱼际，患者自觉常见的症状为面红或紫暗，易于躁怒，大便秘结或不快，尿黄而不甚畅利，头痛胀，尤以两太阳穴或颈项憋胀疼痛，舌红苔黄，或见舌下静脉瘀紫，常见证属中医肝阳上亢型高血压病。治疗可用苦丁茶、夏枯草、黄芩、菊花、槐花、钩藤、茺蔚子、桑寄生、怀牛膝、石决明等；若大便秘结较甚者，可加草决明、川芎；头痛较重者，可加羚羊粉、白蒺藜等加减治疗。因病属实性高血压，所以用清泻实火、平肝潜阳之法，自当获效。凡此种种，同一种病，因个体差异，诱发病因和临床证候亦多有不同，但据其脉之变化规律，寻求相应的方药适应证，脉证与方证对应，其效立显。

曾有患者跟我探讨脉诊的神奇，在他看来，脉搏的快慢、强弱、深浅竟然能反映如此庞大的信息，简直不可思议。的确，中医依靠手指的感觉去触及患者五脏六腑的信息点，这条患者看不见的通路在我们的脑海中勾勒出来，配以适当的方证，与脉相对。然而脉搏的形象、动态不是患者信息点的全部体现，望、闻、问、切四诊所得才能勾勒出医生心中患者独一无二的信息靶点图，这张图越密集，交叉点越多，呈现的效果才越接近真实。于是，在主方里加入属于患者的“个性化的元素”，方证加减由此而生，不同配方也由此显现。

关于临床中的脉诊与方证，我始终这样理解：变化的是个体，不变的是规律；不变的是变化的个体，变化的是应用不变的规律。

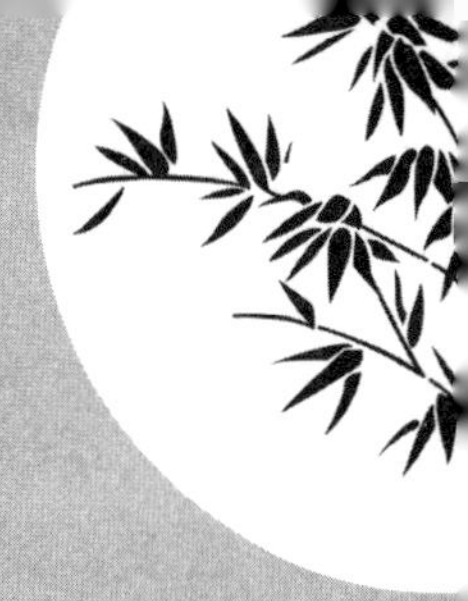

第五章　中医治病有准则

辨证施治是真髓

关于中医诊疗疾病之真髓，古今医家几乎是众口一词，那就是“辨证施治”四字，然对此法之理解以及临床的运用亦可谓是见仁见智，丰富多彩。随着时代的进步，医学的发展，疾病谱的演进，“辨证施治”这一方法论的科学生命力得以不断彰显。

——薛钜夫

究竟什么是辨证施治：判断问题+解决问题

辨证施治，是学习中医必须深谙其义的基础之学，这一点已是不争的事实，为历代医家所认可。但辨证施治这一大家公认的法则，古今医家对其认知和应用却是异彩纷呈、见仁见智的。其解释语言也是丰富多彩、抽象多于具象，让不了解中医的人和初学中医者眼花缭乱，充满困惑。可只要得其要领，就可以尽可能接近和清楚地了解到患者疾病的本质，病证辨识明确了，解除疾病的治疗方法自然也就容易做到准确了。也就是说，中医的辨证施治实际就是判断问题和解决问题方法的关系。我在跟随多位老师临证侍诊过程中，其中有一最大的收获，就是加深了对中医辨证施治的理解和体会。

大凡每一位有丰富临床经验的中医，经过几十年读书与实践积累的沉淀，都会形成自己相对擅长的病证诊治规律性见解和方法，让他们自感得心应手，药到病除，因而获得病家的赞誉和同行们的称道。

我跟随的每一位老师都有几十年的经验，其诊治各有特点。我的感受是，当你跟某一位老师时间久了，自然也会形成与老师相迎合的思维方法。再和另外一位老师学习时，就需要一个再理解和领会的过程。尤其是遇到一些极为相近的疾病和症状的时候，跟随 A 老师时常用某一种方法，效果非常好，到了 B 老师那里，采用的却是完全不同的方法，初学者此时就会产生疑惑。等到复诊的时候，患者的疗效又是出奇的好，更让人一时不知到底奥义在哪里。但积累稍久，你就会逐渐发现，他们之间的不同却有相同规律，亦有不同变化，即所谓不同中寓同，同中有不同。

—— 从高血压的治疗看辨证施治 ——

同一种疾病，不同的医生常常会因辨证的角度不同，所采用方药自然有所区别，然而又都可以收到令人满意的疗效。

例如，患者求诊目的是治疗高血压病，头晕、头痛、耳鸣、失眠等症为其求诊主诉共性。然而在辨证过程中，不同老师从不同角度调查患者不同病之诱因和身体特质，然后所采用的方药亦是见仁见智，丰富多彩。侍者身在其中，时有目不暇接、莫名其妙之困，又时有异常兴奋、陶醉不已之快意。“困”是因为患者的临床表现极为相近，医生诊断亦很近同，但所用方药却迥然有别；“快意”则是患者复诊时疗效却又都是那样出乎意料的美妙。

/ 董德懋老师这样治疗高血压 /

记得 1987 年 11 月 18 日，那天是董德懋老师应诊的日子。由于天气较冷，当时门诊部还靠蜂窝煤炉火取暖，所以我把炉火提前整理好，为老师备下暖手用的热水袋。此时距开诊时间还有 40 分钟。正当我为老师烫洗茶杯的时候，一位青年女性患者匆匆进了诊室，手里拿着刚挂完号的号条，边递给我边说：“薛大夫，我和您商量一下，我挂的是 15 号，但我只请了两个小时的假，看完病还要骑车 1 小时赶回去，您看能不能安排我提前看，谢谢您了！”

患者语速很快，尽管当时天气很冷，但她面部还是有些微汗，看上去很着急的样子，让人觉得她是一个急脾气。但是患者挂号都是起早来的，所以我建议她和排在前面号的患者商量换一下号。我和挂到前边号的几位患者说明此事后，挂 3 号的老爷子主动和她换了号。她十分感动，连忙道谢。能看得出，她的态度是很诚恳的，但也看得出，她很焦躁。

这位患者 33 岁，患高血压病 3 年，主要症状是头痛、头晕。具体表现是经常头痛发作，甚时会出现呕吐痰涎样的分泌物，近一个月来因家中母亲患病日渐危重，所以头痛症状加重，尤以右侧为甚，痛苦难耐时甚至以疼痛部位与墙撞击，以图缓解，夜间噩梦、怪梦纷纷，常有心情烦躁、胸胁胀满、口苦、大便干燥，测量血压为 150/110 毫米汞柱，望其舌苔偏黄腻、舌质偏红，脉弦滑数。

在就诊过程中，董老谦蔼平和的神情、和缓耐心的言语，使患者在不知不觉中平静下来，对眼前这位心中久慕的名医长者，流露出极为信任的神情，倾心诉其内心的苦楚，却是虽淌着眼泪还面带笑容。当我把处方交给患者时，她说了这样一句发自内心的话："董老，我信您，还没吃您开的药，看见您和听了您的话，我现在好像头痛轻了许多，心里也舒服多了，谢谢您！"患者连连鞠躬，退着脚步离开了诊室。

一周后，这位患者很早就来到门诊部，挂了董老的第一号。从患者的神态上看，有了明显的变化。也是从这个患者的身上，我得到了一个启示，一个人的性格情绪常常是建立在脏腑功能的基础之上。换句话说，人的脏腑功能是平衡的，人的外在性情也会与之相应。反之，当人的某一脏腑或功能发生病态的时候，人的情绪和性格也会随之有所偏激或不足的现象。例如，脾胃功能低下的人，就容易出现焦虑的状态；皮肤易发生过敏的人，常常是因悲观情绪影响肺脏造成的，而悲观情绪的产生又可导致肝郁血虚形成，这类人往往多有对事物过于敏感和忧虑的习惯，等等。

当时患者坐下诊脉时第一句话就说："董老，太感谢您了，我吃了您给我开的药特别舒服，不仅头痛好了，心情也不那么急躁了。"董老慢悠悠地说道："是啊！你的脉也平和下来了，舌上的浊腻苔也干净了，这就说明你原来被痰热阻塞的经络气血畅通了。"这时，站在一旁的患者丈夫也搭了腔："董老，谢谢您解放了我，我爱人在吃您开的药之前，她的脾气我简直受不了了。不管我怎么顺着她，她都不满意。她是高血压引起的头痛，我也被她折腾得头痛了。现在好了，又和从前我刚认识她那个时候的状态一样了，我们全家都很感谢您。”看得出来，夫妻俩的态度是至诚至切的。

我将这位患者治疗的经过详细地记录了下来，在一个患者不多的雨天，我掏出随诊日记本，请董老给我讲释了他诊察时的原始思路过程。

董老说：“从这个患者症状上看，头痛头晕，头痛甚时则呕吐痰样分泌物，显然是痰热胶结诱发所致，加之患者舌苔白黄腻，脉弦滑数，亦符合痰浊中阻、清阳不能上养头目所致；这个患者首先是由于脾胃平素虚弱，水谷精微不能尽化为气血，聚湿生痰，所以中医说‘脾为生痰之源’，这是其体质因素，再加上近一个月来，因家中琐事诱发情绪波动，造成肝风充夹痰浊之气，上扰头目，而成头痛头晕主证。所以治用竹茹、半夏、茯苓、陈皮，令脾胃功能和顺，清阳得升，浊痰得降，湿不聚凝，痰气不升，其人自安。此为辨证因而用方。又以半夏、夏枯草、天麻、桑叶、菊花、石决明疏肝解郁，清热降压，令血畅络通而治头痛头晕，此即辨证机选药。李东垣曾明确指出：‘足太阴痰厥头痛，非半夏不能疗，眼黑头眩，风虚内作，非天麻不能除。余临床屡试屡验，诚不巫也。’”董老言语不多，但将其病因脉证治法说得清楚透彻，既可得发人深省之意会，又有言简意赅之真传。

/ 翟济生老师这样治疗高血压 /

后来，我遇到了与董老师所治的那个患者症状极其相似的一个患者，但翟济生[①]师伯的用药却和董德懋老师并不相同。

那是 1991 年 5 月 21 日，我随翟济生师伯应诊，有一个女性患者，42 岁，所患病痛与前面说的那个患者是共同病证，头痛、头晕，同时患有高血压。病已经年，

① 翟济生：山东省沂源县人，师从施今墨先生。曾创办华北国医学院察哈尔分院，任院长兼教学工作。1974 年入同仁医院工作，历任北京同仁医院主任医师、咨询委员会委员，北京市卫生局高级职称评审委员会学科评审组成员，施今墨医药学术研讨中心理事长等。

曾服中西药物不计其数，效果均不甚理想，更有巧合者，是患者也正因家务事而烦恼不已。此患者除与之前的患者有上述相同见证之外，还耳鸣如蝉，心情郁闷，月经期尚准但量少色黑，眠不能深睡，舌苔薄白，舌质淡暗，脉沉细弦。经西医诊为“高血压”“神经官能症”。经服西药血压始终波动在145/80~160/90毫米汞柱之间，但其痛苦症状不见改善。

在诊病期间，患者诉说时，总在重复讲相同一个症状，在我看来就是在啰唆一些与疾病无关的家务事。诊室外有很多候诊患者，所以我在言语上有些不耐烦。但翟师伯一直神情专注，耐心倾听，还不时点头以示理解患者内心的苦楚。在患者表述症状不能尽达心中郁闷焦虑之处，翟师伯还准确、及时点明，其言语亲切自然，使患者获得释放倾吐之快。

如患者反复诉说夜眠不安、多梦易醒这一主症时，我心里想，这个症状你已经说好几遍了，还不停重复。可翟老却说：“你的梦是不是常遇到惊险害怕的状况，比如梦见蛇马上就要缠绕自己一类的惊险害怕的梦，你突然被惊醒而吓出一身汗，或叫喊一声而醒，好像又着急，又有喊声不彻的压抑感？”听到翟老说完这句话，患者眼含热泪紧握住老先生的手说：“您说得太准确了！就是这样！”

看得出来，患者此时有一种终于找到理解自己的人的激动，并且是一位值得信任的老朋友。其情其景，也再一次使我深切意识到，作为一名好医生，不仅仅能开出对症的方子来，更重要的是要真正理解和懂得患者的感受，与患者形成高度的默契，才会得到患者的信任。要达到这一效果，是需要医生具有热心、诚心、耐心、用心，才可能获得的医患合一境界，这也是良医和一般医生的区别所在。

翟老明辨病证为“肝阳上亢，气郁血滞”。拟平肝潜阳、理气活血法，方用羚羊钩藤汤加减，生磁石（先下）15克、石决明（先下）15克、生龙牡（先下）15克、野菊花1克、白蒺藜10克、桑叶10克、川芎6克、丹参15克、葛根15克、当归10克、钩藤10克、蔓荆子6克、鸡血藤10克、荷叶10克、菖蒲6克、郁金10克，7剂。我把处方抄好后递给翟老，老先生仔细审查方药无误后，详细告知患者药物煎煮方法、服法、服量，对服药后的反应也一一嘱咐。此时再看患者，来时的焦急已不再，看得出患者很满意，再三致意，离开诊室。

晚上我温习这个病例时，有两件事引起了我的思考：一是此案与董老所诊病案在病、证两方面都极为相似。首先两者都是中青年女性，所患病都是高血压，又都是以头晕、头痛、失眠多梦为主要症状，且两者均因家事不遂为诱因。更有两位老先生均辨证为肝阳上亢是其主要病机。但处方药却同中有异，相同药物有磁石、石决明、菊花、白蒺藜、川芎、桑叶，为平潜肝阳、熄风解痉之品。然在病因却一是痰浊内阻，一是气郁血滞。于是董老在前述方药中又加入半夏、陈皮、茯苓、竹茹，采温胆汤以燥湿运脾，理气化痰，令脾运胃和，湿祛痰消，眩晕平，血压降复。

为了清楚区别出两者同中之异处，我将两个病例的证候表现并列比较，发现前者头晕甚时会有呕吐痰涎，咽有痰核不易咳出，且患者舌苔白黄腻等痰湿现象，而后者则有耳鸣如蝉、月经量少色暗、心情郁闷、善太息等症与前者形成差别，所以翟老加用了当归、川芎、丹参、葛根、郁金等疏肝养血活血之品。

一周后患者复诊，满面春风叙述了病情转好的情况，还带来两个女性朋友来看病，其效可证满意。

翟老认真地察舌按脉，询问病状。测量患者血压为135/80毫米汞柱。病、证均见改善，宗效不更方意，继以前方加茯苓15克，患者前后服药两月，诸症皆愈，月经量亦恢复正常。随访十余年，未再复发，而这个患者全家现在都已是我的患者了。

事后在整理此案时，我又请翟老详细给我讲释了诊治过程中的原始思路，不仅使我知其然，还了解了所以然。

我是这样向翟老请教的："翟伯伯，您能给我讲讲对这个患者的辨证思路过程吗？还有就是您辨证是'肝阳上亢，气郁血滞'，它们两者之间又是怎样一种关系呢？"翟老见我打开笔记本，半开玩笑地说道："薛记者又来采访了！"只要稍有空闲，我就会不失时机地向老师们请教诊病过程的精彩或不解之处，被老师们笑称是"现场采访"。

翟老似乎早已预料到了我要提这两个问题，从兜里掏出了一张事先写好字的稿纸，戴上老花镜，看了看说："我们中医看病，一定不要忘记'审证求因'，这里所说‘证’是指病机；‘因’是诱发因素。具体说到这个患者，气郁血瘀应是诱发本病的因素，而肝阳上亢就是病机了。为什么这样说呢？患者是在一年前因家中琐事，生了一场大气后，先是出现头晕不爽，耳鸣如蝉，心情郁闷，随后相继出现血压波动、月经量少色暗、易醒多梦等症的。肝性喜条达而恶抑郁，今患者怒郁不舒，气为血帅，气郁则血瘀，自然影响了肝之疏泄、藏血舍魂的功能，所以出现了上述证候。肝气郁结，阴血不足以潜涵肝阳，遂导致气逆阳升的病证。

“这个患者高血压的特点是高压波动较大，低压一般都在正常范围内。施今墨老师对此类高血压病曾提出应用‘静通法’，所以我用桑叶、菊花、钩藤、白蒺藜、蔓荆子、蝉衣清肝熄风，治风先治血，故采用当归、川芎、丹参、葛根、菖蒲、郁金等舒肝养血、活血滋柔肝之阴血，此时再用磁石、石决明、龙骨、牡蛎平复肝阳，自然获平潜收复之功。没有强压之而自安宁，同时又用远志、菖蒲、茯苓、夜交藤等交通心肾，而达安养神魂之功；尤其是荷叶、葛根两药之用，尤具巧妙。其意与前述诸清养平降之品形成对仗，即在平复血压的同时，采荷叶轻清生发，化生清阳之气，荣养脑窍。葛根载水谷精微，生津荣血，与荷叶相伍，气血津液化为营养能量，灌充心脑血脉，且现代药理研究有改善心脑循环及外周循环的作用。药取轻灵，成为全方点睛。中西医理自然汇融，效应自然。”

翟老还告诉我：“高血压一病，在临床，其病机属肝阳上亢者，不一定都是实证，重点是看引发因素。比如老年高血压病，临床常见由于下元肝肾精血日衰，不能涵养肝木，而出现肝阳上亢的证机。其症状表现特点，血压波动反反复复，且多兼有腰腿疼痛、沉重症状，或头重脚轻、如踩棉状，行走欲仆，颈项背板硬不舒等。病程转归多见心肾不足的并发症，属因虚而亢的病证。再有因虚而亢的病象也不全是老年人，即是青年人亦会见到，由于平时不惜身体，房事过频，消耗过多，造成阴精亏损、肝阳上亢的病证。凡此种种，就高血压一病，形成肝阳上亢病机的诱发因素，就有若干种可能，但无论何种因素致病，只要见到肝阳上亢的病机，就一定要用平潜肝阳之法，这是变中不变之规律，同时再参以病因辨治，如此既有规律执简驭繁，又不失因人、因时、因地之灵活。正所谓活泼而不草率。高血压如此，诸病亦可类推是法。说中医辨证施治是漫无边际，实属未能得其门径、有失责任的言论。”翟老数语，道理清楚明白，令我茅塞顿开。

受翟老教导启发，我将各位来院应诊老前辈治疗高血压的验案，进行分类总结比较。确如翟老所言，证明有二：一是肝阳上亢有若干病因，如肝阳上亢、痰浊内阻；肝阳上亢，气滞血瘀；肝阳上亢，虚风内扰；肝阳上亢，肾阴亏损；肝阳上亢，脾湿不运；肝阳上亢，痰瘀交结；肝阳上亢，心肾不交；等等，17 位老中医的病案有 31 种之多。二是不论千变万化，只要具备肝阳上亢证，所用方药以天麻钩藤饮，羚羊钩藤汤、镇肝熄风汤等方最为常用，然其加减，会有因人、因时、因地丰富多彩之变化，这又让人体会出中医在治病时，治人的病与治有病的人完美结合的思想与方法。

—— 辨证施治既有共性规律，又能无限接近患者疾病特质 ——

中医辨证施治的理论体系，奠基于《黄帝内经》，系统创立于仲景先师，发扬完善于历代先贤百家，逐渐形成中医特有的理论体系的核心内容，并随着时代进步和医学的不断发展，越来越显示出这一独特的科学方法无限的生命力，不断焕发出新的光彩。我相信这一充满哲学思辨的科学方法论，仍将在中西医学汇流进步发展中起着不可替代的作用。

关于辨证施治这一方法论独特的科学性，医学泰斗张孝骞曾给予过客观、公正、精辟的评价：“在采集资料的问题上，我们必须警惕机械唯物主义的倾向，我们不能只看各种检查、化验资料，不看患者，不亲自接触患者。目前国外临床医学界似乎有一种倾向，认为可以完全依靠检查化验资料进行诊断，无须接触患者，我觉得是不妥当的。这个问题对中医更为重要。因为中医的医学思想，历来讲究整体，讲究治病要因人、因地、因时制宜；中医的辨证论治、同病异治、异病同治，都是符合客观事物辩证法的。病情是不断变化的，今天这样，明天可能就变了，这就要求我们临床医生的思想和工作，必须跟上这种变化，绝不能停在一种看法上、一种判断上。”

我在跟随各位老师侍诊过程中，祝谌予老师的“中西医结合，切记辨证施治”这一治学思想，对我的影响是至为深切的。我也根据祝师的方法，细心体会各位老师在诊病辨证过程中的心得窍要，让我眼界大开，心领神悟。辨证施治是既有共性规律可循，又不失无限接近每一患者病情真相的科学方法论。随着社会进步，医学的发展，疾病谱①的演进变化，越来越显示出祖国医学这一独特的理论方法，是可持续的发展进步，并正焕发出奇光异彩。

社会上有一些对中医不甚了解的人，批评中医的辨证施治是漫无边际，完全是医生在临床中的随意而为，毫无科学规律可循。持此论点者，实属窥管之见。真相与此大相径庭。

—— 李介鸣老师医案两则 ——

我在随李介鸣②师伯侍诊时，曾碰到这样两则病例：

病例一：孙女士，60岁，曾因左胸出现压痛，胸闷、气短已三年，经西医全面检查，确诊为“冠心病”。每次发作，均服“硝酸甘油”缓解症状。每逢天气寒冷，或劳动、生气时加重，并伴有心悸，左肩胛及左臂皆感酸痛，纳食一般，面色发晦，口唇发紫，双手欠温。有少许汗，大便尚调，睡眠常因胸闷憋醒，心悸不安，舌苔薄白，质偏黯淡，脉弦细。血压140/80毫米汞柱。

李老根据脉证参合，诊为“胸阳不振，心脉痹阻”。拟宣痹通络法，方用栝蒌薤白白酒汤和丹参饮加减主之。

---

① 疾病谱是由固定的谱阶组成的疾病过程。包括非患者，检查时只具遗传上固有的属性或差异；非患者，但对危险因子处于敏感状态的人，检查时有生物化学指标的改变；发病前兆者，检查中可有物理和生化改变；前期症状者，或前临床患者；临床患者，如得不到控制，可发展到下一个谱阶；死亡，各谱阶间界线互相交错，并非截然分开。

② 李介鸣：（1916－1992），20世纪30年代拜施今墨先生为师，从事中医临床、教学、科研工作57载。曾任阜外心血管病医院中医科主任，中华全国中医学会第一届理事会理事，北京市政协第六、第七届常委等。

具体方录为：全栝蒌24克、薤白12克、丹参15克、檀香12克、全蝎6克、川芎10克、当归15克、赤芍15克、川楝子12克、元胡10克、佛手12克，7剂水煎服。

患者持方走后，我有些担心，因为家属在李老诊病过程中，曾说了这样几句话："连续三年只要一到天冷时，都会去县医院住院抢救治疗。今年发作较前两年症状加重很多。每年出院后就和常人一样，没有什么明显不适。今年出院后两三天，症状就又和住院前一样，并且还有逐渐加重的倾向。尤其近十多天来，患者面、唇、手紫暗明显。"所以在患者离开诊室后，我对李老说："李伯伯，刚才患者家属反映的症状，会不会是患者的情况出院后又加重了呢？近期有没有可能突发心梗呢？我们是不是应该嘱咐她，还要去医院住院治疗呢？"李老听我发出一连串疑问后，耐心给我做了如下解释："从目前患者表现的症状反应上看，大多都是因焦虑引发的一些自觉症状。比如，她的心慌、心跳常在情绪激动时症状明显加重，轻度活动可见不相称的心率加快。每次心区痛的部位常不固定，且每次发作几秒钟或一两分钟即缓解，并且是隐痛，还有在体力活动时，并无疼痛，多在休息下来时，才觉疼痛。她还说，只要屋子里人多一点，就感到空气不足，呼吸不畅，并且告诉我们每次夜间发作时，都需要坐起来，或者起床打开窗户深吸两口气，就会很舒服。她坐在这看病的一会儿工夫，频繁叹息样呼吸，我凭她的脉弦细，并看到手心微汗，手微抖颤，这些显然都是患者有焦虑、恐惧，甚或是强迫的心理表现。再有从她心电图上看，只是有一点窦性心动过速和非特异性的ST段J点压低，且时而消失，时而显现。综合患者的症状、体征，我认为她目前是以'心脏神经症'的表现为多，而器质性冠心病加重的迹象不充分。估计吃了咱们的药以后，就会舒适很多。"

通过李老的讲释，我对这位患者好像一下成竹在胸，心里产生了一种直觉，下次她来复诊，应该是笑容满面走进诊室的。可能是因为心里一直期盼着看看这位患者的治疗效果，所以到了复诊那天早上，我早早来到诊室，当我在候诊病例中发现孙女士的名字时，心里异常兴奋。当患者走进诊室时，和初诊时的神态表情简直是判若两人。

患者脸色红润，一进来就面带笑容对李老说："李老，您把压在我胸口这块大石头给搬走了，我现在出气可舒服了，其他所有的症状都减轻多了，只是嗓子略微有点气顶着的感觉。"李老一边听患者诉说，一边望舌按脉，然后给患者查了一个心电图，结果是特异性 ST 段 J 点压低恢复正常。李老微笑着说："从舌脉和心电图上看，你的病状好了很多。吃了我今天开的药后，你的嗓子气顶着的感觉也会有明显的改善。如果吃药有效了，你可以再连吃两周，三周后来复诊。"这位患者先后调治两个月，其症消失。后经追访五年，未再出现每逢冬日去住院抢救治疗的状况。

病例二：有一位姓申的先生，当时 51 岁，于 1986 年 10 月 26 日来向李介鸣师伯求诊，患者主诉症状：平素经常心区隐隐沉痛，胸中憋闷，气不够用。若遇劳累或情绪波动，疼痛则会加剧，痛甚时即出现心痛牵引左腋至左手臂。血压 130/90 毫米汞柱，每当出现疼痛、胸闷憋气剧烈时去县医院做心功能检查，均诊为"心绞痛"。患者求诊时，除上述症状外，还表述近月余来心区憋胀隐痛，一天内发作数次，发作时间多在饭后为显。舌淡红，苔薄白，舌下静脉瘀甚，脉弦细。按中医辨证为胸阳不振，心脉痹阻。

所用处方药为：栝蒌 24 克、薤白 12 克、丹参 15 克、檀香 10 克、元胡 10 克、川楝子 12 克、佛手 12 克、郁金 12 克、当归 15 克、赤芍 15 克、川芎 10 克、香附 12 克、三七粉 3 克（分冲）等药。

看了李老辨证和处方后，我不禁想起了前述孙女士的病案。两案诊断、所用方药近同，然而初看两个患者病程和所述发病经过，还有西医所诊病名均不甚相同，这又怎么体现中医一人一方的特点呢？但因那天患者较多，不便向李老请教，于是我在当天晚上，详细记录下当时的困惑，以备在方便时请李老给予讲释。

一周后患者复诊，告诉李老心区憋痛明显减少和减轻。根据脉证变化，李老在前方基础上加入全蝎 6 克，继续服三周后，患者来诊时，诉胸痛只是偶见，未见其余不适，然李老看舌下静脉仍瘀暗未减，效不更方意，在前方基础上又加活血通痹之生蒲黄 12 克（布包）、五灵脂 9 克继以服用。患者服药后，症情平稳。改配中成药，以资巩固，经随访，效果巩固，未见有不良反应。

我记得那一年春节前下了一场大雪，所以在李老应诊的那天，患者不太多，当李老看完最后一个患者时，距吃午饭还有一个多小时，我向李老提起了前述的困惑，李老是这样说的："两案从表面上看，好像是你说的那样，患者的性别、患病的时间和西医的诊断，均有所不同。但如果你将两个病例仔细对照，它们之间是有极为相近的共性特征的。首先，他俩的共性证候，胸闷憋气有如物压，总觉气不够用，胸痛向左肩臂放射，再有舌质淡红，舌下静脉瘀甚；另一位患者虽无舌下静脉瘀紫，但是舌质黯淡，所以都是心脉（舌为心之苗）痹阻特征，且两人舌苔都是薄白，脉弦细。上述现象均属胸阳不振、心脉痹阻证候，都属栝蒌薤白白酒汤合丹参饮的适应方证。所不同者是两位患者病程的心脉瘀阻程度上的差异。申先生是以胸痛证为显，心脉瘀阻现象要突出一些，所以我在方中加强化瘀通络的鸡血藤、全蝎、失笑散、三七粉等药；孙女士除与申先生主证相同外，多了一些咽喉不利、似有气阻感的神经症状，所以我在基本方中选加了牛蒡子以清利咽喉，配半夏辛开苦降以除咽部气阻痰结之症；加用黄连、琥珀以清热安神治疗心悸，且黄连配半夏与主方之栝蒌是小陷胸汤法，可解除脉络凝结心下痛之苦闷，这也是我常用的'宣痹通络法'。凡在临床遇到胸闷憋气为主症时，脉证符合'胸阳不振，痰浊瘀滞'而痹阻脉络者，我均喜用栝蒌薤白白酒汤加入活血药治疗；若胸闷有烦感的心绞痛、灼热痛者，我则常采小陷胸汤意加以调治，其效甚为满意。调达气血是治疗冠心病的通则，两位患者虽所患病状略异，但其得病机制均为'胸阳不振，心脉痹阻'，所以施治主方自然相同，但因同中有异，所以化瘀通络之药略有出入，以求对应。"

从李老的释言中，我再次体会到中医的辨证施治法则，是既有科学规律可循，又不失无限接近每一位患者疾病特质的方法学。通过中西医参同互证，可以减少中医诊断治疗上的盲区，从而更好地发现疾病本似无疑处之疑。在临床中，中西医诊断中的契合点越多，其临床疗效越高。这一点是毋庸置疑的。那些持漫无边际、随意而为论者，可谓浅视中医也。

西医辨病与中医辨证：辨病辨证相结合是中医之长

关于辨病与辨证的结合，是中医古来的精华所在。尤其是在中华人民共和国成立后，这一方法有了突破性的发扬。古之辨病是指中医病的概念。今之辨病辨证相结合，是参合了现代西医辨病元素。大量事实证明，这种融贯中西医之长的科学方法论，是医学发展的必然，亦是时代发展进步所需，更是新一代青年中医同道努力探研的课题。

辨病辨证相结合，在理论上是很容易让人接受的，但在临床中却很难具体掌握。我在临床带学生时，也发现这一问题是同学们最容易困惑的。比方说，高血压一病，常听有些西医同道议论，认为中医对改善因高血压病所出现的临床症状是有效的，但对控制血压值的改变，一定要靠西药。甚或有些中医同人亦对此缺少自信。那么中医、中药到底能不能降血压呢？答案当然是肯定的。大量事实证明，中医不仅能改善临床症状，对异常血压值的改善亦有良好的疗效。

祝谌予老师在采用西医辨病、中医辨证相结合的方法时特别强调：中西医结合，切记中医的辨证施治法则。辨证施治是中医特色，中医必须坚持辨证施治，并不断提高辨证施治的水平。我认为：所谓辨证，就是寻找病因、病机及治疗规律的过程。一种疾病可以辨出几个证型，每个证型可以拟出一个合适的主方加减治疗，这就是这种疾病的治疗规律。因此，要辨证与辨病相结合。

中医理论认为：什么是病？病就是使人体失去平衡，脏腑经络与气血机能出现太过与不及，使之失去平衡。由于中西医理论体系的不同，故两者的病名、诊断、治疗方法等也不尽相同，但可以通过辨证与辨病相结合的方式统一于患者身上。然中医辨证与西医辨病概念上并不完全相同，实践体会西医辨病所见是中医之短，而中医辨证所见是西医之短，这样互取其长，互补其短，即形成了中西医结合双重诊断的辨证施治方法。辨病辨证相结合，绝不是按照西医的诊断，抛弃中医理论应用中药，而是应立足于中医整体观念与辨证施治的特点，借助于现代科学仪器的诊断手法，对某些仅凭中医直观感觉难以确切辨证的疾病，可以更加明确疾病的性质和病位，加强立方用药的针对性，扩大中医的辨证依据和丰富辨证内容，能更好地发挥中医治疗的优势。参照西医理化检查进行辨证施治，为判定中医疗效增加一些客观指标，突破传统中医视症状和体征消除为治愈目的的认识，从而提高中医诊疗水平。遵循中医辨证施治的原则，遣方用药，在取得疗效的基础上进行药理实验研究，明确其治疗机制后再付诸临床，指导实践，可使古方得到新用，开辟用药新途径，使中医理论进一步完善。祝师还认为：临床有很多疾病，如单纯用西药治疗，疗效常不理想；如单纯用中药辨证施治，有些治疗机制也难以阐明。中医要发展，就必须在不脱离中医理论之长的前提下，将现代科学技术中可用的成果和西医的某些检测方法，有选择地吸收过来为我所用，这样就可以提高与知晓中医治愈疾病的所以然。例如，祝师在临床曾治愈一例医学上罕见的“肺泡蛋白沉积症”。患者是一位 44 岁的男性，病史经历是咳嗽、咯痰、胸痛，进行性呼吸困难已一年。于 1977 年 3 月突发高热，并咯吐大量痰液，经胸透诊为肺部感染。用青霉素、链霉素及庆大霉素等治疗两个月，热退，可咳嗽、咯痰未见明显好转。咯痰呈白色泡沫状，每日 10 余次，经常胸胁疼痛，疲乏无力，胸闷气短，平地走路或上楼即会感觉气不接续，连连做喘，纳食减少，体重减轻约 15 千克。1978 年 3 月来京，收住医院治疗。既往无慢性咳嗽史。入院检查：体温正常，脉搏 84 次 / 分，血压 100/80 毫米汞柱，呼吸 17 次 / 分。发育营养正常，神情和缓，面部及手背皮肤较黑，掌纹较深，齿龈、舌见色素沉着斑，口唇及指甲轻度发绀，杵状指。两脉可闻及散在干啰音，右肺底可闻及湿啰音，左肺底偶闻湿啰音，呼吸音普遍降低，心律齐，无杂音，心界正常。胸片显示两肺中下野均有广发片状浸润阴影，边缘模糊，以下野为多见，部分有融合，其间有腺泡状结节影，无明显肺间质纤维化及肺动脉高压的表现。经痰病理检查：有大量粉杂蛋白样物（PAS 染色强阳性）。

根据以上病情，拟诊断为“肺泡蛋白沉着症”。在 1978 年 4 月 10 日行开胸术做肺部活检，病理报告证实为本病。5 月 6 日开始采用肝素、糜蛋白酶溶于生理盐水中超声雾化吸收，并予中药活血化瘀治疗。病情不见明显改善，于是邀请祝师给予会诊。诊见咳嗽，痰白黏而不易咯出，两胁隐痛，胸中满闷，气短不足以息，上楼或稍活动即呼吸喘促，乏力纳差，颜面晦暗不华，唇甲青紫，二便如常，脉沉细弦滑，舌体胖有齿痕，舌下静脉瘀张。祝师根据中医诊察所见，辨为大气下陷，瘀血阻络，痰浊不化。于是给予升陷汤加味治疗。前后治疗两个多月，患者临床症状消除，胸片检查病情稳定。肺泡蛋白沉着症属罕见疾病，尽管西医诊断清楚，病名确切，但因限于当时医疗水平，国内外报道甚少，更是鲜有有效治法。祝师遵中医辨证施治原则，参综中医四诊，并结合现代医学检查所见，认为此案系大气下陷证，且诊断依据充分。最为重要的是，疗效说明硬道理。中医所谓大气，亦称之为宗气。《医学衷中参西录》中云："胸中所积之气，当名为大气。《内经》之所谓宗气，亦即胸中之大气。"从上述描述中可以看出：中医对大气下陷一病，与西医所诊肺泡蛋白沉着症的病位诊断是一致的。但因其理论体系的不同，中西医各有所长，亦各有所补。所以作为中医，一定要在坚持辨证之长的基础上，将西医辨病之长有机地吸收，为中医所用。这样也会对疾病诊断更加清楚，对提高中医临床疗效有更好的补益。

—— 辨病辨证相结合是中医理论思想的核心价值 ——

辨病辨证相结合自仲景先师以来，相传近两千年，是中医文化的精髓与特点之一，其长如下：

1. 任何一种病的形成都是一个复杂的过程，在疾病形成之前，中医通过蛛丝马迹的外象，诸如目观患者气色，听闻患者的声音、气味，问患者自觉不适，触摸患者的肌肤、脉搏，中医通过对此类信息，经过综合分析，判断，从而得出证的概念，据此就可提早发现疾病，并采取有效的方法，给予极少污染、符合人类生命规律的大自然疗法。其结果的实效性、科学性，自不必论，早已成不争的事实。

2. 在病已形成之后，首先是每一病况均有内在的发生发展规律为共性，换句话

说，能确诊为某一疾病，必须具备一定的条件和标准，只有符合共性规律的条件，疾病的名称才能确立。这是病的基本概念。那么病已形成后，是否证就不在了呢？答案是否定的。尽管病已有它自有的共性规律，仍然还会存在有同一疾病，发生在不同人身上，发病在不同季节、不同年龄、不同性别、不同体质等诸多差异致病因素，以及同一疾病发生同一人身上的不同阶段，不同医生采取不同方法的治疗结果，都会有不同。所有这些疾病的不确定因素都属于中医证之概念。所以说“辨证治疗是中医理论思想的核心价值，是自成系统的科学体系，是医学工作者必须努力探究的课题”。

—— 现代医学检查，让中医辨证如虎添翼 ——

父亲曾讲这样一个病例，我记忆特别深刻。

有一患者，叫李佩生，年龄在 27 岁左右，到父亲诊所去看病，主要症状是腰酸痛，平卧和坐着疼痛就会轻一些，只要下地站立或走路疼痛就会加剧，尤其走路时，脚底好像没根的感觉，这样的情况有近一年了。近一月来在腰骶部肿起有鸡蛋大小的肿物，不红不热。患者找了一位中医外科医生，给了一些外用药。用药后肿物溃破流了很多脓，连续几天，脓越来越多，疮口也不见好转，患者有些紧张了，经人介绍来到我父亲的诊所。

我父亲为患者望舌诊脉后，仔细观察了溃破处，只见肿物虽已化脓，但肿而不红，手抚亦无热感，符合中医“阴疽”的诊断，于是给患者开了一张治疗阴疽的方子，阳和汤加上黄芪、当归、蒲公英、生鹿角等几味中药。患者连续服药十几天后，肿物削减了十之七八。排出大量脓血相兼的分泌物，患者走路较之前轻快了许多，没有什么明显的不舒适感。

按道理，这对于一个医生来讲应该是一件很兴奋的事。可我父亲认为，虽然按阴疽治疗有效了，但西医检查是否还有“致病菌”存在的可能呢？是否外在的症状得到改善，但仍有潜在的致病因素呢？或者说，趁现在疮口还未完全封好，抓住这个时机请西医检验是否依据更充分些呢？如果疮口全部长好，再去检查是否就难以准确了呢？带着这样的疑问，我父亲认为还是应该把诊断搞清楚，以备将来再遇到此类患者，减少漏诊的可能。

于是我父亲陪同患者一起到了祝师诊所，经祝师按西医诊断方法，初步诊断为“骨结核”。后来看了我父亲开的方子，问了患者一些情况，服药后的变化，以及我父亲对治疗过程中的一些补述。祝师对我父亲说：“患者的疗效证明你的诊断用药是正确的，你为什么还要请我看呢？”我父亲回答说：“我是想让师兄来给诊断一下，西医会诊断为什么病，是否中西医结合治疗，效果会更彻底。您刚才诊断是骨结核，您能给我讲讲，骨结核在临床的诊断要点吗？怎么就能知道他是骨结核而不是慢性炎症？”

于是祝师就给父亲讲了一些关于骨结核的诊断要点。另外祝师告诉父亲：“我们今天的诊断还只是一个物理诊断。若要确切诊断，还需得到理化检验的证实，才可确诊。但这些检查需到医院才能完成。”

于是祝师和我父亲陪同患者去协和医院做了相关检查，证实了骨结核的诊断。回来后，三个人都很高兴，尤其是我父亲亲历了骨结核病诊断的全过程，学会了对骨结核的诊断和治疗方法。当然，在现在看来，结核病的诊断是一件很简单的事了，但对20世纪40年代的一个中医来说，好像还真不是那么容易的一件事。

中医在临床中类似这样的病例是很常见的。对一例未经西医明确诊断，但已具备中医病证概念，并经中医准确辨证，然后采用对应治疗方法之后得到明显效果或是临床治愈，从中医辨证角度也察觉不到明显的异常征象。其结果会有两种可能：一种是再经西医用理化检查方法，也无异常了；另一种可能是虽然中医所治临床症状已愈，但经西医理化检查，指标仍有异常，那就应该给予继续治疗，才可从根本上彻底解除疾病。

本案例属第二种情况。首先是在未经西医诊断的前提下，按中医辨证治疗，其效果是肯定的。复经西医明确诊断后，在治愈临床症状同时，再以效不更方之旨，进一步跟踪治疗，使现代医学检查指标亦恢复正常。这样就可以大大减少疾病复发的概率了。中西医两种方法的互为参证，不仅提高了治病效率，更可对中医诊治疾病的方法提供有力的科学依据，亦为中医疗效当然中的所以然给予了诠释和证实。

另外，西医辨病，通过在临床中与中医互相参证，还可对中医、中药治疗中屡有效验的方药，进一步研究其机理，确定其中的有效成分，测定出其化学结构，以至最后按其实际结果，采用复方合成，才是最为可能接近和还原中医、中药原本的科学内涵。然后阐明其实质，以便从中取其精华，从而收到古为今用之妙。

—— 继承优秀传统，注入新元素——

值得注意的是，传统的中医诊病方法是辨病辨证相结合的。但其所辨之病，是中医病的概念。实践证明，西医对病的概念和定名较中医对病的概念和定名更为精准、实用，但因中医数千年的沿用已成传统，一时难以改变。施今墨先生以超凡而敏锐的眼光和智慧，早在20世纪30年代就科学地提出，为了提高临床疗效，应洋为中用、中西汇融、取长补短，应统一中西病名，为中医辨病辨证相结合的方法增加新的元素，使其更为符合客观实际，提高疗效。于是率先在临床中使用听诊器、血压表、体温计等丰富和延伸中医四诊的内容，将中医所诊之病用西医病名，同时用中医辨证方法。临床所用方药，首先要符合中医理法方药的原则，同时在取得疗效的病案中通过符合现代药理的实验进行探究。

例如，施今墨先生在治糖尿病时总结发现，除了中医传统的阴虚火旺的病机之外，健脾补气实为关键一环。肾为先天之本，脾为后天之本，滋肾阴以降妄炎之火，补脾气以助运化之功，水升火降，中焦健旺，气阴恢复，糖代谢即可随之恢复正常。

施先生这一观点和方法的提出，首先是继承了中医传统的精华，同时又以中医理论为基础提出新的观点加以融合，大大提高了临床疗效。在大量的实践中提炼出两个对药，黄芪配山药，苍术配元参。前者可降尿糖，后者可调节血糖。最难能可贵的是，若干年后，经现代药理研究，证实了施今墨先生的论点是正确的，这两个对药至今仍被广大医家沿用不衰。

祝师说："施师主张病名应该统一，他打破千百年来的旧传统，首先把西医对疾病的命名，引入祖国医学的范畴之中，他不仅在临床诊断时运用西医病名，而且开创中成药采用西医病名的范例。气管炎丸、神经衰弱丸、高血压速降丸等直接应用病名的中成药，深受广大群众的欢迎。他重视西医对疾病的认识，临床中把西医诊断和病理整合到中医的辨证施治之中，治病独具一格。例如，中医辨为气虚的患者，经西医检查出患者体内有肿瘤，他就结合中西医观点，在补气药的基础上，加用软坚化瘀的药物，并根据肿瘤的部位和中药归经的特点来选择药物组方。”施今墨先生这些观点和做法在当时是有非议的，被嘲讽为非驴非马。但随着时代的进步，医学的发展，至今已是广大医家广为沿用的常规方法了，并日益形成中国医学特有的科学理论体系。

施先生是中医革新家，力主中西汇通，要求学生中西兼学，学习中西课程比例为七比三。施先生自 20 世纪 30 年代始，在看病时就使用血压表、听诊器、体温计，加之西医院的出现，很多患者曾经过西医确诊的病名，和施先生在临床中遇有典型西医病症名称论断，常嘱患者到西医院明确西医诊断后，然后采用中医治疗，中西医对疾病发病机理的暗合之处，并在中医辨证施治的原则基础上寻求现代医理药理。如科学地创造出黄芪配山药、苍术配元参降血糖，苍术、黄柏、知母相配降尿酸等。我的老师祝谌予先生在 30 年代编著的《祝选施今墨医案》均以西医病名诊断中医辨证选方用药，从而开创了中医医案创新之先河。

—— 无疑处存疑 ——

记得祝师曾给我讲过这样一个故事，1945 年秋后的一个下午，我父亲的诊所来了一位女性患者，30 岁左右，求诊主诉是胃痛，时有泛酸、胃灼热、大便黏滞不爽。望患者舌边红，苔白腻。诊患者脉见两寸沉细无力，关尺浮洪有力。

父亲在隐约间觉察脉中有异，此病不完全符合胃病脉征象。遂详细追询患者有无一股自胃部向上冲至咽部的气，然后出现胸中憋闷急迫的感觉，是否经常有夜间惊恐梦出现。在父亲的提示下，患者说，在半月前确实出现过两次气上冲咽、胸闷，但很快就过去了。以后未再出现过类似情况，夜间着急害怕紧张的梦经常有。随后，父亲让患者提起裤脚，查看患者下肢有凹陷性水肿，遂嘱患者去医院检查排除心脏疾患。

患者遵嘱检查，一天后，患者持检查结果复查，心脏未见异常。但父亲并未因此放松警惕。遂据中医脉证为患者开了半夏泻心汤加味。五天后复诊，诸症均愈，睡眠梦也减少了很多。又按原方服了五剂，基本上消除了自觉症状，舌苔也有明显的改善，但脉诊仍有迹象表明对心脏健康有疑问。

父亲遂约请祝师给予会诊。祝师听了父亲对病情诊治过程中的述说后，向患者详细询问了病史情况，又仔细做了一些辅助检查，也隐约间有一些疑虑。但一时也找不到其他有力证据考虑心脏疾患，最后建议患者注意观察，有任何不适，再去医院检查。

在这期间，祝师和父亲并未停止思考。首先，祝师查阅了留学期间的一些参考书籍，寻找有接近可能的答案。接下来祝师和父亲根据收集的信息开列了一些相关的检查，嘱患者继续到医院排查。功夫不负有心人，一年后，患者确有神经激素系统功能失调引起慢性心功能不全现象。由于发现及时，赢得了治疗时间。通过此病例可以看出，老一辈中医大夫诊病能在无疑处存疑，认真负责的学问精神可见一斑。父亲在与祝师和张孝骞老师学习西医过程中，矢志不渝探求中西医诊病的契合点，和西医明确诊断后，再从中医四诊找寻规律的方法，屡发新意。

中医认为，病和证两者的概念和临床意义不能等同。

中医辨证施治有方法

中医有两大特色，即整体观念和辨证施治。所谓辨证施治，不同中医有不同阐释的角度，但是对于中医初学者，或者对中医不太了解的人，总是很难真正理解辨证施治的要领。会觉得辨证施治听起来玄，用起来更玄。

中医认为，病和证两者的概念和临床意义不能等同。《黄帝内经》就有这方面的阐述，但真正具体提出其方法要则的是张仲景。

通俗地讲，所谓病，就是指平常所提到的比如肝炎、脑梗死、肺炎等。只要称得上病的诊断就有共性，还是以脑梗死为例，无论患者是 70 岁、80 岁，还是 30 岁都有共性，这共性的部分便称为病。但是，70 岁和 30 岁的生理条件不一样，生活习惯也不一样，每个患者表现出来的是有特异性的，特异性的表现则称之为证。

还有一种情况，比如，有很多病早期不够一个病的诊断，但以证诊断是没问题的。以肺炎为例，肺部还没发炎，只是发热、气管发炎，此时还不能诊断为肺炎，但患者一定有证。中医可以通过望闻问切来发现证，比如通过望，可能看出发热的人脸是发红的，穿了很多衣服依然怕冷，通过听患者说话，可能会有鼻音，通过闻，可能发现患者嘴里有味，以及舌头红、苔黄厚、脉有内热等，以此总结判断属于什么证。

厘清了何为病、何为证，那中医又是如何在诊断和治疗中实现辨证施治的呢？我通过多年的学习和实践，初步体会出中医辨证施治的四个方法。

—— 辨证用方、辨病选药：有什么证用什么方 ——

先提个问题，假如有四个患者，第一个人低血压，第二个人子宫脱垂，第三个人脱肛，第四个人胃下垂，有什么共同点吗？乍看之下可能觉得四个患者的病风马牛不相及。但仔细琢磨就会发现，四个患者的器官或者说生理指标都是在正常位置之下。中医认为这是中气不足的表现，虽然四个患者病不相同，但都有中气不足的证。

中医最直接的方法就是辨证。通过望闻问切，如果都对应了，证就成立了。会有相应的方子，如中气不足就有补中益气的方子。但在具体开方用药时还需结合患者的病。如方里有一味药——陈皮，患者虽然是低血压，大便却偏稀，那就拿掉陈皮或减量，还可加一味治疗大便偏稀的药。如果患者是女性患者子宫脱垂，那就在补中益气汤的基础上加治疗子宫脱垂的引经药，从而形成针对个体患者的药方。

辨病与辨证两者的关系相对比而言，我在前边已经提及过：所谓辨病，是指西医诊断病名，辨证则是指中医辨证方法。疾病是一个变化多端的过程，临床中每一个疾病，在治疗过程中的主要矛盾都会出现不同的转化，所以中医认为，在治病过程中，在同一疾病的不同阶段，或同一疾病发生在不同人身上，会出现不同的证型。中医对此认为治疗应“方随证转”。但为了不失治病的方向，一方面要抓住病之阶段（证）的主要矛盾，还不能忽略病之概念的基本矛盾。尽管证在不同人身上有诸多变化，但其仍是有规律可循的。所以中医在治病时，只要是明显具备某一证型的条件时，就应先以证作为主要矛盾来设定治疗方案，然后再根据病之基本矛盾，选用相对应的药物，从而达到病证同治，这样就可尽可能地接近每一位患者的实质情况，而达精准的治疗效果。现可通过一个实案来说明这一方法。

有一华姓糖尿病男患者，年龄 49 岁。患糖尿病 5 年，起初口服降糖药“优降糖”和“二甲双胍”等，一年后因口服降糖药控制不理想，改用注射胰岛素治疗，血糖控制尚属稳定。在应用胰岛 3 年后，也就是患糖尿病第 4 年，患者因长期饮酒和喜食辛辣食品，因而经常出现泌尿系统感染和前列腺炎等现象，致使原有胰岛素用量不能有效控制血糖，不得已只有加大胰岛素用量和加用抗生素等方法治疗。当泌尿系统感染、前列腺炎被控制后，患者又频繁出现低血糖症状。如此反复一年有余，患者体质每况愈下，颇为苦恼。无奈之下，经人介绍来我院门诊求治。患者自述症状如前，在问诊过程中，患者又补述了当下的不适：面部烘热，绕颈以上出汗，困倦乏力，胸胁胀满，口苦口黏，尿频，尿黄如浓茶，且频发牙龈肿痛。望其舌红，苔黄厚腻，脉寸关滑数，两尺沉细数。经分析：患者糖尿病的高血糖病症仍然存在，但引发高血糖诱因的主要矛盾发生了改变。据舌脉辨证，当属湿热互结，法当以利湿化浊、清热解毒为宜。我据证疏方，以甘露消毒丹为主方，同时选用祝师的生黄芪、生地，苍术、元参，黄芩、黄连三组降糖对药。此即所谓辨证用方、辨病选药，病证结合。结果应手而效。患者服此方14剂，前述诸症消除。空腹血糖由原来12降至7。胰岛素用量也由原来的每日注射60单位，减至18单位。病情逐渐稳定，临床痛苦症状消失。本病例中，患者只看到糖尿病的血糖升高，就一味地加用胰岛素量来控制，糖尿病自然不会得到满意的治疗效果。治疗时，应先看其血糖升高的原因，中医对此也称之为“审证求因”。

—— 辨病用方、辨证选药：是什么病用什么主方 ——

所谓辨病用方，辨证选药，意即根据病的共性设定主方，然后再针对特异性证候给予选用相对应的药物。具体是指在疾病的某一阶段，或某一患者身上，其病情相对清楚稳定，没有过于复杂的病因，这时病的基本矛盾和主要矛盾的关系是：病之基本矛盾（共性）突出，同时还有一些患者个性的临床症状，还会对病之进退有直接影响因素，可用一些对治疗有针对性疗效的药物随症加减，从而即可达到方与药的有机结合。这样既不失中医辨证论治要旨，又与西医辨病之机相合，其疗效自然是事半功倍。

如祝师在治疗“甲状腺功能亢进”这一疾病时认为：尽管本病成因有多种，但在临床中多有怕热汗出、善食易饥、体重减轻、心烦易怒、两手抖颤、心悸失眠、身体倦怠，或眼球凸出、舌红或紫暗、苔黄、脉细数或弦数等共性表现。

于是祝师采用当归六黄汤为主方治疗甲亢，再随症加减。如有甲状腺肿大者再加夏枯草、生牡蛎、乌梅以软坚消肿；若腺体肿大坚硬者可选加三棱、莪术、橘核、荔枝核；若自觉心慌气短，或心动过速者，可加生脉散、生龙骨、生牡蛎；对于两手颤抖较显者，可加白头翁、钩藤、白蒺藜；有失眠多梦者，可加东白薇、夜交藤、炒枣仁、女贞子等药。病证相对，屡有佳效。

类似此等病象，临床应属常见。所以辨病用方、辨证选药一法，当属中医辨证论治精义之一端。正如《易经》所言：精义入神，以致用也。

—— 专病专方：特定病就用特定方 ——

专病专方是中医学辨证施治思想的主要内容之一。病是证之本，证是病之象。通过辨证来判断所属何病，确立了病的诊断，就可进一步准确地施以治法，这是中医辨证施治的常用方法。

在临床中还常会遇到病与证共性规律相对稳定统一、个体特异性变化较少的疾病，或者是已确诊为某一疾病，又未见到明显的不适症状。后者在近些年尤为多见。例如，很多人平素无任何自觉不适，但在例行体检中发现了肝功能异常、糖尿病、心肌病等。有明确的诊断依据，而无临床典型症状情况，这时就应采取确有疗效的专病专方或专药进行治疗。专方专药若能使用得当，确有见效快、不良反应小、使用简便等诸多优点。有人说：辨证论治，一人一方是中医的最高境界。我在此特别强调：一人一方和专病专方各有所需，各有所适。只能以患病者具体客观情况而定，切不可因医生个人主观的喜恶，将原本平实的中医思想方法搞得过于玄妙，甚或漫无边际。正如著名中医学家岳美中先生所言："徐灵胎说'一病必有一主方，一方必有一主药。'这是徐氏临床心得，医家不传之秘。现在的人，动辄讲辨证论治，漫无边际，让人抓不住重心，这是没有真正读懂读遍中医的典籍，还限于一知半解之中。无怪治起病来，心无定见，越旋越远，处方用药，朝更夕改，寒热杂投，以致影响疗效。"

在此，我略举例证来说明专病、专方、专药在临床实践中的重要性。

例如祝师曾治一青年女性，西医经心电图检查诊断为心肌病，认定病情较为严重。但患者没有明显的自觉症状，真可谓无"证"可辨。于是，根据西医诊断，采用生脉散加味治之，最后患者治愈。受老师启发，我在临床中凡遇到心肌病患者，在有证可辨的情况下，在辨证的基础上加用生脉散这个专方治疗，通过临床对照，疗效明显高于只辨证而不加用专方专药者。若临床症状不典型者，就使用祝师曾用过的这一效方，屡收覆杯之效。

又如一例男性患者，在一次例行体检中发现患甲型肝炎，转氨酶高达 200，自己却没有任何不适。采用祝师甲肝降酶方治疗，两周后转氨酶降至正常水平。又按原方继续服药两周，经西医复查，其病已愈。

再如男性不育症患者，有一种常见的病象，就是精液不液化。患这种病的患者，大多没有相关的临床症状可辨。当然也有一部分是因前列腺炎症等病引发而来，属继发性病变。我在临床有一专治精液不液化药方，多有效验，如果是属原发性病证，只用原方在两周至两月左右，即可改善，或恢复正常。如果是因其他相关病证继发而来，则可在本方的基础上加入相应药物，其效益佳。

专病专方专药古今皆然。如古时治疟疾的常山剂、达原饮、柴胡剂；治疗胸痹（冠心病、心绞痛）的栝蒌薤白剂；治疗虚寒所致的慢性胃脘痛（慢性胃炎）的建中剂等方，只需辨病准确，皆有良效。此为医家所共识。为医者欲使医术精进，切不可因图简便而略之。

—— 观其脉证，知犯何逆，随证治之：疑难病症的福音 ——

“观其脉证，知犯何逆，随证治之”，是仲景先师辨证论治的重要心法，更是经历代医家在实践中证实为医门宗承的法则。

“观其脉证，知犯何逆，随证治之”这一法则是张仲景在《伤寒杂病论·太阳篇》提出治疗坏病的一个原则。所谓坏病，是说由于医生的误治，把疾病原本规律给治乱了，既然给治乱了，就会出现杂象丛生、变化多端的情况。究竟所属何证已无法确断，怎样立方更无成法可用。这时只有通过患者客观的脉证诊察所见，然后认真、仔细地详辨和分析，清楚地了解误治的经过和方法，知道是犯了什么样的错误，从而理清病的本质，根据客观病势需要，采取“有是病证、用是方药”的原则进行治疗。

在今天看来，仲景提出的这一法则，不仅是治疗坏病的原则，也是中医辨证论治方法的核心内容，尤其是对临床中一些复杂的疑难病症，更具现实指导意义。为此可再举一些现象，以资说明。

在科学信息飞速发展的今天，人们一旦患病，很少从始至终找一位医生治疗。常是病的 A 阶段请“张医生”给诊治，但由于对疗效的急切追求，所愿未得，又去请“李医生”治疗病的B阶段。或者同时再找“王医生”给予评定前两位医生的方法是否正确。由于每一位医生对同一疾病的诊断视角不同，众说纷纭，使得患者莫衷一是……更有甚者，通过电视、网络等媒体，自行对号入座，选用各种五花八门，就连专业医生也难以辨识明白的药物、保健品，混陈甚至照单全收，使原本简单、有规律，只是一时亚健康状态的身体，最后却因误导误治，也不得不让医生无奈地做出各式各样“待查”诊断，诸如发热待查、腹痛待查、头痛待查等。把原本健康的身体搞成亚健康了；把亚健康的误治成为某一疾病了；把简单的小病，最后导致成疑难杂病了。凡此种种，不胜枚举。

由此，仲景先师“观其脉证，知犯何逆，随证治之”这一至要心法，显示出了不朽的价值。

我认为坏病只是张仲景所举的一个例证，借以说明在千变万化、繁杂各态的疾病治疗过程中，不可仅执几个不变的固定法则，来作为无以数计的疾病矛盾解决方法。据世界卫生组织统计调查，在科学飞速发展的今天，已发现人类所患疾病名称有六千多种，即使是我国最权威的医疗机构在临床中见过的、能被明确诊断出来的，却还不足两千种，能够有成熟和明确治法的，那就更少了。通过这个数字统计说明，就医学领域而言，目前知道的、了解的是少之又少，还是未知者多。所以作为一个临床医生，不管他的水平多高，所知所会还是要大大少于所不知不觉的。因此，“观其脉证，知犯何逆，随证治之”这一通用的辨证法则，确有“虽未能尽愈诸病，庶可以见病知源”的妙用。

那这四种方法如何选择呢？

先来个脑筋急转弯：大家都在罗浮宫，突然着火了，你会带着哪幅画逃生？当然是最近的。诊病也是如此，每个中医的基础或者说擅长的是不一样的，甚至同一医生每次诊病的动态思维也是不一样的，这四种方法没有优劣之分，医生根据当时的实际情况和判断，选择任何一种适应方法都可以实现诊疗的目的。

也有人会说，四个中医面对同样一个糖尿病患者，可能开出四个不尽相同的药方，中药到底有没有标准呢？其实这就像四个人从四个不同的出发点去往同一目的地一样，路径不同，但可以殊途同归。

中医既擅治慢性病，也能治急性病

现今，由于医疗卫生工作的进步，很多烈性传染病进行疫苗接种，使旧社会常见的诸如天花、麻疹、猩红热等急性传染病得到了有效的控制。加上近年来部分医疗单位形成了发热38℃以上，不问有无明显炎症，就大剂量注射抗生素、激素等强行压制疗法的风气，赶上对症也确能收到一些效果，以致有些人认为，中医只是擅长治疗慢性病，要压制急症，还得是西医。殊不知，一味用抗生素进行强行压制，仍属于暂时控制疾病现象，很多时候，不仅疾病本身无法治愈，还会因此种下很多伤害人体的隐患，这是每一个有经验、有良知的医务工作者的共识。

不可否认，西医对一些急性病确有疗效，但中医也有治疗急性病的方法；我不盲从“厚中薄西”，而是中西融会贯通的积极响应者，只是就对中医能否治疗急性病这个问题有点儿杞人之忧，深恐这些优秀传统技艺的精髓就此湮没，也对年轻同道对中医治疗急性病没有自信而感到惋惜。急性病在临床范围很广，这里仅就中医对急性发热病的治疗谈几个病例，来说明中医治疗方法之丰富、疗效之快，确有继承发扬之必要。

—— 看急病，找佩经 ——

舅公朱佩经先生擅临床治病，在今天说来应该算是全科医生了，内、外、妇、儿、五官科均有较高的声誉，尤以治疗内、儿科的急性发热病证为最著，可谓是有胆有识。当时在顺义民间流传一句话：“看急病，找佩经。”

父亲曾给我讲这样一个医案：有一男性患者，31岁，正值壮年，正值冬末春初，得病起初有些发冷，发热，头痛无汗，骨节酸痛，因年轻体壮，并未在意。心想干点活，出出汗也就过去了。没想到第二天早晨身痛剧烈，头胀痛有如爆炸一样。遂请当地一位名医给予诊治。

这位名医平素以社会上层患者较多，诊病较一般医生准确很多，但用药极为谨慎，治病强调“宁可再剂，不可重剂”。所以找他看病的患者，以慢性病居多。这位医生看患者虽症状类似伤寒病，但舌红苔薄白少津，脉象浮数，同时兼有口干喜饮，咽部微红。显然是受温热之邪所致。于是给开了银翘散加味。患者服药二剂，未见缓解。反咽痛加重，身体发热有如炭烤，呼吸急促，两目红肿热痛。

患者家人急请佩经先生前往诊治。佩经先生听了家属诉说患病经历，迅速诊断出这不是一般轻浅温邪致病，而是瘟疫重证，中医称为“大头瘟”病，具有强烈的传染性，有夺人性命之忧。与一般温病相比，其变化之快、热势之甚是有明显区别的。于是急以大剂银翘散和普济消毒饮合方治疗，其中金银花一药剂量用了二两之多（旧制一斤十六两，相当于现在的 60 克）。

佩经先生凭借丰富的急症经验，首先给患者在尺泽、委中两穴点刺放血，十分钟后，患者头身热痛顿减，随后嘱病家急煎中药频服，一天后病势已十去五六，但就在这时，首诊的那位医家因和病家是亲戚，主动来为患者复诊，见患者较前好转，以为是吃了自己的药见效了，结果无意中看见桌上放着一个大药包，不像自己的药量，询之于病者家属，家人无奈据实相告。这位名医看了佩经先生的处方，连连摇头，口中不停地说：“伤人性命啊，伤人性命啊！”严正告诉家属，赶紧停服此药，否则将会造成脾胃大伤。他在原来的药方基础上稍加些养胃的药品，嘱病家续服。

病家又信了此位名医，改吃他的药，结果第二天，患者高热神昏，头面红肿焮痛，并溃破浸出黄水儿，头和脖子、耳后均红肿热痛，咽喉肿痛，患者口渴，急需冷饮，但不能饮下。全家因此慌了手脚，患者危在顷刻。惊慌之中患者的父亲急忙又去请佩经先生。

先生见状，急以至宝丹二丸凉开水化饮，嘱患者服下，患者已两日未大便，用以大剂增液承气汤宽汤煎煮，灌洗肠道，强行通便。约有一刻钟时间，患者泄下燥屎，其味秽臭难闻。继以三棱针点刺尺泽、委中、金津玉液、十宣穴，放出黑色血液，其味甚腥。随后给患者按子午流注针法，取穴双外关穴、双曲池，并以灵龟八法取穴双申脉，同时配以大椎、陶道，进行针刺。整个过程，佩经先生治病思路清晰，动作之迅捷，有如一大将在血雨腥风的战场上，沉着冷静，应付裕如。

用父亲的话说，他在一旁观看，虽是在如此紧急的重症面前，看不见舅公有丝毫的紧张慌乱。从先生的神情上，是成竹在胸，动作上，迅速准确，语言的交流上，让患者及家属安定了许多，治疗的程序，层次井然。患者此时好像完全进入了佩经先生有序治疗的配合中，完全忘记了痛苦。不仅是父亲，包括患者家人、亲友都进入了注目入胜的气场之中。

患者在佩经先生治疗一小时后，热势大减，体温由原来41.5℃降至38.1℃。患者的一句话，让在场的人笑了起来："朱先生，您是人还是神啊？我的嗓子和头一点都不痛了。您把我的病给弄哪去了？"

佩经先生对病家说："大家放心吧，患者没有危险了，我再开个药方，吃些药，过几天就好了。"这时父亲已准备好纸笔，等候佩经先生口述方药，佩经先生告诉父亲，方药不变，只是将方中金银花增至四两，再取药三剂宽汤煎煮。渴而饮服。三剂中药两天喝完。同时告诉家人，家中用艾条熏屋子，全家人都要少吃滑腻，避免劳累。如果家人有任何不适，及时就医，因为这病有很强传染性。家人听后，甚是感激，遵行医嘱。

两天后，患者父亲前来邀诊。我父亲又随佩经先生前往，没想到的是，患者其症消失，见到佩经先生就说："谢谢您救命。"先生察色按脉看舌，患者告诉佩经先生："自身已经没有什么痛苦了，只是有些乏力，老想躺着，口渴，但已不想喝凉的了。服药第二天就不发热了。"佩经先生为患者诊脉基本平缓不数，只是脉口有些微热，舌微红，津液不足，苔薄黄。询之，大便有些硬，但还是每日一次。凭脉辨证，给予增液汤加味，嘱服三剂，半月内忌服油腻食品，一月内忌房事。避免因消化功能失调或肾气消耗而造成病情反复。

类似这样的急诊患者治疗场面，我在随父亲诊事中，是屡有观摩、深有感触的，事实让我对中医治疗急重患者的自信心更加坚定起来。在我行医数十年里，始终坚持针药并施，探求中西医参同的治病方法，疗效好、不良反应小、治疗过程中痛苦少是我不懈的追求。

—— 辨证准确，覆杯而愈，父亲治病交忘年 ——

父亲擅治急性热病、血液病、妇科病。对于急性热病的治疗，我这一代中医在某种程度上有退化的迹象，比起我们老一辈来，差之远矣。

在20世纪70年代，父亲曾治一例17日高热不退的患者。

患者本人是公社卫生院一位西医大夫，患病时间为11月中旬。起初发热、恶寒、身痛，体温38.2℃，血象检测未见异常，患者自知医事，遂口服感冒清热药和解热止痛片等，热随汗出暂有缓解，体温降至37.8℃；但症状不见改善，反而日渐加剧，发热至39.7℃，恶寒、身痛、腰痛，输液亦不见改善。无奈转至县医院，经多方检查，除白细胞略高外，余无异常。县医院以“发热待查”采取对症疗法，病至半月，发热最高达41.2℃，病势越发严重；患者高热而恶寒，两床被子加身仍冷得发抖。患者自以为患白血病，情绪极端低落，抗生素、激素用遍，能缓解发热时间越来越短。医院通知家属转上级医院进一步检查确诊。此时，患者的一位朋友举荐父亲给予治疗。患者素不信中医，无奈病重于身，姑且同意一试。

父亲会诊时，室内温度高于一般室温，常人只穿薄毛衣还觉热，而患者身着厚毛衣并盖两床被子，仍觉有风袭入；面红而汗出，但出汗只在头颈以上，身体炽热无汗，四肢末端，以手抚之温度低于常温，体温41.2℃（上午10点）；身痛，骨节酸痛，尤以腰痛为甚，转侧需有人帮助，尿不甚畅，大便两日一解，不甚干燥；舌淡，苔中黄燥少津，两手寸关脉沉略数，尺脉沉细数，左大于右。

父亲诊为少阴伤寒，遂询问患者发病前是否曾有疲劳后性生活复受寒凉史，患者回忆，承认确实有此经历——二十日前夜间性生活后，出汗较多，即以冷水冲洗，第二天晨起身体有点酸痛，但未见发热，三天后出现发热恶寒诸症。在场患者家人皆赞父亲诊断之神奇，父亲继续讲："你素有胃热，可能在发病前大量食肉。"病家点头认同，确在发病前一天晚上美餐一顿涮羊肉。父亲诊后，遂处以方药：

净麻黄（先煎去沫）5克、制附子（另煎兑入）10克、北细辛3克、生石膏（先下）15克、焦山楂15克、熟川军3克。

嘱调配三剂，水煎服，日三次。三日后，患者家属喜形于色地向父亲汇报了服药经过和病情变化：患者服完一剂，泻下结溏混杂粪便，显黑色，小便畅利，体温降至37.5℃~38.1℃，四末较前温暖，恶寒亦轻；二剂后，颈上汗出而愈，体温37.5℃，余证皆见改善；服完三剂，大便已无溏软，色暗黄成条状，体温在36.8℃~37.2℃。

父亲随家属复诊，患者愁容换笑容，对父亲说："我可以和您学习中医吗？我今天才知道中医疗效迅速，不比西医慢，这次彻底改变了我以往对中医的偏见。"父亲说："中医对急性热病的治疗，只要辨证准确，常可覆杯而愈。"继而父亲为其诊脉，两寸关脉浮中皆有应指，且和缓力匀，唯两尺脉沉。父亲问患者是否还有腰痛，患者说除了腰痛没有其他不适。父亲又以真武汤原方二剂，嘱患者汤粥温养，腰痛可愈。果如父亲所言，服二剂后腰痛症状消失，病告痊愈。后来这位医生遇有疑难病例，常邀父亲会诊，并成为忘年之交。

—— 针药并施的即刻效应 ——

我幼时成长在农村，那时由于医疗资源的相对匮乏，农民们一旦生了病，轻者能扛则扛，实在扛不住了才去十几里以外的县医院去救治。因此，有很多时候，是小病拖大，重病延误，以致错失了最佳治疗时机。

我的父亲早年在北京城里行医，后被下放到了农村"劳动改造"。因父亲为人随和，有求必应，诊病认真负责，加之疗效好，日复一日，口碑传扬，方圆数十里皆有患者到家里来求诊。我因此耳濡目染，亲眼得见有很多病情急不可待的患者，经父亲巧用针灸、放血，开一些简便的中药调治，常获立竿见影之效。尤其是父亲针刺疗法的“即刻三降一止”之捷效，最受群众传扬。所谓三降：即降血压、降血糖、降体温；一止：止疼痛。只要辨证准确，手法得当，均显即刻效应。也是因为屡屡见到这些近乎神奇的效果，让年幼的我对中医充满了好奇与向往，从小就立志，长大一定要把父亲的本领学到手，做一个能为别人解除痛苦、受人尊敬的好医生。

父亲曾说，在农村行医，是最锻炼医生治疗急诊能力的。在这一点上，我有深切体会。在早些年，农村的医疗条件较差，农民一旦患了急病，首先想到的是先找身边的医生给予救治，不得已才去大医院。农民的感情至纯至朴，只要医生是认认真真看病的，尽管医术可能会有些差距，他们首先信任医生这个人，因为他们知道，只要人可靠，即使医生的能力不及，也不会勉强逞能而延误患者病情。

确实是这样，我那时凡遇到自己诊断不明的患者，都会千方百计想办法，尽快亲自陪送患者到城里大医院去救治。这样既可以在路上采用一些对症疗法缓解患者的痛苦，家属心里也会有底得多。还有就是我也能看看上级医院的医生是怎样诊治的，从中学到知识和技能。由于农民患者的信赖，我与他们成了朋友。所以他们一旦患有急病，首先是请我去给诊看，或听听我的建议。

有一位老先生，在 78 岁时曾患麻痹性肠梗阻，我观察并陪同其从发病到逐渐加重，直至叫来急救车，到县医院救治的全过程。自此，我对这个病也有了深刻的印象，了解了常规治疗方法，自己也在一直思学怎样治疗该症。两年后，就在这位老人 80 岁生日的第二天下午，患者出现了一些不适的症状：先是连续呃逆，声音响亮，三个小时后呃逆声逐渐弱下来，但自觉腹部胀痛，且随着胀痛的加甚，小腹迅速膨胀隆起，患者连声叫喊着：“快憋死了。”此时家人赶到我应诊的门诊部，求我尽快去给予救治。

到了患者家还未进门，就听到患者的干呕声与痛苦的喊叫声。进屋看到地上的盆中有少量胃液样的呕吐物，腹部听诊肠鸣音极弱近乎消失。我了解到患者平素经常便秘，需靠长期服用麻仁润肠丸一类的通便药方能解下，近三个月虽服用通便药，但亦未有大便应时而下。当我问到患者怎么难受时，他告诉我，腹部憋胀，要是能放一个屁就会舒服许多。根据临床表现，患者胀、痛、呕、闭四症俱在，并结合病史综合分析，初步诊断麻痹性肠梗阻可能性较大。

病情棘手，我一方面嘱咐家人迅速联系急救车，做好去上级医院救治的准备，一方面安慰患者情绪，告知其疾病的基本情况，安慰他诊断基本清楚了，千万不要着急，很快就会缓解痛苦。同时我迅速从针包里取出医针，根据子午流注针法，经穴位消毒后给予针刺双太冲穴，强刺激泻法，针灸了不一会儿，患者忽地坐起来，嘴里喊着叫家人快点扶他去厕所，并疾呼："我憋不住大便了。"

我迅速扶提出医针，家人紧跟着扶他刚到厕所，患者还未来得及蹲下，就听到劈劈啪啪响亮的气屁混合声音，还有恶臭的大便排出，便后又是一阵气屁放出，此时患者满头大汗，喘着气说道："我又活过来了，谢谢薛大夫救命！"说实话，我也没想到如此急重病，两根小细针就见奇效。从进针、行针前后不足五分钟时间，一个 80 岁的老人效果反应如此之快，如果不是治病现场的亲身体验，我真是难以置信。到底如何用现代科学解释清楚其机理，还有待在更多实践中探寻其规律和依据。

最为有意思的是，其后我连续五日用子午流注取穴针法给予针刺，同时配以丁香柿蒂汤和旋覆代赭汤合方加减服药三周后，患者多年便秘靠服润肠通便药的现象也不复存在了，大便日解一至二次，润通成条，且经常矢气响亮，畅顺舒畅。直至老人 86 岁逝世，此症再未复发。这一方法也自然成了我得意的经验，亦因此使我更加增强中医可治急危重疾病的信念和信心。

—— 西医难断，中医立功，祝师云南救急症 ——

祝师曾给我讲述过他在云南工作期间治疗发热病的故事，亦很精彩。

祝师在云南工作期间，主要是为修筑昆洛公路的工人服务。大家随工程进展而频繁移换居所，沿途多为原始森林，林木遮天蔽日，其间山岚瘴气不断，时有山洪暴发冲断道路，工作昼夜不分，常有食材、日用品以及常用的急救药品不能及时运送上来，经常会有盐巴就米饭的状况。工作人员普遍营养不足，脾胃虚弱者多，工作强度大，身体免疫力下降，加之气候寒温的变化无常，急性发热类传染病对筑路工人身体健康屡有侵犯。

1953 年 5 月间，医院门诊突然出现一种症状极为类似疟疾的传染病，发病人群甚众，且迁延日久不愈，病程长达一二十天。其症状初起恶寒身痛，继之发热 39℃以上，虽然高热，患者手中、后背、脘腹部恶寒怕风，衣被相加则汗出如洗，热退身倦，每次寒热发作两三个小时，过后患者虽无寒热出现，但仍是气短懒言，面色晄白，头晕倦怠，昏昏欲睡。

西医化验无异常，不支持疟疾诊断，但因症状极似疟疾，西医仍据临床表现给予奎宁对症治疗，症状改善不显。据证祝师采用柴胡类方等治疟之法治疗亦少有效果。患者日益增多，严重危及生命健康，修路工程也几近停工。

祝师作为工地医院负责人，其背负的责任可想而知，于是他不分白天黑夜在门诊病房紧张地工作，晚间亦住在医院，仔细观察疾病的发展状况，功夫不负有心人，祝师终于发现，尽管患者症状同异有别，但从中医角度诊视患者共性是从脾胃虚弱者征象为多，如精神萎靡，身倦恶寒，虽发高热，只有舌尖微红，脉虽有浮大，重按则虚而不实，且病至中期热象较初期为低，体温 38℃左右，随病程日久渐显脾胃之阳虚弱的征象。诸如神疲倦怠、头晕、气短、身热不扬、喜温畏寒、没有胃口等，这些现象几乎每个患者均有不同程度的表现。

据此，在病之初期祝师以藿香正气合理中汤合方加减，腹痛呕恶者加用苏合香丸。高热患者点刺尺泽、委中放血。病情中期用补中益气汤合小柴胡合方加减，同时针刺大椎、陶道、足三里、曲池。恢复期以补中益气汤加减收功，其见效之快，普遍规律性之强，远远超出预期想象。患者疗程亦由最长二十几天普遍缩短到 5~7 天，且病后体力恢复亦较满意。

被医生吓坏的病和把医生吓倒的病

—— 医患不交流，怎么能看病？ ——

现在看病过程中有一种倾向，不管是中医或西医，均存在过分依赖检查数据而忽略床边交流、淡化或忽略有病的人这个主体的现象。自古中国就有“看病、瞧病”这样通俗的说法。所谓看或瞧，一定是患者和医生之间，有一种合作关系。作为一名医生，在诊病之前，必须先近距离地接触患者，和患者面对面、口对口、目对目、心对心交流相关信息，不是“医生不看患者，患者不看医生”，应该是互相的目光和语言的交流。在求得对应后，才可有目的、有方向地寻求证据和证明的相关检查，而不是完全要让机器、各种理化数据去指导医生治疗。

检查数据虽属科学，但只可作为医生诊治疾病的参考依据，或判断疗效的佐证，不能完全依靠这些数据来确定诊断。试想，这些冷冰冰的数据、文字怎可能代替一个活生生的人，怎可能比患者本身传达病情更为准确呢？医生看病，开出十张化验单，如果有八张确实具有疾病诊断意义的，才说明这个医生的水平高。如果开出三十张化验单，返回来一张有问题的化验单都没有，阳性率（有问题的）太低，那就说明这个医生的水平太低了。医生一定要避免拉大网，把所有该查的不该查的全查一遍，过分依赖检查结果反而会干扰判断疾病准确性。

还有一种现象是医生很有名气，求诊的患者就多，为了加快速度，患者还没说完呢，一大堆单子就已经开出来了，此时，患者的病情可能已有变化而医生却不知道。等患者做完检查出结果，可能已经是一个月以后了。更有甚者，一旦遇到较为严重的指标，未将患者直接信息进行综合分析，就做出了涉及患者命运和生命前途的恐吓诊断，造成了人为的疑难病。现代医学的检查手段，任何检查数据的正确率都不可能达到百分之百，化验、试剂、B 超，任何一个环节出现纰漏疏忽，都有可能让过分依赖检查指标的医生做出“差之毫厘、谬之千里”的诊断。

不管是被医生吓坏的病，抑或是把医生吓倒的病，对于患者，都有可能因此造成极大的心理负担。

—— 一切皆有可能，找到疾病本质才是医者本分 ——

有位燕女士，30 岁，怀孕 28 周时，一天早晨突然出现无痛性的、大量肉眼可视的血尿，甚为紧张。于是在先生的陪伴下前往一家合资妇科医院，找到了一直负责其孕检的主管医生求诊。经过化验尿常规，红细胞布满视野，B 超检查膀胱处有一边缘不清的占位性病变。

这位医生为慎重起见，建议燕女士迅速到泌尿科请专家进一步排查病因。当患者夫妻向医生问询"以您的经验考虑，是什么样的病可能性大"时，这位医生说了一句话让小夫妻陷入极度恐慌之中："从 B 超图像的肿物形迹上看，不像'好东西'。如果确诊为恶性肿瘤的话，你们就要考虑是先终止妊娠，还是要先手术摘除肿瘤。"话虽不多，却可以想象得出，此事给这对年轻夫妇带来何等的压力和打击！于是这对青年夫妇怀着沉重的心情，又来到一家三甲医院的泌尿外科，托人找到一位此领域的权威专家，这位资深医生正在门诊看病，候诊患者特别多。他只是简单问了几句，直接拿起了燕女士带来的 B 超检查单图像和报告，略看了看就用笃定的口气说："你这十有八九就是恶性病变，只有尽快考虑手术了。"夫妻俩一下不知所措起来。

因患者与我有亲属关系，不得已之下向我诉说了整个求诊经过和自己此时迷乱无助的心绪。我听后对其进行了认真仔细的四诊合参，了解她每一个生活中的细节及感受，以及发现血尿前后有何自觉的异常情况等。

说实话，我确实没有找到患有恶性病的检查迹象。于是我对患者说："你不用过于紧张，我从临床症状和中医舌脉的诊断上，都不太支持你有恶性病变的可能。首先说你的血尿只有一次发作，且无任何先兆与尿血后的继发不适，腹中胎儿发育良好，孕检正常。你的饮食、睡眠、体重均在最佳状态。据你自己的讲述，尿常规的化验是在出现血尿后的第一泡尿中所检查的，此后再也没有化验过第二次。B 超也未再重新复查过。我认为，临床一切实验检查，都必须先从患者的整体情况出发，来进行综合考虑、分析，方可做出接近病情实质的诊断。仅凭一次 B 超检查，就断定‘准确’的诊断，有些太勉强了。况且人为的临床实验都会出现假阳性或假阴性的可能。还有机械检查和各种检查试剂，都具有其灵敏度和特异性的差异可能。同时各种检查的精确度，受到检查人员技术水平和机械设备综合因素的影响，也是在所难免的。在临床中，凡遇到可疑的理化诊断，都必须经过多次重复实验检查得到证实，结果才是可依据的。所以你大可不必太紧张。给你提个建议，我根据中医的诊断和你现在的状况，开一点中药调治一段时间，若病情未见复发和新的不适，你就可到另外一家医院重新检查，说不定一切正常，这都是可能的。”

从患者的神情上看，虽未能完全解除恐惧心理，但也释然了很多，前后服中药两周，未再见有肉眼血尿和自觉不适症状出现。他们去了一家国内知名的大医院，找到了一位极为认真负责的好医生，听了患者的报告，又做了极为仔细的物理诊断，除了尿常规与 B 超的复查，同时又补做了一些排除恶性病的相关实验检查，所有结果均属正常范围，未再见有任何异常迹象。医生还叮嘱患者两周后再重复一次实验检查并进行核实对照。患者做了定期复查，一切皆为正常。就这样，一场人为的虚惊风波过去了，但我内心却久久未能平复，临床上，类与此等状况，绝不属唯一情况！

还要说明一点，现在还有一常见情况，即患者将自己的体检异常指标上网查对结果，凡见到负向信息，造成紧张焦虑者亦不在少数，真是典型的自己吓自己。

这两个观点，具体解释起来，实则一个是被医生吓坏的病，一个是把医生束缚住的病。其实这样的故事在临床诊断中还有很多，已经在我脑海中打下烙印，久久不能释怀。很多看似不可能、现代医学不能解释的事情，确实存在于我们生活中。今天医学上认可的，将来不一定是完全正确的；今天不可能的，将来也许就变成可能了。我始终这样理解——一切皆有可能，寻据求源，找到疾病本质才是根本！我们也应以医生最本真的敬业精神，去应对越来越复杂化的疾病！

极平淡处极神奇

医生看病碰到怎么治都治不好，或复杂病看不好的时候，往往实际情况并不是所想的那么复杂。

比方说二甲双胍引起的腹泻。

曾经有个老太太，70 多岁，来找我看糖尿病、头痛、腹泻。老人的糖尿病经过西医治疗，吃着西药打着胰岛素，得到了相应的控制。来找我主要是看头疼和腹泻。之前虽然经过中西医数次诊治，但效果始终不理想。在我的几次调理后，头痛的问题很快就解决了，但腹泻的症状却一直存在。

五年后，2015 年，老太太又来找我，头疼病犯了。因为当时没治好腹泻，所以我印象很深，她刚进门我就问腹泻好了没。她儿子说不吃二甲双胍就好了。

当时那么多医生没治好，偶然有一次老太太的降糖药二甲双胍吃完了，药店没货了，十几天没吃药，这十几天都没有腹泻。老太太和儿子都是知识分子，有了大胆的假设，又求证了一下，果然，一吃二甲双胍又腹泻，停了这药，腹泻也就不药而愈了。

其实二甲双胍的不良反应有腹泻，医生都知道，但是实际过程中却忽略了。

最有意思的是一个小患者，小孩妈妈是我的铁杆患者。小孩因为腺样体肥大，大概三四岁的时候已经在儿童医院做过一次手术，但还是腺样体肥大，那么小的一个小孩夜里打呼噜能把大人吵醒，特别严重。父母带着小孩看过很多医生，都没有明显效果，他们也找我来看过，我也试过很多方法，虽然有效但总不能治愈。

后来，幼儿园放暑假，他们全家去了四川。小孩住了十几天就不打呼噜了，住了一个暑假竟然没有任何症状，回北京后到儿童医院检查，腺样体肥大、扁桃体肥大全都好了。

现实中有很多呼吸系统疾病，在北方症状明显，去海南等地就好了。这一类案亦有很多。

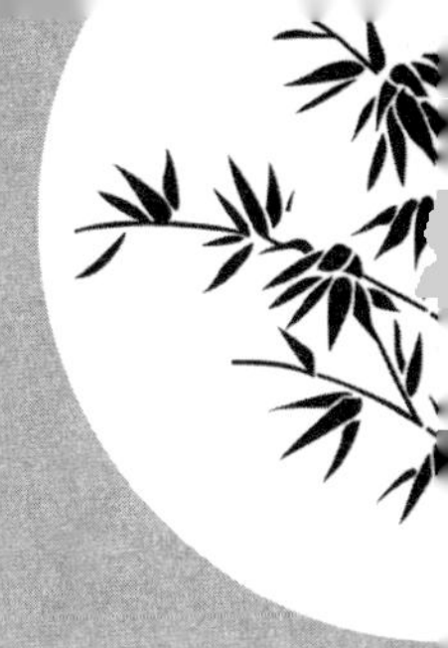

第六章　中医治病有特色

以人为主，为人服务

医学前辈张孝骞先生曾说过："疾病如其他事物一样，有着矛盾的共同性（一般规律）和矛盾的特殊性。共同性就寓于特殊性之中。疾病的特殊性也蕴藏着与共同性的联系。"中医的异病同治论、同病异治论、因人制宜、因时制宜、因地制宜，也是这个道理。每一个治疗的适应证、禁忌证，以及如何应用、如何评估效果、如何肯定疗愈机制等，都必须根据客观资料，权衡轻重缓急，在具体条件下做出具体决定。既不能单凭经验，也不能盲从书本。

——薛钜夫

中医无限接近疾病实质的科学方法

—— 同病不同人的辨治：因人制宜 ——

同一种疾病发生在不同人身上，因先天体质、生存环境、生活习惯、社会工作、家庭状况、情绪性格等诸多因素的不同，在临床表现也多有差异。但尽管如此，既然同属一病，就必有相同规律可循。又因有个性化的差异，所以要想无限接近疾病的实质，就必须既要解决疾病的共性基本矛盾，又要充分照顾到患病主体——人的个性化条件这一对主要矛盾。

如糖尿病患者，在西医诊断同属胰岛素分泌不足的类型，如果发生在一位中老年男性身上，除了血糖升高外，还可能会有性功能下降的症状；但如果发生在一位中青年女性身上，就可能引发月经量减少的病变了。所以在治疗过程中，既要有解决共性（高血糖）的方药，还要有各自不同的治疗方法。再如同一疾病，发生在不同年龄段，其治法也会有所区别。在此仍以糖尿病为例，如老年人脾胃功能已经虚弱，所以稍微食用不易消化的食物，就容易引起血糖的波动；青壮年活动量大，容易伤损筋脉经络，所以常会出现外周神经病变的并发症；中年多情欲过度，易引发生殖系统病变。

总之，疾病的基本矛盾常会因人的特异因素而发生诸多同中有异的个性化现象。再如不同人患有同一种疾病，因性格、情绪的个性化差异，所以治疗方法除了针对病症的基本矛盾外，还应辅以转移精神、调整情绪等心理疗法以期改变，改善人体脏腑功能的失调。关于这种精神情绪的调节方法，《黄帝内经》称之为“移精变气”。所以医生治病，须时刻谨记，既要治人的病，也要照顾有病的人。这就是中医所讲的因人制宜。

医学前辈张孝骞先生就此曾有精辟论述：“疾病如其他事物一样，有着矛盾的共同性（一般规律）和矛盾的特殊性，共同性就寓于特殊性之中，疾病的特殊性也蕴藏着与共同性的联系。”同一疾病用同一治疗方法，在某一患者身上有效，在另外一个患者身上可能就无效；在病的某一阶段有效，在另一阶段可能就无效……每一个治疗的适应证、禁忌证，以及如何应用、如何评估效果、如何肯定疗愈机制等，都必须根据客观资料，权衡轻重缓急，在具体条件下做出具体决定。既不能单凭经验，也不能盲从书本。中医的异病同治论、同病异治论、因人制宜、因时制宜、因地制宜，也是这个道理。

—— 同病不同季节治疗方法有不同：因时制宜 ——

中医认为：同一疾病发生在不同的季节，由于感受的病邪（致病诱因）不同，用现代医学的语言讲是病原体不同，那治疗方法自然也应有不同。即使同一病原体，也会因季节不同，危害人体的毒性强度有所差异。

如大家都很熟悉的感冒，发生在一年四季都会有所不同。秋冬季多因风寒；春夏季多因风热和暑湿，临床表现上症状也会相应地改变。如暑湿感冒多是胃肠症状，风寒感冒多是呼吸道症状。即使同一病原体致病，也会随季节变化而有所变异。

—— 同病不同地域的治疗方法：因地制宜 ——

因生活的地域不同，人的体质需求与不足也是中医在治病时要考虑的重要因素之一。在中国古代，人的居所是相对固定的，一家几代人都长期在某一定地域生活劳作，因其地理环境条件的不同，居住、饮食习惯以及体质都有所差异，故其发病也常有地区性，所以即使患相同的病，在治疗方法上也就有所不同了。

如今由于人口流动性较之以前增多，东西南北甚至世界各地，文化交往发达，致使生活习惯、饮食居住等差异都会动态变化而缩小，除少数地区尚有地方病外，多数疾病都常带有普遍性。患病的成因较以前的单一生活影响因素，也更趋于复杂化。但是从中医理论来讲，整体观，动态变化观，个体观仍然存在。故中医的整体观念、辨证施治、因时、因地、因人制宜等仍然是医学治病所需要遵循的客观法则。

—— 同人同病不同阶段的治疗异同：因势制宜 ——

中医在治病时有这样一句名言，叫作“方随证转”。大意是在治疗某一疾病时，因某种诱发因素，原来病尚未治愈，临床表现发生了新的变化，或是某些临床症状痛苦已经消除了，就应该减去相对应的药物，或是原有症状减轻，又有新的症状出现了，这时就应随着增加的症状再加上相对应的方药。

中医认为，病在不同阶段，病症的基本矛盾和主要矛盾常会发生变化。在此仍以糖尿病为例，在患者漫长的病程中，我将其分为功能代偿期、功能失调代偿期、功能衰竭期、器质损伤期等不同阶段。在现今，对于那些相对固定在某一地域生活的人，在治疗保健方面，仍要遵循其生活习惯、气候环境影响因素，以此作为重要的参考条件，方能更加适合患者的特质。相对而言，对于那些经常异地流动生活的人，则要以他的生活习惯和衣食住行习惯特质来参考确定治病的方案。

在不同阶段时期，都会具有其矛盾的特异性。如糖尿病患者由于治疗的方法有误，或治疗得不及时，就会出现新的并发症。诸如出现心脑血管病或心肾等并发症以后，糖代谢的基本矛盾仍然存在，但致病的主要矛盾却有所转变了。所以在治疗方法上理应有相对应的改变，才可以更加接近病情实质。

在临床中，中医还有一种方法，叫作“效不更方”，意思是在治疗过程中，十分顺利，原有病证逐渐减轻，始终未见有新的逆变病证。这时就采取同一药方治疗，不必改变方药。也称其为“一方贯穿到底”。

总之，在治病过程中不可拘泥于一方一法治一病，一切皆以患者客观需求为宗旨，该变则变，该守则守。

—— 同病的综合治疗手段：多管齐下 ——

中医治病方法有针灸、导引、按摩、理疗、服药等诸多方法。在临床中有两种情况：一是医生对某一方法的擅长；一是患者对某一种或几种方法乐于接受。所以在患同一种病，因其上述客观因素分别采用不同疗法，或综合两种以上方法治疗同一种疾病，只要把病诊断准确，方法适宜，均会见到好的疗效。如对于顽固性失眠，针灸、按摩、服药三法合治，效果一定强于和迅捷于单一疗法。

好医生别被“套路”套住

—— 走出自身已有经验的窠臼 ——

大凡一位有几十年临床经验的医生，都会有自己相对熟练的诊疗思维方法，以及成竹于胸的治疗各种疾病的经验套路，让其自感得心应手，屡得佳惠。久而久之，这些经验不断在临床重复验证应用，就逐渐形成了医生个人诊病特色。因此，医生本人相对熟悉的那些疾病种类的患者群，自然而然也就形成了。这对求诊患者能找对擅长看自己病的医生，无疑是最大的福音。但对医生而言，也就会因长期重复熟悉的经验套路，而一旦出现超出其范围的时候，总会难免有一些在诊治疾病过程中出现的思路僵局。有时甚至会出现医生本人百思不得其解的某一病例，换了另外一位医生，用了一个很简单的方法或过程，就轻松愉快地治疗好了的情况。

究其原因，还是因为医生受到了自己经验套路的局限。所以，我认为，作为一名好医生，不但要有炉火纯青的疾病规律辨识本领，还应具有在诊治过程中，时刻都在保持头脑清醒，调动应用疾病个体化思维的程序，只有这样，才可能尽可能地接近疾病发生发展的实质，从而形成正确的认识判断，寻求出相对准确的治疗方案，扩展医生自身的学术视野。作为医生，也只有在终生坚持的学习和思悟累积过程中，不断提升自己，才可能成为能跟上时代进步与需求的好医生。

此外，作为一名好医生，不但要善于继承和掌握优秀传统学术已成系统理论，还应通过临床思考、体悟，来不断寻求新的突破。祝师曾说："对待中医古籍，要有发隐就明、敢于创新的精神，不要只会循规蹈矩，不敢越雷池一步，似乎古人怎么说，我们就怎么用，古人没有说的，我们就不敢用。这样思想就会被束缚在书本中，事物也不会有发展了。"

—— 既要坚守传统又应突破僵局 ——

例如，传统的中医理论认为，女人一旦怀孕后，生病是忌用行气活血药的，尤其是对那些习惯性流产或有流产先兆的孕妇，则更应是以益气养血、清热益肾之法保胎为常规。

曾有一位知名西医妇产科专家，接诊一例从农村远道而来的女性患者，患者是因习惯性流产来求诊的，迄今已经连续六次大月份流产，心理创伤与身体上的伤害让她苦不堪言。面对患者亟待解决的问题的期待，妇科医生在详尽检查后的答复是目前没有特别有效的办法，建议以后怀孕后在出现流产迹象之前，就把子宫口缝上。但患者对于这种方案从心理上不太接受，于是只能先回家了。

有意思的是，过了一年多的时间，这位患者抱着孩子来找当时给她看过病的妇产科专家，告知自己在百般无奈的情况下，经同村热心街坊介绍去一位农村老中医那里，开了个方子，吃了一段时间，居然把孩子给保住了，至足月顺产一个男孩，且身体健康，现在已经一百天了。这位患者希望妇产科专家以后可以用这张方子去帮助更多容易流产的患者。另外，还希望妇科专家给看看这小孩身体有无异常。妇产科专家一方面对保胎成功感到很惊奇，另一方面看到患者不远数十里，专程来向自己善意告知这一意外的好消息，并且还将亲历有效保胎药方赠送给自己，希望能去造福更多的患者而深受感动。

妇产科专家是西医名家，因其具有博大的学术胸怀，再加上被患者的诚恳态度所感动，于是带着这张药方找到我的老师祝谌予先生当面请教。

祝师看过药方说，中医怀孕保胎，常规上一般将行气活血药物列为妊娠禁忌，但这张方子却主要是行气活血药，如木香、当归、赤芍、益母草、川芎等药组成。祝师仔细揣摩方药组成精义，以方测证。然后再经临床中对照观察，确实发现有一类容易习惯性流产的孕妇，存在着气血瘀滞的指征。

祝师在采用中医辨证的基础上，结合病史调查回顾，凡符合该方义理的患者，再随症加减，均收到了满意效果。祝师尝言：作为一个医生，治病不仅需要知其然，还应要知其所以然。既然中医临床应用有效，是否经现代药理学实验亦可找到科学支持的理论根据呢？后来祝师与协和医院著名药学大家谢少文教授合作研究，最后发现，该方确有一个奇妙的作用：它可以改善人体自身免疫抗体。

随着临床用药的深入与治疗经验的积累，祝师对该方进行了临床进一步研究观察，据其机理，逐渐延伸到治疗不孕症、习惯性流产、新生儿 ABO 溶血症、糖尿病等有自身免疫抗体者，都可以用此方加减治疗，确有效验，但前提是，需要在中医辨证确属存在气滞血瘀证候的依据下应用。

类似的案例还有很多。作为一位医生，在临床诊病过程中，一定要详审明辨疾病的发生发展关键所在，既坚守宝贵的传统精华，还应有突破成规套路僵局的勇气与能力。当然这需要经验的积累与严谨的探索研究精神。我认为这也是医者临床思考的重要课题。

—— 辨证治病，切忌先入为主 ——

为了避免思维陷入“程式化”，还有一点是很重要的，即哪怕是前医已成定义的诊断，也不可过早进入先入为主的惰性临床思维状态，亦不可不重新审视调查，多方求证。

我们任何一个临床工作者，都不可避免地会遇到一些患者，已被多家医疗机构或医生明确诊断为某一种或几种疾病，且证据确凿，甚或按已确诊某种疾病服药有效，只是未能从根本上解决问题。我在临床诊病过程中，总是喜欢对已经确诊为某种疾病的患者，再重新进行病史及治疗过程的仔细调查，以期有新的发现，从不同角度找出与疾病相关的蛛丝马迹。此法并非为了否定别人珠玉在先的成熟诊断而妄图去标新立异，以显示自己高明，而是因为很多时候，我自认为成竹在胸并且认为能治好却未治好的患者，换了另外一个医生，用了很简单的治法，就巧妙地给治愈了。本来一个诊断很明确的疾病，经历很多医生治疗，所有相关方法都用上了，也只能是维持现状，或处于应付性治疗，诸如此类现象，迫使我进一步思考。

后来偶然读到著名医学前辈曾昭耆[①]教授的《防止思维程式化》一文，让我大受启发。文中有这样一段话：“七十年代中，我了解我们医院有两位年轻医生因

---

① 曾昭耆：现任北京医院心内科教授、主任医师，卫健委北京老年医学研究所研究员，中华医院管理学会医疗质量管理专业委员会常务理事，北京市卫生局全科医学工程办公室顾问，北京市社区卫生协会顾问委员会主任，担任中华全科医师杂志、中国医师杂志、临床误诊误治杂志、中国全科医学、中国社区医师杂志、中国实验诊断杂志的编委和顾问。

‘肝炎’已经全休了好几年，被长期隔离，营养、休息。因历次絮状试验及浊度试验均显示肝功能‘不正常’，故所有医生均维持原有诊断和处理。在查体中我发现，他们俩都较为肥胖，有高脂血症，考虑由于血脂高，上述‘肝功能检查阳性’的意义值得分析，很可能是脂肪肝。超声检查结果也支持我的推断，故建议他们恢复正常的工作与生活。这两位医生至今肝脏未再出现问题。但当时却有医生担心我‘太大胆’。这种担心无疑是友善的，因为通常‘摘帽’要比‘戴帽’担更大的风险，这需要临床医生有胆有识。”

我对此“胆识”的理解是，应该先通过培养临床细心观察的习惯，再经多维思考过程，从而形成犀利的眼光，才可能发现疾病中不容易被发现或容易忽略的细节。这就是此处“识”的概念。换句话说，只要具备了“识”的眼光，把疾病本质看清楚，自然会成竹于胸，“有胆”也就是自然而然的事了。自此后，凡在临床中遇到诊断明确、疗效欠佳的病例，我都会很自然地启动自己对该病病机规律同中之不同处存疑，在不同中寻求修正疾病证候群的重新整合思维程序。虽不是每弹必中，却也屡有突破自己经验套路僵局、洞悉病机中的本真景象之收获。

有一位经多家权威医院诊断为多囊卵巢综合征、子宫后位的女性患者，近三年来均依靠西药人工周期疗法，间配以中药、针灸等综合治疗病症。为了能尽快受孕，患者还同时服用促排卵的药物，经卵泡监测，行三次试管婴儿手术未果。人工周期虽能维持月经来潮，但经量越来越少，患者身心因此陷入了极度悲忧之中，对生活失去了兴趣。不得已，家人和患者本人均放弃了想要小孩的想法。

来找我求诊时，她的丈夫一直在诉说前后治疗经过，我则对各种检查单据反复对照比较，无意中我发现患者不自觉地用舌头舔嘴唇，我下意识地问其是否有唇干的不适，患者回答说：这一症状已有近五年了。出于本能反应，我用手背触及患者两手，发觉其手心干热，观其舌尖有小面积鲜红和散在小瘀点，舌质淡嫩，苔白，脉左沉细弱，脉右沉细涩，完全是冲任气血虚寒兼瘀之征。遂问其是否曾有大月份流产的经历，听我问至此，患者及其先生均有些惊讶！

患者说道："薛大夫，您是怎么知道的？我在五年前曾怀上一个孩子，孕后二十周的时候孕检发现胎儿有畸形可能，不得已做了引产手术，当时出血量较大，还输了血。自从做完手术后，我就再也没有缓过来，一天到晚头昏脑涨的，而且每到傍晚，还浑身发热，量体温却不高。每次来月经时就小腹急痛，下坠想大便。还特别容易感冒，每次感冒头晕就会更厉害，必须卧床休息，这种头晕的症状才会缓解一些。"通过患者对病史的叙述，结合临床脉诊与舌诊所见，我认为其病当属中医所讲的冲任血虚，阴不能涵阳，阳浮于上。症见：傍晚发热；少腹有瘀血，则小腹下坠里急疼痛；血瘀成燥，则手掌心干热，唇干口燥。遂处以温经汤方药予以温经散寒，通脉活血；兼以补益中州，达养血益阴之效。同时嘱其再去上级妇产医院检查，有无"希恩综合征"①可能。通过与患者夫妻仔细深入地沟通交流，我告知他们只要病因诊断清楚，治愈是大有希望的。患者服药两周后复诊，前述症状均见改善，并带来了妇产医院检查结果，确诊为希恩综合征，多囊卵巢属继发性病。诊断清楚明了，治法自然思路明确，加之患者情绪转佳，对治疗有了信心，极其配合，所以治疗过程顺利，一年半后，患者喜而告知已孕，至足月顺产一男婴，全家自此喜乐融融。

上述案例说明，我们医务工作者在临床过程中始终应保持谦虚谨慎的态度，力争在"无疑处存疑"，克服先入为主的主观思想，对疾病的细枝末节不能轻易放松，做出正确诊断只是诊疗工作的开始，不能看成是完结，还需在不失细节中发现疾病与有病者的新现象、新问题，及时修正治疗方案，使之更为贴近疾病的实质性矛盾，从而形成善于突破经验性套路僵局的思维习惯，当是医生必备的职业本能修养。

① 希恩综合征：由于产后大出血，尤其是伴有长时间的失血性休克，使垂体前叶组织缺氧、变性坏死，继而纤维化，最终导致垂体前叶功能减退的综合征。

病历、处方应该让患者看得清、看得懂

我独立行医后，经常会听到患者说你们医生写的字不太容易认识。的确，现在有些医生不太注意处方的文字书写规范，写出的字如“鬼画符”一般。还有的医生故弄学问，把金银花写成“二宝花”，甚至还有医生故意写些张冠李戴的药名，让患者只能在自己所在医院买药。但每次面对患者对于可能认不得医生字的疑问，我总会很负责任地告诉患者：“我的字，你一定会认识。”

这一习惯是我随祝师抄方时就已经养成的。

在随祝师侍诊抄方时，我们中有的学生在患者较多时，字迹就会写得潦草，但每看到药方某一味药，或者药物的剂量写得不够清楚，老师就会拿起笔用颤动的手描写清楚（祝师年轻时受伤，晚年写字手有颤动）。

我现在收存有祝师早年、中年和晚年等不同时期的手书处方，可称得上是医生处方的范本。他老人家的字，每一笔都认认真真，几十年都是用楷书写药方，很工整。祝师常说：“如果医生不写清楚处方，司药的人就会猜你写的是什么药。假若没猜准，抓错了药给患者吃，其后果不堪设想。”祝师就是这样对患者时时保持高度责任感，处处为患者着想。很多看似与医疗无关的小事，都能看到老师这样的名医风范。作为一名好医生，只有具备仁心，才可能有仁术。

我在临床书写处方时，还有个特别深的体会。每当一笔一画写字时，心就静下来了，脑子里的虚灵自然就涌现出来了，思路准确性就高，疗效多为满意。而如果一张药方写了改、改了写，心里乱糟糟的，头脑也很难安静下来，其结果是可想而知的。

病历也是如此，祝师常对我辈讲：“病历记录一定要翔实、准确、全面。”有时因求诊患者多，而诊疗信息记录过于简略，祝师会及时提示学生：“一定要把患者这句话记上。”或者对学生讲：“下次复诊时注意观察患者‘××’症状变化。”遇有此类情况，我都会在病历记录上予以标注。这些都成了我诊病时的习惯，也是我要求我的学生要做到的内容，其目的就是保障诊疗思路的连贯性，避免每次复诊时治疗方案出现偏差。

对于患者来说，每次看病都可能会或多或少有一种恐惧心理，如果患者病情不重但患者不了解，患者就会平添许多不必要的担心。所以，作为医者，应该让患者对自己的健康有所了解，如果病历交代得明白，把怎么吃药等注意事项都写得特别清楚，患者就会安心很多。

现在我对学生们也是这样要求的。我的学生中，他们的病历从语法上可能还不够美，但文字清楚方面我是绝对严格要求的，这是作为医生最起码应该做到的。

中西医参同是医学发展的大方向

我认为，未来中医发展的方向，中西医参同是其中的重要内容之一。中西医参同是新一代中医必走之路，之所以这样说，是我在数十年的从医过程中的一些思考和探索。

—— 中西医参同是客观需要 ——

我自 16 岁初识祝谌予先生迄至 1999 年老师仙逝，整整 30 年。初入师门是从读先生医论、医话、医案开始，随后有幸亲目祝师诊病风采，得耳提面命之熏染。沉浸愈久，愈能体会出老师人格的平实和学问上的卓识与神奇。尤其是祝师寓合于中西医观中的临床疗效，充满浑朴之美，更是让我如醉如痴、沉湎其中。每每享受神融意会的思趣，时时引发我追寻当然中的所以然。

我在随祝师临床侍诊中发现有一现象：有很多疾病，在古中医典籍中没有针对的治疗理论和方法，甚或有些疾病是西医诊断清楚了，但亦无良法可医的，如肺泡蛋白沉积症、肾功能衰竭的尿毒症、各类癌症放化疗引起的继发症等，经祝师以中医辨证施治为主的方法治疗，每每能获得中西医两种理论体系标准证实认可的疗效。祝师认为，辨证施治是中医理论的精华，它可以无限接近疾病发生发展的实质，因此他大胆提出“中西医结合，切记辨证施治”这一既不失中医特色，又能自然融贯中西医理论的科学方法论。在我随先生数十年的临证中，屡屡亲历其中的美妙。

曾有一位吴女士，47 岁，患功能性子宫出血已六个月。其间曾经到北京某医院妇科刮宫病理检查，确诊为功能性子宫出血，化验性激素水平明显下降。

求诊症见：月经淋漓不止六月有余，面色萎黄，口唇淡白干燥，饮水亦不见缓解，晨起面目微肿而有胀感。患者自述：“两手掌心自觉热烫。时逢冬日，还须手扶凉墙为舒。曾多方请中西医会诊，其效甚微。两次行刮宫术治疗，同时给予激素补充疗法，均是开始两月还可暂时控制出血，三月后又呈现出血量持续增加，伴有大血块。又经检查血常规，已呈贫血状态，血色素只有 6.5 克，全血数值均有降低。全家为之焦急。现服黄体酮、替勃龙等激素药物，以图在体内分解模拟卵巢产生的雌激素、孕激素和雄激素，从而缓解因更年期激素水平不足导致的功血现象。其结果也只是血量减少，而不能止血。”患者因久病，已出现抑郁征象。

西医提出切除子宫的方案。患者对手术有恐惧感，又不能接受这个治疗方案，于是经人介绍，辗转求诊于祝师，希冀中医能给予有效治疗。祝师据上述病程经过及症状表现，结合患者舌质淡暗、苔薄白、舌尖微红有小瘀斑等征象，诊其脉弦细而涩，辨证为寒客胞脉，阴阳失调，给予温经汤加减治疗。用此方前后加减治疗月余，月经恢复正常周期，血量亦适中。

最为有意思的是，患者激素亦恢复至正常水平。传统中医理论认为，本方有温经散寒、通脉祛瘀、养血益阴、益气扶中等效果。祝师据其方义广泛应用于现代医学所诊“子宫内膜异位，功能性子宫出血，继发性闭经，不孕症，习惯性流产”等属中医宫寒血瘀证的患者，屡有奇效，并能有效改善现代医学中女性激素分泌水平失调的病证。祝师在临床中将古方用于既遵中医辨证，又得于现代医学指标验证有效的方药有很多，如当归六黄汤治甲亢，当归芍药散治尿毒症，升陷汤治肺泡蛋白沉积症，麻黄连翘赤小豆汤治疗过敏病……

受祝师启发，我一直在由形入神中探寻老师治病思维的所以然。经过我在临床中反复体验，寻谋得失，逐渐形成这样一种感知——中西医之间虽然存在着理论体系的不同，但两者首先在辨识疾病的信息上均来源于患者，最终目标也都是以解除患者痛苦和危害为宗旨的。

现在有太多案例证明，在用中医辨证施治方法的基础上去认知疾病，治疗疾病，所得实效常会与西医的病因药理相吻合。就温经汤一方而言，我的临床体会是不仅对中医宫寒血瘀的病证有效，而且还能有效地双向调节女性激素水平。高者可抑，低者可升。探其机理不是简单地补其不足，抑其过亢，而是通过促进调适自身机能恢复平衡来实现。在这一点上，远比单纯地通过补充激素水平来达到治疗效果，更具积极意义。

因此，祝师的经验给了我启发，采用中医辨证施治的方法，能获得中西医两种理论体系疗效证实，就说明中西医之间是有共通点的。用今天的话说，两者之间是有共同价值取向的。我们作为中医医生，对祖国医学这一伟大宝库，应当努力发掘，应用科学客观的思维和态度去深入了解临床实效中的所以然。

关于近年来中西医之争一说，应是中西医争鸣，而不应是厚此薄彼、顾此失彼，做一些无益的争论，更不应主观片面地只看对方不足，而言一方为是。我们作为医学工作者，应不断学习和探索如何提高医术，本着开放的学术胸怀，在不失己之所善的基础上，去吸收他人之长，为我所用，互为犄角，以期至善之果。

正如中医前辈萧龙友[①]先生诗云：

---

① 萧龙友：名方骏，字龙友。擅长治疗虚劳杂病，论治主张四诊合参。推崇《伤寒论》，重视七情内伤致病，医药并重。与施今墨、孔伯华、汪逢春齐名，世称北京“四大名医”。

“医判中西徒有名，天公都是为民生。学人何苦交相诟，志士终归要有成。友国维新真得计，吾华蔑古太无情。一兴一废关强弱，不敢相从要品评。”

先生在其诗注云：“医无中西，同一救人，不过方法不同耳。即以针而论，西医用药针，便则便矣，但与经穴毫无关系，如能按穴道使用，则奏效当更速也。中医用针灸，按穴道，调理气血，万病皆宜，且获奇效，不过精者少耳。国家如能提倡，不患崛起之无人，传法之不广。医学关国家兴废存亡，非同小可，吾敢断言，纯用西法，未必能保种强国，如提倡中西并用或有振兴之日，谓余不信，请以十年为期，国家如有意兴学育才，十年之后，中医如不能有成，鄙人愿受妄言之罪，即时废止，绝无异言。倘听其自生自灭，不之闻问，吾恐不出十年，中医绝迹矣。到中国之中医绝迹，而西医必将中法拾去研究，一旦发扬，华人又必转于西国求中法矣。吾念及此，声泪俱下，不知同道中人，做何感想也。”受先人这一学术思想的影响，激发了我对中西医学参同探异的兴趣和动力。数十年的读书和临床体会，让我屡屡悟到中国文化之“天下一致而百虑，同归而殊途”的浑朴之美，也更加坚定了我中西医参同的信念。

—— 中西医参同是患者所需 ——

医生治病水平的高低，最终是以临床疗效来评定的。既解除临床痛苦症状，又能恢复现代医学所查人体异常指标，从根本祛除疾病危害，提高人类生活品质，是每一位行医者的最高追求，更是每一位患者最为期待的需求。

在旧时，人们找医生看病，采用哪一种方法治疗，吃哪些药物，患者一切均听医生的安排，医患的信息交流是不对等的。而当今医患在诊病交流过程中，患者虽然不能像医生那样把自己确诊为某一种疾病，但有大部分患者都能说出一些中西浑然的语言和医生进行交流。

我在临床中经常会遇到这样的情况，当我问到患者求诊目的为何时，患者常用西医的诊断病名，或理化检查数据与我交流。比如，患者开头这样说：“大夫我今天来找您，是想看多囊卵巢的，现在的主要症状是月经错后、量少，还有慢性盆腔炎。现在正用激素做人工周期疗法，还有外用栓剂消炎。”话虽不多，但中西医诊病所需信息已提供得相对准确了。

最有意思的是，患者不仅能说出疾病诊断本质信息，有的患者还会告诉医生，你开的这是 ×× 方，我吃过，没有明显效果。有的年轻患者虽不能当时说出此类的话，但回家后会上网查询，对照医生所开方药是否对症。还有一种情况，医生把患者的月经周期调准了，月经量也恢复正常了，医生告知患者：“你这病恢复得不错。”有相当一部分患者会对医生说：“我昨天做 B 超检查了，医生说我的卵巢还有多囊现象。”诸如此类言论和故事不胜枚举。甚至很多患者说出的病名，或者诊断数据，作为医生的我，也需要回去查询相关资料，仔细思考后方能与患者对话。

对此，祝谌予老师说：“中医和西医是我国现阶段客观存在的两种医学体系，各有所长，各有所短。作为现代高级中医师，在努力搞好并提高中医专业的同时，再掌握一定的西医知识，是时代的需要。随着科学进步和医疗知识的普及，现在很多患者就诊时，满口都是‘冠心病’‘高血压’‘肝炎’等西医病名，甚至连常规化验单都能看懂。作为现代中医如果不具备一些西医知识，便适应不了这种种状况，很难在临床上得心应手。此外，中医学术要发展，就要借鉴现代科学仪器进行研究，也需要学习和了解有关西医知识，如此才可能跟上时代脚步，不落后于时代，不落后于临床，不落后于患者的需求……”

中医在临床中，应在不失中医特色的前提下，广泛吸收西医之长，补己之短，参同互用，才能发扬和提高中医学术水平。

—— 中西医参同是应时之需 ——

传统的中医诊病，即使是闻名全国的大名医，或是位于某地的名医院，其患者群也有相对的地域性。如北方的中医，到了香港，由于气候、生活习惯、风俗人情、地域文化等诸多方面的差异，医生在诊病时都要有所考虑。所以《黄帝内经》中有“异法方宜论”之说。其意是说由于久居地区的不同，所以同一病方亦有所不同。随着社会的发展和变迁，科学的进步，网络时代、交通通信等让世界性人群汇流已成定势，所以从人文到人类健康、经济、贸易、事业等诸多利益共同体的建立，尤其是我国近年来改革开放迅速发展，在全国任何一个地区都有五湖四海的人居住、生活、学习和工作。

社会发展进步，人类的健康保障当然是第一位的，所以，作为一名医生必须通过文化参同、中西医学语言参同、理念参同、方法参同、认知观点参同等诸多方面，方可切入人类健康汇融的服务需求。

—— 中西医学已成汇流之势 ——

中国文化，历来就有“天下一致而百虑，同归而殊途”的哲学思想。这也是世间一切事物发生发展的不变规律。自西医进入中国两百多年来，经过几代医学工作者在其理论和临床实践中的探研、争鸣、求同存异，现已逐步呈现融贯中西自然之势。中西医参同是发扬提高中国医学及学术广阔前景的明灯！

/ 从理真到术效的自然合流 /

理真方能术效。大量临床实践证明，对于同一种病，采用中西医两种理论体系的方法治疗，最终都能见到实效，这就是异曲同工的道理。既然有同工的结果，就说明人类一切疾病的发展和消亡存在着一定的规律，只有遵循这些客观的共性规律，方能克敌制胜。

中西医从不同角度去探寻事物客观规律的某一途径，所以没有孰对孰错，只是各有所长，亦各有所短，两者既不能厚此薄彼，更不能弃己之长、行己之短为能。如辨证施治是中医科学的自身之长，它是通过大量实践得来的真理，疗效是它的金标准。

正所谓事实胜于雄辩。作为中医，只有在扬己之长这一基础上去触类旁通地参同，去化融西医之长，才能为我所用所证。近百年来，通过几代中西医人的临床探索，逐渐显现出在中西医之间，虽然指导理论和体系不同，却在临床疗效、科学研究中有汇流的证实。下面讲一个师门三代的实案故事，来说明中医从理真到术效的自然汇流。

/ 师门三代同治糖尿病 /

众所周知，糖尿病是西医的病名，传统中医对此病的治疗，多参以消渴病的思路来治疗。根据临床表现，有上消、中消、下消之分，遣方用药也多有区分。但总的来说，历代医家皆以滋阴、清热、生津为纲。施今墨先生在多年治疗糖尿病患者中观察发现，多吃、多喝、多尿、体重下降的三多一少症状表现，仅为糖尿病的一个方面，更加不容忽视的是糖尿病患者大多具有气短神疲、不耐劳累、虚胖无力或日渐消瘦等正气虚弱的征象，这就说明了糖尿病患者尽管多饮多食，但大量饮食进入人体内后，没能为人体所用。

祖国医学理论观点认为，在饮食的消化吸收利用上，其功能主要在脾，血糖者，饮食所化之精微也。施今墨先生认为，若脾运失健，血中之糖就不能输布脏腑营养四肢，积蓄过多则随小便漏泄至体外。糖尿病者气虚之证的出现，系因脾失运健、精气不升、生化无源之故。脾者喜燥恶湿，一味应用甘寒、苦寒滋阴降火，常使脾功能受损，中焦不运，从而造成患者气虚更趋严重，病情迁延不愈。

因此，治疗糖尿病，除滋阴清热外，施今墨先生科学地提出，应将健脾补气作为关键一环，以丰富糖尿病治疗的方法。他说："肾为先天之本，脾为后天之本，滋肾阴以降妄炎之火，补脾气以助运化之功——水升火降，中焦健旺，气复阴回，糖代谢即可随之恢复正常。"

从简短的文字中可以看出，施今墨先生首先是用中医辨证的方法，从临床实际角度出发，将糖尿病的病因病机（理）分析得可谓是清楚透彻，然后将西医糖代谢机制用浅显的语言表达出来，清楚自然，全然没有主观的牵强推衍。其理自然是很简单的，就是因为中西医虽然用两种不同理论体系作为临床指导和应用的根据，但其结果都有良好的疗效，就说明两者之间有一暗流是相通的。最有意思的是，中西医不仅在医理上有相通之处，在其方药的实际应用上也有相互佐证的奥义。如施今墨先生首先在中医脏腑理论前提下，以辨证为基础，开创性地研究出两组对药（即四味中药）：黄芪配山药、苍术配元参。

临床实践纪实，这四味中药既可对中医气阴两虚、脾肾功能失衡的证候有良效，又可对现代医学的血糖、尿糖异常指标有明显恢复正常之功。原本只是在中医理论的支持下，选用这四味药去治糖尿病的，其结果使中医的证候改善了，现代医学检查血尿糖指标也改善了。若干年后，随着科学进步，经现代药理研究亦证实了其调节血糖、尿糖的功效。此事例可以说明两点，第一是中医治病必须用其自身的科学方法作为指导，切不可弃医存药；第二是在不失中医之长的基础上，在临床实践中找到自然与西医相合的结果证实，这当然是最好不过的。换句话说，作为中医，应西为中用；作为西医，亦可以中为西用，两者之间互用其长，互补其短，参同探异，方为治学之道。

“实践出真知”这句话的确是至理名言。祝谌予老师在多年的临床实践中，发现糖尿病患者多有舌象暗、舌下静脉瘀阻现象，尤其是糖尿病患者在临床多会出现冠心病、脉管炎、脑血管病、外周神经病变等，属中医气滞血瘀、气虚血瘀、阴虚血瘀的并发症，老师根据中医辨证，采用活血化瘀的方法治疗后，不仅血瘀得到了有效控制，患者的血糖、尿糖也得到了令人满意的改善。最为可喜的是，老师的这一发现与治疗恰与西医认为糖尿病有特异细小血管病变，以及部分糖尿病患者的胰腺血管有闭阻不通的现象吻合，从临床中发现到病理研究证实，中西医可谓是珠联璧合、自然融通。据此祝师在施今墨先生两组对药的基础上，开创性地增加了丹参、葛根这一组活血化瘀药物，取得了骄人的成效，至今已成为同道宗效的绳墨，开创以活血化瘀治疗糖尿病的先河。

我在临床治疗糖尿病时，首先是在中医理论基础上，继承了施今墨、祝谌予两代先师的经验，采用辨证用方、辨病选药的方法诊治。如证属气阴两虚者，方用生脉饮加师门降糖三组对药（以下简称降糖对药）。阴虚火旺者，方用一贯煎加降糖对药；燥热入血者，用温清饮加降糖对药；瘀血阻络者属气虚血瘀者，用补阳还五汤加降糖对药；气滞血瘀者，血府逐瘀汤加降糖对药；证属肝胆气郁、痰饮脾寒者，方用柴胡桂枝干姜汤加降糖对药……在上述辨证辨病的基础上，尿糖指标不降者，加乌梅、天花粉；血糖指标不降者，加人参白虎汤；有烘热汗出尿有酮体者，加黄芩、黄连、白术、云苓；女性有泌尿系统感染者，加知母、黄柏、扁蓄、石苇等，临床疗效均属满意。

/ 我在治疗糖尿病方面的自我突破 /

糖尿病有一型是属阴阳两虚者，最为难治。男性患者可见阳痿、生殖能力下降；女性患者可见卵巢功能下降、月经不调等症状，同时还可见尿毒症、眼底病变、高血压等严重并发症。病至此时，常是证型交错复合的类型为多，病情愈加复杂难辨。因此，我在临床数十年坚持探研此证，后来是一严重糖尿病案打开了我治疗这一证型的思路。

有一位 54 岁男性糖尿病患者，是改革开放后的农民企业家，从事对外贸易生意，可谓是生意兴隆，社会影响力和个人价值亦是如日中天。唯一让他苦恼的就是因劳累过度，患上了糖尿病。

患病初起阶段还好，每日注射适量的胰岛素便可控制血糖指标，也无明显不适症状，生活质量还不错。但随着时间的推移，事业发展的压力逐渐增大，该患者的身体状况逐渐下降，随着病情进展，胰岛素用量逐渐递增，身体自觉不适症状和检查异常指标也愈来愈多。他常常提不起精神，白天犯困，晚上入睡困难……最让他痛苦的是性功能的下降，他原本是一位对待家庭和夫妻关系很专一、负责任的男人，但却因此影响了和妻子之间牢固的感情，以致后来恐惧回家。

无奈之下四处求医问药，多数医生的回答都如出一辙，告知这是糖尿病的并发症，糖尿病治不好，这个病也是很难逆转的。因为这些现象在医生看来，好像是不正常中的正常现象，实在不足为奇。可对身患此病的人来说，在心理和生理上都是难以言状的苦楚。他每日注射胰岛素由 45 单位增加到 60 单位，可空腹血糖仍然在 8—10 之间徘徊。不适症状越来越多且严重，如由糖尿病眼底病变导致的左眼只有光感，右眼视力也由原来的 1.0 下降到 0.3，两下肢凹陷性水肿，两足亦出现瘀紫斑，不时疼痛，沉重到影响走路和睡眠质量，不仅性功能几近丧失，甚至连排小便也出现障碍，排不干净了。

后经人介绍，求诊于我。尽管病情如此复杂，但患者找我求诊的目的很简单："薛大夫，我今天来找您，只求您能帮我治好性功能就可以了。您千万不要笑话我，都病成这样了还这么好色！跟您说实话，别的痛苦我都能忍受，血糖用胰岛素控制，大不了多加些量。但现在让我唯一不能忍受的就是太太对我的不信任，总怀疑我外面有别的男女关系。因为我很在意她对我的看法，这么多年没有她对我的支持和帮助，我不可能有现在的事业、家庭和我个人的成功，还有社会地位。结婚二十几年来，我俩的感情一直很好，我知道她不信任我，并不是她不知道心疼我，而是她太爱我了，害怕失去我，现在像我这样身份的人，婚姻不稳定的因素太多了，再加上她在更年期，情绪变化也是不由自主。我发自心底地理解她，所以只要我活着，所有的痛苦我都可以承受，唯独不愿伤害她。"

患者言辞戚戚，让我颇为动容。本来我也想告诉他这些都是糖尿病导致的并发症，只有糖尿病控制住了，才有改善性功能的可能，但我知道，这是一张没有期限的空头支票。目前而言，不论中西医，能治疗糖尿病的方法他都用过了，病情还日益转向严重，说明完全恢复性功能是一件很渺茫的事情。我反复思考，实在想不出有何成熟方案来满足患者恳切的要求。

但受祝师耳濡目染，我又是一个不愿拒绝患者的医生，不由得日思夜想，陷入了思路僵局状态。最后还是我父亲的一席话让我茅塞顿开："病与证的关系，是矛盾的共同性与特殊性的关系。通常情况下，矛盾的共同性可能会是贯穿疾病始终的，但在疾病的不同阶段中，或因患者环境、体质、治疗方法、过程等诸多不同因素，不同患者都会有各自特异的变化，从而出现矛盾的特殊性。这种特殊性就会成为疾病阶段性的主要矛盾，这也是中医辨证客观意义的关键要点。此时只有在临床实践中才能得以揭示病证的病理机制。"上述话的大意是，糖尿病的基本矛盾已有西医胰岛素等方法控制，你不妨先以性功能减退、小便不利、下肢脉管炎等中医肾虚血瘀证候，作为患者糖尿病这一阶段的主要矛盾去切入，说不定会有意外的疗效出现。事已至此，也只有采取这个诊断性治疗的方法了。

我据患者中医脉证所见，为其开了一张补肾活血的药方，并一再嘱其原有西药治疗方案不变，以免糖尿病治疗失控而出现危象，只需把中西用药时间错开即可。先服一周中药，若未见新的不适，这个方子可以连服三个月再来复诊。服药的前两个月，症状并无明显改善，但患者还是坚持让我给予中药治疗。就在服药后第三个月的时候，患者告知我一个神奇的事实：有一天因工作忙，晚上睡觉前总觉得有一件事忘做了，到了第二天早上才想起来昨天忘记注射胰岛素了。但奇怪的是，若以前每天不定时打胰岛素，就会浑身倦怠，特别难受，可那天居然一天没难受，并且一觉起来，甚觉轻松。更让患者高兴的是，早上测空腹血糖仅 7.2，这是近两年来从未到达的血糖最低值。患者莫名其妙地高兴之余，想到可能是中药起了作用，于是将这一消息告诉了我，询问是否可以暂停胰岛素。说实话，这是我未曾料想到的结果，但既然有效了，不妨密切观察一下。就在停用胰岛素第十一天，患者的性欲出现了，并且有很好的晨勃，空腹血糖值 7.5，还算平稳。为了保险起见，我此时嘱患者暂停胰岛素，改用口服格列喹酮 30 毫克，日服 3 次，以期稳定血糖水平，继服前方中药，按此方法治疗五个月，患者的性功能居然恢复正常，十天到两周可以有一次正常的性生活，且无任何不适疲劳。

在随后的治疗过程中，前述诸症均得到有效控制。患者现如今已将近 80 岁，还未出现新的糖尿病并发症，精神状态尚佳。受这一病例启发，以后在这一证型的糖尿病治疗过程中，我多用此法，屡试不爽，其效益佳！

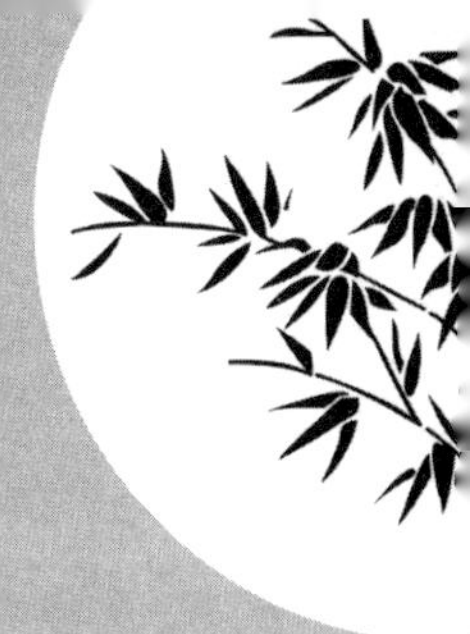

第七章　古方治今病

不断显新效，从来未过时

治病疗效是最重要的，但前提是要建立在尽量减少不良反应的基础上。自东汉张仲景以来，历代名家之名方，都是经过临床反复验证、极为有效之方剂，组方严谨，用当通神。我们应当向古人学习，细心体会和揣摩其组方原理。在不失中医核心理论的前提下，引申其义，使古方有新意，即所谓“古方今用”。

——祝谌予

中医的治病方法是经得起临床反复检验的

中医有很多古方都是前贤在临床上经过千锤百炼累积而来的，显示出卓越的疗效，时至今日仍屡用不爽，充分说明古方治疗今病是经得起临床反复检验的。

祝师曾经有两个病例。

有一个十来岁的小男孩，自幼尿床，6 岁前没有引起家长重视。没想到的是，越大尿床越频繁了，不仅家长常为此着急，小孩自己也很难为情，经治了几位医生，疗效不甚明显。经人介绍，求诊于祝师，祝师根据家长的述说，结合看舌苔，凭脉，给小孩开了一个小方，并告诉患儿家长："小孩吃了药后，晚间有尿就会频繁翻身，这时需家长唤醒他去排尿，几天后，他一有尿就会自己醒去排尿了。同时每晚睡前让他吃一两个核桃，过一段时间，他的夜尿就会减少了。"

一周后小孩复诊，家长见面就说："祝老您太神了，困扰了我们全家几年的问题，如您所说吃了两剂药，小孩有尿就频繁翻身，叫醒他后，一点也不迷糊。上完厕所躺下就又睡着了。原来可不是这样，我们叫醒他，他说没尿，但也不能马上入睡，情绪特别烦躁，刚睡着，又尿床了。吃完您 7 剂药，不但不尿床了，夜尿次数由原来的三四次减为 1 次了。您看我们还用继续吃药吗？"祝师告诉孩子家长："你们再抓 7 剂药，隔天吃 1 剂，吃完就可以停药了。随着孩子发育成长，以后就很少有夜尿了。”

祝师所用主方是《伤寒杂病论》里边的一张著名方剂——真武汤，是治肾阳虚弱、水邪泛滥的名方。但原方并没有治疗尿床的适应证，而且很少看到有医生将十几岁小孩诊为肾阳虚证、用如此热性药的。

祝师认为，原方是治疗伤寒过汗损伤肾阳的，小孩夜间尿床日久，必损及肾之阳气，且小孩为稚阳之体，尚未充实，此时扶助肾阳，一可治愈夜尿，同时还可恢复稚阳之弱，促使正常发育，其病自然治愈。病因清楚，道理明白，亦让我深得窍要。之后我用真武汤治疗老年性前列腺增生所致的夜尿增多或小便不利，均获理想效果。

有一位张家口的老干部，患有脑软化病，病因是十几年前曾患脑梗死，后经治疗，病情恢复尚可。祝师诊为气虚血瘀、肝肾两虚，处方是补阳还五汤加川续断、寄生、枸杞等药。治疗半年后，患者症状基本消失，一年后经 CT 检查，脑软化病灶未见继续发展迹象。这位患者直至 85 岁时突发心脏疾病而逝，未见脑软化症状复现。

古人虽只列补阳还五汤可治半身不遂，未云可治脑软化。但从现代医学角度来看，病位均在脑部，加之中医认为脑软化所现诸症，与肾虚血瘀有关，所以用补阳还五汤改善脑部供血，用益肾温阳以充脑之营养，中西医合法浑然一体，其症自愈。

受祝师经验的启发，我在治疗妇女月经稀发、多囊卵巢综合征等病时，根据西医对下丘脑 - 垂体 - 性腺轴的病因认识，中医肾主生殖发育的理论，用补阳还五汤加补肾中药，在临床中屡屡获效。

张仲景曾在其所著的《伤寒杂病论》的序言中自述其书“虽未能尽愈诸病，庶可以见病知源”，这也正好说明了古方治今病的基础便是对疾病来源的辨证。

举现在的放化疗为例。古代没有放化疗的治疗手段，但放化疗的不良反应表现病症古代是有的。放化疗往往是杀敌一千自损八百，在杀死癌细胞的同时也会杀死正常细胞。放化疗会对人体正常津液大量消耗，患者会表现出口渴。古方虽然没有治疗放化疗不良反应的药方，但传统中医认为，火邪伤阴可使正常水液减少，证明放化疗和古代火邪伤阴机理相同，于是就用古代治疗阴虚的方子，补充患者水液。著名方子“一贯煎”，有缓解和治疗放化疗不良反应的作用，正是古为今用的体现。

因此说，如何更充分地发掘和引申传统优秀古方精义，为现代临床所应用，是现代中医应该珍视和思考的一个问题。

中药用得不当也有不良反应

—— 中药用得不当也有不良反应 ——

有人问中药有不良反应吗？答案是肯定有的。有人认为，中药是天然的，没有不良反应，但其实如果量用得不合适，或者和体质不符合，或者药材不地道，都是有不良反应的。

祝师曾经就治病的疗效与不良反应对我有过教导：“治病疗效是最重要的，但前提是要建立在尽量减少不良反应的基础上。”

这一点我随师多年待诊中体会深刻，一个医生不管水平有多高，还是有很多病治不好。我随祝师侍诊抄方所见患者，亦会见有效果不明显的情况，但却很少见到吃了祝师的药后，又增加因药物引起的不舒服的现象。祝师这一心法自我从医以来时刻铭记，所以我在治病时总会考虑在祛除疾病的同时，尽量保护患者身体的正常功能和器官不受到伤害。

对此，我还有一个观点，有很多疾病不是医生用药给祛除的，而是医生通过药物的作用，帮助患者恢复了身体的正常功能，从而使疾病在体内失去了生存环境，而身体自愈。中医认为，当人体功能正常、气血和顺、阴阳平衡的时候，疾病是不得侵入人体的。我认为，人体自疗系统和平衡系统的潜能是超出人们想象的。我们医生常发现这样的现象，有了治好一些同一类疾病的经验，但再去重复这一经验，却不见效果，其中有很多时候，是因病虽医好了，但医者对其中的机理认识并不一定完全准确。这一点凡有一定临床经验的大夫，都会有类似的感受。

—— 不懂药材何以当医生 ——

地道药材是治病的疗效及对于不良反应的消除和减少的一个重要条件。真正的中医对于药材的地道性一直都是非常讲究的。

舅公朱佩经家的育和堂开设药堂之始有这么一段故事。七世祖中年行医时曾诊一伤寒患者，脉病均符合麻黄汤证，然连服三剂滴汗未出，病情不见改善。七世祖反复询问其家人，告知煎服方法及注意事项亦谨遵医嘱，于是随家人前往复诊，好在患者病情虽未减轻，也未见有加重之象，百思不得其解。七世祖要求患者家人可否将所煎药渣找来，查看一下。病家告诉七世祖，还有一剂药渣在药锅中没有倒掉，仔细辨认后，发现药中麻黄乃是凉席草所代，不是真正的麻黄。病家按原方去该药店再取一剂，证之确为假药。之后用同一张药方去另外一家药店买药，七世祖亲自陪同，取回家后监督煮药，确系无误，患者服二剂而愈。

此事过后，先生筹设药堂，严格挑选，炮制药材，并将看病时收集到的患者信息和药物的质量配制要求具而化之，每一环节均有极为严密的查验制度，对药品贮藏、保管也极为讲究。

如中药界有六陈之说，即有六种中草药需存放时间久些，有效成分才易煮出来，有不良反应的成分才能挥发掉。这六味中药是麻黄、陈皮、半夏、枳壳、狼毒、吴茱萸，均需贮存两年以上方可使用。

再比如，“橘生淮南则为橘，生于淮北则为枳”，这句话形象地解释了不同地方、不同土壤长出的药材功效是不同的。以贝母为例，按照产地的不同，有川贝母、浙贝母、土贝母、伊贝母之别，功效方面虽有清肺化痰、润肺止咳之共性，又有解毒散结轻重程度之差异，即同中有殊也。因此，面对不同的患者病症，要选择合适的药材，这就是对于地道的要求。

药材的地道性还包括对于药材炮制方法的要求。以枳壳为例，功效为健胃，而这一功效主要是通过其中挥发油的成分来实现的。现代药理学实验，用 10 克生枳壳和 10 克用麸子炒过的枳壳煮水，结果表明，炒过的枳壳挥发油成分更高。同一味药，不同方法炮制出来的有效成分是不同的。

再如芍药，各地都有芍药的栽培，但地道药材为杭白芍。这不仅是因为浙江的地理、气候环境适宜芍药的生长，而且长久以来，当地形成了一套关于白芍的栽培、采收、炮制的方法，使得杭白芍的药用价值高于他处。

总之，在用药方面，医生始终要坚持一个原则：治病疗效是最重要的，但前提是要建立在尽量减少不良反应的基础上。

小药方里的大智慧——桂枝汤的妙用

我曾将祝师用桂枝汤治病的案例进行统计并发现，在 45 种病里竟然都有桂枝汤的变化应用，如妇科病、消化系统疾病、神经系统疾病、免疫系统疾病等，其疗效至真至切。《伤寒杂病论》方有“覆杯而愈”之美誉，我在临床确有至深体会。我用桂枝汤治愈一例经期偏头痛（西医诊为血管性头痛）女性患者，病史 7 年，每逢经期，即出现颈项强痛，牵至脑中剧痛，家人告知，甚时常撞击墙壁，其状让人揪心。服止痛片后汗出，恶风，头痛加甚。我给予桂枝汤原方，又考虑患者病程 7 年之久，又在经期发作，应属血虚头痛，所以重用大枣 15 枚，补益津液，拟增血中之津，按桂枝汤煎服法。后患者自述，服药15分钟后通身微汗而头痛止。后连服7剂，至今10余年未发此病。患者曾说："我只知道中药疗效慢，不良反应小，没想到竟有如此快捷的效果。"

我随祝师侍诊遇一荨麻疹女性患者，自产后20余天患荨麻疹，其状在屋中关严门窗，仍觉有风袭入。身体暴露部分为显，出现片状无色皮疹，其痒甚剧，以手抚之即刻变红片状，皮疹增大，颇以为苦。病已3个月之久，遍服中西药，其效欠佳。祝师据患者脉证给予桂枝汤原方加用芥穗炭、白蒺藜等药，1剂痒减，3剂后未见新起皮疹，7剂而痊。

随着时间的推移，我在临床仍继续发现着桂枝汤新的效用。祝师说："桂枝汤的方义，各医家均以'解肌发表，调和营卫'来解。"个人体会桂枝汤实为健脾和胃调和营卫的强壮剂。调和营卫根于健脾和胃，因为胃主卫，脾主营。外邪侵袭人体受病，主要在于内因。《素问遗篇·刺法论》说：正气存内，邪不可干。《素问·评热病论》说：邪之所凑，其气必虚。都说明正气不足以抗御外邪而致病，正气即指脾胃之气，人体的正气虽赖先天之肾气滋生，但需后天脾胃之气来滋养。

"从药物功用来看，桂枝有解肌温、通经、通络作用。药理研究桂枝含有桂皮油，能促进唾液和胃液的分泌，帮助消化。《本草纲目》载白芍有'安脾肺，收胃气，理中气、治脾虚中满的作用'。药理研究白芍能抑制胃液分泌，桂枝伍白芍能调节胃液分泌（前者促进，后者抑制）。《本草纲目》载甘草用于'温中下气，烦满短气'，'缓气乏，养阴血，补脾胃'。药理研究甘草有解痉和抑制胃酸分泌作用。生姜温中散寒，健脾止呕，助桂枝以行卫气。大枣调补脾胃，益气生津，助白芍以和营。桂枝汤中五味药，无一不是对脾胃起作用。

"再从枝枝汤变化出的方剂来看，如小建中汤、黄芪建中汤等方也都是温中健脾的方剂。因此我认为，桂枝汤之和营卫源于健脾胃，是扶正强壮剂。根据古人用桂枝汤的提示和我对桂枝汤的理解。在临床使用上：①对一切因脾胃虚弱所引起的疾病，均可以用桂枝汤为主方；②治虚人感冒；③夏天还穿棉衣者；④小儿无虫积，但能食而体虚日瘦者。"

祝师就是这样在继承的基础上发扬，找到中医经典的优秀部分与现代科学的结合点，熟读中医理论、前贤著作，在以其主旨为指导的前提下，寻找现代医学对它新的认识。

对历代使用重复率高、疗效明确，并且随着时代进步，不断发现新效用的每一个古方、每一味药都这样去解析、去应用，读书与临证相结合，医学自然会与时代需求发展相统一。这些都是我在随老师写临床经验观察和使用中体会到的。我现在也和祝师一样，自己在读书中不断认知、体悟，我读懂了、应用了、有效了，再传授给我的学生们，对我读过了但还没有应用、应用了没有效果的部分，存疑，进行进一步思考与研究。在应用有效之中继承，在继承中又发现新的疗效，给予新的观点补充。将既符合中医临证思维方法，又有新的科学依据证实的经验、理论，无私地传承下去，是我毕生的乐趣与责任。桂枝汤一定还有我们没有发现的功用和机理，我辈还会在先师们优秀的传统思维方法指导下继续探索和研究。

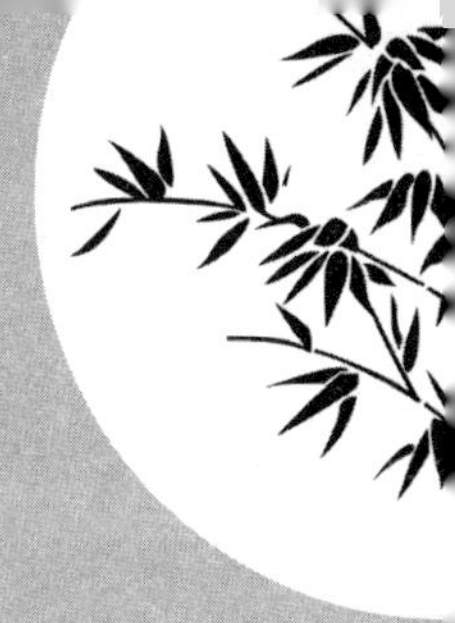

第八章　治未病与亚健康

中医有其天然优势

是故圣人不治已病，治未病，不治已乱，治未乱，此之谓也。夫病已成而后药之，乱已成而后治之，譬犹渴而穿井，斗而铸锥，不亦晚乎。

——《黄帝内经·四气调神大论》

体检，你了解吗

—— 客观对待，科学预防 ——

现代人越来越注重体检，注重疾病的预防和身体的保健。人体是一个非常复杂的综合体，单纯的体检有时候并不能完全准确地反映出人体的健康状况，那么，人们如何才能更为科学地认识自己的身体、更为科学地预防保健呢？

很多中年人平时没有什么不适，但是一体检，会发现体检的各项指标都有问题，如血糖高、血脂高、尿酸高等异常，但是自觉身体没有不舒服，这个类似于我们中医所讲的“脉病人不病”，那么，怎么看待这些情况呢？

首先要考虑指标是怎么来的？一个指标参考值的标定是通过抽取某一种群某一年龄段中一定数量正常的人，通过统计其指标数值的分布（一般是符合常态分布），得出在这个整体的正常人指标大致的范围，这就是参考值的来源。那么这里就存在一些问题。

一方面，参考值是一个概率，根据精度的不一样，其概率也不同。也就是说，有一小部分人群，虽然是正常人，但是其指标是不在这个范围内的。我们临床上有时候也会碰到这样的人，比如说成人血压参考值是 90~140/60~90 毫米汞柱，但有一些人血压一直是 150/100，却没有任何不适，常年的监测也没看到有什么进展或者并发症的出现，并且也能达到高寿。那么我们就可以说这个人的血压是正常的，这个是概率之外的正常人。

另一方面，参考值是有种族限制的。比如黑人、白人与我们黄种人种族不一样，那么在一些指标上、疾病谱上也是不一样的。西医主要是从西方得来，一些指标对于我们来说并不完全合适。当然，随着中国现代医学的进展，一些指标也在根据我们人的种群特点做出修正。

还有一方面，参考值是有年龄段限制的，我们一般用的都是成年人的指标（一部分儿科的除外），对于老年人也是如此，其实这是不合适的。有人统计了 686 例 50 岁及以上健康者的血糖、胆固醇、三酰甘油、高密度脂蛋白的测定结果，发现 50 岁以上老年人四项指标均比一般人高，机关人员均高于农民。这个结果表明，以往临床使用的参考值似不完全适用于老年人。一个很简单的比喻，血糖好比是汽车的汽油，一辆开了几十年的旧车的油耗比新车的油耗高一些是无可厚非的。

除了上面这些指标本身的限制外，指标的数值还和体检当时的身体状态有关，比如着急生气会影响血糖、血压，体检前一天剧烈运动，可能出现尿蛋白阳性等，这些指标异常不一定都是病态。还有化验的精度问题，这也是非常重要的一点，从采血到化验，其中有很多环节，比如运输血液的过程是不是有问题，比如化验试剂批次不一样、化验方法不一样，对于指标数值都有可能产生影响，甚至有可能是天壤之别！

另外，因治疗某种不适而使用的药物、保健品，或因偏食某种食品等引起的血象改变、肝功能异常等，均在所难免。所以，作为一名好的临床医生，一定不要只重看检查数据，就片面地确定诊断结果，而忽略患者有些行为的客观影响，这是特别要注意避免的。

要综合地看待指标的异常，短时间异常不一定就是病态。

—— 别被“指标”吓住 ——

人们究竟应该如何认识自己的健康状况，或者如何科学就医、及时预防治疗呢？就我多年经验，以下几种情况都需要注意。

/ 药物控制下的指标正常，不是正常 /

我有位同学，高血压十几年，吃各种保健品也不见好，后来“管住了嘴，迈开了腿”，体重从 170 斤降到了 130 斤，血压指标也正常了，但这是在药物控制下。他认为高血压已不药而愈，停用了一切药物。我建议他应在锻炼的过程当中逐渐减少药量，直到脱离药物指标能恢复正常为止。他不以为然，不料 20 天后，因急性脑出血去世。

在药物的控制下，即便所有指标都正常，也不可放松警惕。左手拿着药片、右手端着酒杯的糖尿病、高血压患者，认为自己指标正常，便“以妄为常，以酒为浆”，这是自欺欺人。

/ 有些指标是隐性的 /

我们身边可能会出现，某个人前两个月体检还非常健康，突然间去世。但是他们在体检的时候并未发现任何异常。

某副区长将赴美国考察，因患糖尿病多年，所以在出发前，住进某医院高干病房，做了心脏检查，指标显示心脏功能正常，但在飞机上他突发心梗，幸好那时飞机即将降落，他被迅速送往医院，做完手术才保住了性命。

临床能及时准确诊断出疾病的早期预兆和疾病的初始端倪，绝非一件简单的事，它需要医生通过对患者病史、临床症状、体征等诸多因素综合分析，然后才可以有方向、有目的地去做相关的实验室检查。但在临床中却常会有这样的现象，如患者有糖尿病的症状和体征，化验血糖等糖尿病相关指标却是正常的，有些医生就因此放松了患者可能患糖尿病的警惕性。结果没过多长时间，患者出现了严重的糖尿病症状，甚至还会出现糖尿病并发症。

类似这样的病种和情况是很常见的，其原因是，疾病是一个变化多端的过程，所以临床医生一定要把基点放在观察每一个具体的患者身上，密切、深入地观察患者身上健康信息的蛛丝马迹，才可能及时准确做出疾病的早期诊断。

正像西医学泰斗张孝骞先生说的那样："现在有一种偏向，就是偏重于多看文献，多听报告，重视实验室检查，忽视床边观察，这样是不能很好地解决具体患者诊断问题的。临床工作者就是要坚持不断在患者身上下功夫，要抓住这个重要环节。临床工作不像纯自然科学那样，可用公式定律来概括，因为有人的因素存在。"张老以此说明，在临床中，只要患者存在某些相关疾病迹象，即使检查结果未见异常，也不要放松警惕，还应定期追踪检查与疾病相关的临近信息。如长时间高血压患者，一定要密切关注心脑血管病的可能；有高尿酸、高血脂、脂肪肝的人，一定不要放松可能患糖尿病的警惕性；女性远未到更年期而月经量明显减少时，一定不要忽略卵巢早衰的可能；更年期突然出现不明原因出血不止时，即使检查指标未见异常，也要密切关注子宫内膜肿瘤的隐情。医者应用心观察患者的征象表现从而提高患者的治愈机会。

/ 无疑中找疑点 /

疾病的因果关系，是有隐显不同的，显者当然不用细讲，然而在临床中，常会有些从表面上看，对疾病的诊断条件已很充分，采取对应治疗也有明显效果，但离彻底治愈还有些差距。此时应在无疑处找到新的疑点，才可能有突破性的治疗佳效，这也是一般医生与名家的区别。

有这样一个医案，一位女士被判为"性病"，且得病之后反复发作，因不能彻底治愈而痛苦不堪，开始还可以用抗生素治疗，后来抗生素也没有效果了。这位女患者的精神压力可想而知，满肚子委屈无处诉说。她清楚自己是清白的，但所有诊断结果都支持"性病"是确实存在的，并且按这个冤枉的诊断结果去治疗也确有效果，只是解决不了病情反复的问题。患者为此已经处于抑郁状态。

她找到了祝师，祝师当时在协和医院的中医科专门开设妇科门诊，经诊断发现，她有糖尿病征象，只是患者不自知。祝师嘱其做糖尿病相关检查，经化验、检查，确实患了糖尿病。用了降糖药把血糖降下去后，“性病”便再未犯过。因为性病大多都发生在生殖器官，而生殖器官附近因为尿糖高、细菌生长快所以不易痊愈，妇女的炎症也会增多。之前的医生未仔细检查就给患者下了这样一个结论，幸亏有祝师妙手回春，不仅治疗获得佳效，患者也澄清了几年来所承受的委屈，精神状态自然也好了起来。

曾有位患者，做到了不吃肉、不喝酒、早睡觉，但血脂还是高，患者向我咨询，很是困惑。我问他是否爱吃干果、喝奶制品，他说他喝酸奶有瘾。于是，我建议他将酸奶减少，患者很有毅力，半年以后血脂就恢复了正常。

脉病人不病（准病）

所谓脉病人不病，有三层含义：一是患者没有任何自觉症状，经医生诊脉是异常的，医生虽有质疑和提示，但未能引起患者重视，所以我们经常会听闻或经历这样一种情况，有些人在平素没有任何自觉不适，给家人或熟悉的人印象也是身体十分健壮，却在短时间突发重病，或英年早逝；第二种是平日身体健康，偶感不适，看似小病去求医，却被医生发现已患危症晚期；三是身体自觉健康，在体检中却被检出病来。后两者亦属中医之脉病人不病范畴。学过中医的人都知道，中医之辨证，患者的自觉症状是重要的信息依据。假若患者无任何不适，中医在望、闻、问诊中均未见明显异常，医生却在脉诊中发现健康存在异常现象，又经现代科学检查得到证实，可以确诊为某一种疾病，或者是具备患某一种病的倾向，都可称之为脉病人不病。

有一次我随刘渡舟老师侍诊抄方时，来了一位45岁朱姓男患者，当患者坐定后，刘老用亲切和缓的语气问患者："您怎么不好啦？"患者的回答让人听了有点奇怪："我也不知道自己怎么不好了。"刘老笑了，接着又问了一句："那您有什么不舒服呢？"患者回答说："我自己没有任何不舒服，只是前几天单位体检，医生说我尿酸高（化验单标注尿酸613），得了痛风病，我不想吃西药，听说这病您治得好，我就找您来了。"这时刘老也没再说什么，只是宁神静气地为患者凭两手脉搏，看了看患者舌苔，然后嘱我记录了患者求诊目的，告诉我患者舌质淡嫩，苔薄白，脉两寸沉细，关尺沉弦，证属中气不足，升降失调，处以补中益气汤加茯苓12克、桂枝10克，嘱服两周后复诊。患者接过处方后，问刘老："刘老，您说我是痛风病吗？"刘老是这样给患者解释的："痛风是西医的诊断病名，我从您舌脉来看，属中医的中气不足证候，您可能平时有大小便不甚畅快的现象，只是没太在意。"患者听了刘老的话后，面带兴奋地说了一句："您这么一提我想起来，我确实还真是时常有大便解不净的感觉，小便尿完了总也滴答不净。这样的情况，在喝完酒后尤其容易出现。我真没拿它当病，您说得对，我一定好好吃您的药，谢谢您！"患者满意地离开了诊室。两周后患者复诊，二便症状已愈，两手脉平复，嘱患者再按原方服药两周。药后复检，尿酸指标降至420，属正常范畴。嘱患者尽量少喝酒或不喝酒，忌辛辣食物。

事后刘老告诉我说："凭脉应以阴阳统脉之浮沉、强弱、迟数与尺寸之变化。今患者两寸脉沉细，关尺沉弦，是属清阳之气不得升腾、浊阴之水不降之机。故以补中益气升脾阳之气，用苓桂术甘洁利浊阴之水，其证自平矣。"刘老话不多，却一语道破临证思维历程的本真意义。既遵中医气化，又与现代医学人体代谢功能相合。此即读书破万卷，不如名师一点真言至理，亦是医学生化知识为医能的捷径。

前一阵子有一个西藏患者，胃疼，到我这儿来看。我刚凭了一只胳膊的脉，见其脉弦紧，是那种来速去涩而缓，给人指下的感觉好似脉管被胀破般，这是一个熟悉而深刻的指下感觉记忆，让我一下联想到在随我父亲和刘渡舟老师二人侍诊时都曾遇到过此类脉象患者的情景，顿时引起我对其面色的再一次凝神关注（望诊应是与患者刚一接触时，医生本能首要关注的），我见其额头渗出有如油状的汗珠，面色苍而晄白，而口唇呈紫暗色；再望其舌，只见舌边紫暗，苔白厚腻，舌下静脉紫而怒张，显然与脉象形成心脉瘀阻对应之象。一种本能使我问其胃疼有多久了，患者告诉我："胃疼这个毛病好多年了，但每次疼痛的时间都很短暂，吃一点胃痛药很快就缓解了，这次吃止痛药也不管用了，并且好像这次胃痛也和每次不太一样。"听到这儿我迅速追问了一句："怎么不一样法呢？"患者面带苦相地告诉我："这次胃痛重时心里就好像憋闷得让我上不来气似的，这种憋痛让我还有一种特别担心害怕的感觉，心里总觉得够不到底似的。"我心中不免有些警惕，但仍还是用和缓的语气对患者说："不用着急，从目前的情况综合分析，你这次不像是胃痛，很有可能是心脏的问题，我帮你叫一辆车，送你去安贞医院做一下心脏方面的检查，你千万不要认为我叫急救车是病重，主要是你自己坐车去有两个不方便，一是你直接去不容易挂上号，二是急救车可以先为你尽快输上液，这样就可以缓解你目前的不舒服了。"患者见我神态安然，从我神态上也未见太多的恐慌，于是很配合我的安排。他们原来是准备下午要到另外一个地方去旅游，结果到了安贞医院就被确诊为心肌梗死。他们说，从来没见过这么早发现心肌梗死的，正因为发现得早，给治过来了。过了四天，他的太太来，进门第一件事儿，就给我鞠了一个藏族礼。然后她说，薛先生，我们这次到北京来，如果不是遇见你，就躺着回去了。

从患者的表现来体会脉，从脉来体会患者的证，我管这叫反求法。

体检指标正常不代表一定没有病

有一部分这样的人，类似于中医所说的"人病脉不病"，就是平时有各种不适，但是一体检，一化验，或者经X线、CT、核磁共振等检查没有发现任何的问题或者说指标的异常，也够不上疾病的诊断。那么这些人就一定没病吗？

举一个常见的例子，“失眠”。很多失眠患者做各种化验检查都没有任何问题，但就是睡不着，而失眠也会带来很多问题，如精力的下降、容易疲乏、抵抗力下降、精神紧张焦虑等。这些停留在功能上的改变和生理上的退化，西医称之为神经官能症，西医对此没有很好的治疗方法，只是用安眠药。我们知道，安眠药有非常大的不良反应和依赖性，而且长期应用其效力也会逐渐降低，往往要通过加大剂量来维持效果，一旦到达极量，基本上就束手无策了。所以对失眠情况，就要求我们用各种方法来干预治疗，中医在这方面是有其独到优势的。

第二种情况，如我们常说的“三多一少”，吃得多，喝得多，尿得多，体重减少，有这些表现的人去查胰岛功能和甲状腺功能，都是正常的，可这是正常的吗？事实上，这种情况如果不及早干预治疗的话，有可能发展成为糖尿病或者甲亢。有的老年人检查头部 CT 时正常，但经常出现短暂性的手不能随意控制，一过性的恍惚，意识丧失，就那么半秒一秒钟，这很可能就是脑卒中（中风）的前兆。

还有第三种情况，就是每年的指标都是正常的，但是排在一起，呈一个不正常的趋势。

例如血糖在 3.7~6.1 范围内是正常值，某人在三年体检中，血糖指标分别是 3.8、4.2、5.1，虽然一直都处于正常范围，但是却出现了不正常的趋向，疾病的发展是量变和质变的过程，这时候就需要引起注意了。包括前面讲的“三多一少”的人，血糖正常，认为自己没得糖尿病就放心了。实际上出现这些症状，很多病都可能随时会出现，比如甲亢、尿崩症。另外，有一些疾病病因是相通的，如糖尿病、高血压、高血脂、高尿酸，只要得了一种病，其他的病就很有可能随着出现。每个人都应该了解一些医学常识，指标未见异常，但确有某项病的指征时，一定要做相关追踪监测。

我建议大家，为自己的体检指标做一个表格，来观测每年指标的变化。除此之外，还应把指标做一个横向比较，比如血糖虽然不高，但血脂高，就要少吃甜食了。

人病脉不病，还是人有病

另外一种情况是，指标正常，并不一定人没病。

所谓人病脉不病的论说，最早见于仲景的《伤寒杂病论》。我最初理解，人病，是指患者有诸多的自觉不适症状。脉不病原义是指中医在望、闻、问三诊中亦有见闻，可以找到与患者诉说的不适症状有相对应信息，可以确定为某一病证，但在脉诊中却无明显对应征象。

随着社会发展，医学的进步，我在临床中的体会，仲景先师这一观点还具有更广泛的临床意义。首先就中医而言，临床中望、闻、问、切四诊很难寻到疾病迹象，但患者确有明显的自觉不适。其次是不仅中医的物理诊断寻觅不出与患者不适的对应依据，应用现代科学方法亦不能得到解释的依据，但患者的主诉症状却是存在合乎逻辑和有机联系的症状。最后，经过相当长时间的发展和演变，或因未及时治疗和失治，中西医的诊断依据逐渐显现出来。

我认为，这些都属于广义的“人病脉不病”的范畴。换句话说，医学中任何所谓全面的诊断方法，总是要有滞后于临床客观实际病证的新奇现象。为此，仅就我个人一点临床体会，谈谈中医对此类现象的常用几种治疗法则，供青年同道思考或在临床中加以体验。

—— 望、闻、问三诊有依据，脉不应象有原则 ——

在临床诊病中，凡遇到人有明确的自觉症状，且能在中医望、闻、问辅助检查中寻到相应证据，足可证明患者是可以确诊为某一证候，但在脉诊中却没有与之对应的异常征象，甚或脉诊原本就是很正常的，这时可以采用舍脉从证的治疗方法。

例如，许女士，41 岁，结婚 12 年，与先生两情相悦，互为欣赏对方长处，彼此之间相互体贴，经济收入水平亦属上等标准。人们常说的一句话“祝你幸福美满”，多是一种向往。幸福很容易得到，但美满二字相对来说，好像总是要有一些欠缺，不能完全称心如意。这位许女士就属此例。情感、物质生活都属上乘，唯有身体总有一些不适，让她长期困于焦虑之中。

起初是对夫妻生活缺乏性趣，到后来对此逐渐产生厌恶。也曾多方求医、检查，还找过几位心理医生咨询治疗，都未得出明确诊断，治疗效果当然也不尽如人意。由于长时间的精神压抑，逐渐地，月经周期亦出现了紊乱，经量明显减少。更让其焦虑的是，自婚后第六年开始（35 岁），夫妻事业已经稳定，于是计划生一个小宝宝，但解除避孕一年多，也不见受孕。遍请中西医求治，检查结果都以无明显异常相告知，治疗自然也是没有显著成效。夫妻双方都因此陷入了苦闷之中。

后经人介绍，求诊于我，患者将六年求治的各项检查、治疗单据摞在一起，可有一本书薄厚，我逐一参阅其检查结果，均未见到有诊断意义的异常依据。接着又与夫妻俩进行了耐心而全面的交流。在交谈中，我发现有一细节，就是患者在和我对话时，两目下皮肤肌肉不自主地轻微颤抖，能感觉出其精神、情绪是有些焦虑和紧张的，于是我示意患者伸出舌头，以求对应。只见其舌体胖大，舌质尖边晦暗，边有齿痕，舌尖微红，且不停地抖颤。我的一个经验是，凡见舌尖抖颤者，患者多有焦虑或抑郁状况。舌尖与面部肌肉的抖动，印证了我的直觉判断，于是我又根据舌体的变化，用较为轻松的语气进一步和患者交流求证。

其舌质的晦暗与患者的长期焦虑所造成的肝郁血瘀病机形成了相互对应，舌体肌肉的肥大，亦显然是脾虚所致。据此，我问患者，胸胁是否常有不定位的串痛？遇情绪波动、劳累，或经期是否有乳房胀痛加甚的感觉？话到这里，患者本人还未回答我的问题，其先生倒是先开了口：“薛大夫，还不止这些，说这话不怕您笑话，我们每次性生活时她的两侧乳房也是碰不得的胀痛，您分析得太准确了。这也是让我俩最痛苦的一件事。”这时太太红着脸，低下了头。其神态有难为情，有痛苦，更有难以表述的尴尬……

另外，我还注意到一细微现象，在我和患者交流的过程中，她在不经意间频繁地叹气，能感觉到她的身心都有些疲惫。与患者交流过后，我本能地示意为其诊脉，大约有五分钟的时间，我认真仔细地进行浮、中、沉取，推、按、寻候其搏动变化，均未见有与患者症状相呼应的异常脉象。

根据我多年随师侍诊和长期的临床经验，一般来说凡遇到此类情况，大多属于功能失调性疾病，身体还未形成器质性改变。想到这，我用宽慰的语气对患者说了这样几句话："从你的脉象和以前所有的检查结果综合分析，你只要能释然目前的焦虑情绪，再用一些药简单地调理一下，就可以吃好、睡好、心情好。怀孕就是很自然的事了。"夫妻俩见我如此轻松的语气解说，也隐约流露出一种放松的神态。我接着对患者说："从目前的情况上看，你只是生理功能上的失调，还未见到任何不可逆的器质性病变迹象，所以用不了太长时间，就可以完全恢复正常功能了。"患者听后很配合地说："听了您的话，我的心里踏实多了，只要有能生一个小孩的希望，我就不着急了，我一切都听您的，把手头工作安排一下，先让自己放松下来，再好好吃您开的药。"看到夫妻俩脸上放松的笑容，我自然也是有些欣慰，于是据我从望、问、闻三诊所得信息，进行思路整合，按中医辨证方法，诊为"肝郁血虚，冲任失养"的证候，遂处以逍遥建中汤加减：

全当归 10 克、生黄芪 30 克、桂枝 10 克、杭芍 20 克、北柴胡 10 克、熟地 15 克、炒白术 10 克、云苓 15 克、益母草 15 克、川芎 10 克、川断续 10 克、女贞子 10 克、旱莲草 10 克、巴戟 10 克、炙甘草 6 克。

先嘱服 7 剂，日后又在此方基础上随证变化，给予对应的加减。服药月余后，患者欣喜地告知了她已经受孕的消息，至足月顺产一 8 斤 1 两男婴，其家庭顿时增加许多欢乐。

—— 舍查从证法论 ——

所谓舍查从证法是说在临床看病时，常会有一种情况，就是患者既有明显的自觉症状，现代医学检查中也见有异常指标，但一时又很难找到两者之间的对应性。患者自觉症状之间的关系又可自成逻辑链属，足可与患者求诊诉求相符合。作为中医辨证时，切不可让检查指标牵强地阻碍临证思路，从而影响正确的判断。特别要说明的是，此时只要守住辨证眼目，多可不治指标，而指标自复正常。

我在临床遇此类案例甚多，施治亦屡屡应手。

如有一位杜姓女青年，求诊治疗不孕，自述症状为：经前乳房胀痛甚显，手心热烦，口唇干燥，尽管以优质唇膏护养，其症依然。两脚夏日亦觉寒凉，月经错后常数月一行。遍请中西医诊治，五年来唯西药激素补充的周期疗法，可维持月经来潮。只要停服西药，则激素水平骤降至服药前水平，月经复又闭止。不得已，只有断续用此疗法强行月经潮至。月经量多有血块，每次经行腹痛之剧，全靠止痛西药借以略少缓解。更为苦恼的是，性欲全无兴趣。患者舌质淡白，舌尖微红，奇怪的是，患者六脉匀和，浮中沉取，皆不见与症状对应之异常征象。

综观诸症所见，系属中医宫寒血瘀证无疑，遂予温经汤加味对症治疗，停用人工周期，服药当月经水即至，经行症状亦减，先后治疗半年余，诸症皆愈。有意思的是，经多次检查，激素水平亦恢复正常，停药两月后，自然受孕，至足月顺产一女婴。类似于这样的医案是很常见的，诸如男性的少精症、妇科的多囊卵巢、单项转氨酶增高、消化系统的幽门螺旋杆菌阳性、嗜酸细胞增多症、儿童的腺样体肥大症等，皆可见到中医脉无异常，西医检查指标又无符合中医证型之对应者，采用舍查从证法治疗，却又自然得到中医的证与西医检查指标异常双重疗效者。以此证明，中医辨证方法之科学性在临床中的屡现精彩，还有待广大医学工作者去深入探其精髓。

—— 舍脉从查法论 ——

但凡有丰富临床经验的医生，不论中医西医，都会有这样的一个共识，就是不管医生的水平有多高，看了多少个患者，所看到过的、所经历过的、治好过的，与客观实际出现的、没预料到的、不知病之根源在何方的困惑，想尽自己所能，好像尽在掌握，却又无论如何也收不到预想成效的疾病等相比，都要少之又少，少得不成比例。换句话说，尽管一个医生的水平很高，临床疗效确实很好，但是能治好的病，还是他相对比较熟悉的几种病而已。超出其范围的，还是有太多太多的未知，甚至有些治好了的病，对其病理机制的辨析，也常会随着知识的提高，经验的积累，学习同行之长的过程中，不断有后者否定前者的情况发生。

随着社会进步，改革开放的进展，世界各地人员的流动，越是临床好医生，遇到自己想不到的病况就越多。不论中医西医，单纯用哪一方法，都不足以去应付临床中千变万化的复杂情况。所以，中西医互参、互用，互相取长补短，方可提高学术水平，提高治疗效果。就中医而言，若遇到中医四诊证据依据不足，恰好西医检查所见与中医辨证结果有明确的对应依据时，作为一个中医大夫切不可抱残守缺，理应取西为中用的方法，将现代医学检查指标纳入中医的辨证施治法则之中，这是现代中医学必须面对的一个课题。

在临床中，常常会遇到糖尿病患者通过一段时间的合理治疗，临床症状大为减轻、减少，脉象也已近乎无可参考的迹象，但化验指标仍在明显的异常水平，这时就需要去探索应用改善指标的方药。比如我的老师祝谌予先生在长期临床实践中，积累了大量在不失中医辨证的基础上，又能很好改善检查指标的专方专药，诸如治疗糖尿病酮症的黄芩、黄连、白术、茯苓；治尿糖不降的乌梅、花粉；治血糖不降的人参白虎汤；治疗视网膜病变的加川芎、白芷、菊花、青葙子、密蒙花等药，还有降尿酸的桂枝芍药知母汤加生牡蛎等；治疗子宫内膜异位的温经汤；生山楂、乌梅、木瓜、桂枝、白芍增加胃酸分泌；乌贼骨、瓦楞子抑制胃酸分泌；大黄、乌梅、诃子肉、蒲公英消除幽门螺杆菌等不胜枚举，皆是在临床中屡有效验的改善西医检查指标的效方良药。

中医治未病，能中西医互补更好

中医治未病理念的提出，最早见于《黄帝内经·四气调神大论》："是故圣人不治已病，治未病，不治已乱，治未乱，此之谓也。夫病已成而后药之，乱已成而后治之，譬犹渴而穿井，斗而铸锥，不亦晚乎。"

从上段文字我们可以看出，未病的概念是已有生病的迹象，又未完全形成病之时的身体状态。中医所言"治未病"是一个广义的概念。有人总结中医治未病包括三个方面：一是未病先防；二是既病防变；三是病后防复。比较起来，后两者似乎还好理解，对于第一点好像就有点不太好把握了。既然没有病，又怎样预防？从哪里入手预防？所有人都用相同的方法去预防保健，会有好的效果吗？同一个保健方法，能保证对所有的人都有效果吗？看似一个个简单的问题，如果细究起来，确实要费一番思考，才能找到治未病真正的方法。

中国古代医学认为，最高明的医生是能治未病的。为此，我苦苦地探求"治未病"这一理念的精髓。三四十余年的不懈追求，越发地让我感觉到，有一点将要入此门径的感觉，但还不能用简要的语言把治未病说得清楚。我只能就在读书和临床治未病中所见所闻谈一些浅显心得。

现今在我们日常生活中，常常把"疾病"两字连称。在古代中医却认为：疾与病是两个概念，疾是在病之前的状态（病尚未完全显露），病是指在疾之后失治才渐成的。清代著名医家陆九芝对此曾有精辟之论："疾病二字，世每连称。然今人之所谓病，于古但称为疾。必其疾之加甚始谓之病。病可通言疾，疾不可遽言病也。子之所慎者疾，疾者未至于病。"所以说，医生在临床治未病，是很有针对性的。假若一点异常现象都没有，还想请医生给予帮助的话，那应该是抗老防衰，而不是治未病了。

世界卫生组织经过调查得出结论：真正的健康人仅占人群总数 5%；被确诊患

有某种疾病的占人群总数的20%；处于健康与疾病之间的亚健康[①]状态的，是一个超出人们想象的比例，约占人群总数的75%。

在传统医学的观念中，亚健康状态常常是与年龄增长，甚至与衰老进程关系极为密切的，也就是说绝大部分人是到了一定年龄才应该发生健康衰退现象，而今却随着生活习惯的改变，诸多的亚健康状态逐渐突破年龄界限。如青少年就可患有颈椎病，青壮年男性的前列腺肥大、增生病、性功能下降，青年女性出现“早更”、性早衰等，虽然还不能达到严重疾病的诊断标准但已经影响了生活和生命质量。所以对亚健康的防治，是当前医学界研究的重要课题。

就目前而言，西医对于亚健康的潜病状态还处于缺少有效干预方法的阶段，还停留在“无须治”“没法治”，抑或是“需待病形成后，完全符合诊断”后再治的机械思维状态。而中医却有数千年的经验积累，治疗实效是众口皆碑的。换句话说，对于患者有明显不舒服症状的，并且已影响到生活质量，但经检查，身体各项理化指标又未见明显异常，或虽有异常，但还够不上某一具体疾病的诊断标准，西医目前对于上述情况是不会进行关注的。相反地，中医在防治手段和调适方面却是有丰富的认知和方法，这就体现出中医在防治手段和调适方法方面的优势，“治于未形，防微杜渐”，能够提早及时把握治疗时机。而对于一些患者本人没有自觉、自知不适的临床症状，但一些隐性的疾病却已经在体内形成，在这一过程中不仅有机体损害、发生紊乱的病情表现，而且还有防御、适应、代偿生理性反应，这些情况大多在例行体检时指标有异常，能发现疾病迹象，接着通过医学进一步检查，确实已具备某一疾病特征的诊断，医学对此称之为“无症状疾病”或称亚临床状态。此类病情的早期发现及治疗，西医则是相对有长于中医优势的。

事实证明，在治未病这一问题上，中西医治疗手段的根本区别在于观念上的分

---

① 亚健康，是介于健康与疾病之间的一种身体状态，或是准病阶段。其表现为：在一定的时间内，活力降低，人体功能和适应能力减退，比如身体疲劳、无力、失眠、便秘、情绪郁结等，但还不具备现代医学有关疾病的临床或亚临床诊断标准。用今天的话说，疾应是属于亚健康、亚临床、准病等阶段的状态描述。

歧、治疗手段与治疗程度的不同。随着社会的进步，科学的发展，人类对健康需求的转变，“中医治未病”这一古老的健康观念，越来越显示出其具有广阔发展空间和无限生命力。我认为应以中西医互补，西为中用，效果会更好！

临床好医生才会治未病

—— 积累治已病才能治未病 ——

之所以说只有临床好医生才会治未病，是因在未病阶段，大多时候是没有明显的疾病征象的，缺少充分的诊断依据，假若不具备丰富的治已病的经验，是很难具有“见微知著，见垣一方”的眼光，更难通过细微的蛛丝马迹，发现其中可能致病和疾病传变规律的。

我虽非女性专科医生，但在几十年来的随师侍诊与独立临证过程中，来诊女性患者为数甚众，其中又以看生殖、生育患者为多数。经验累积，亦略晓些许门径。

例如，在患不孕疾病的女性患者当中，有些偏于肥胖的女孩子，常常月经延期后错，经妇科检查可见多囊卵巢一类病变。这些患者一是肥胖不易消减，二是婚后容易引发不孕。我在大量肥胖型多囊卵巢临床患者当中发现，有一类患者会有一习惯性强迫症状现象出现，就是爱啃指甲。轻者只啃手指甲，甚者自小就手脚指甲都啃。那么到底啃指甲与月经失调之间有无因果关系，在现代医学有何理论解释，我确实不太了解，还有待观察和探讨。但在中医理论中确有相关说法，如《素问·上古天真论》云：“女子二七而天癸至，任脉通，太冲脉盛，月事以时下，故有子。”冲任两条经脉对维持女性月经生理影响最为关要。冲为血海，任主胞胎，一言生理，一言功用。二脉流通，经血渐盈，应时而下血成为月经。中医认为，冲脉为肝所主，其说是“肝藏血，冲为血海”，又云“肝其华在爪”，也就是说通过指甲的气血荣华，对测知肝藏血功能的正常与否有重要意义。

—— 未病先防，免生大病 ——

我曾于二十年前为一年轻母亲诊治子宫内膜异位症引起的痛经病，来诊时其4岁小女随从在侧。我在为其母亲诊病之后，无意发现小孩儿坐在候诊椅上非常专注地在啃小手指甲，胖乎乎的小手和圆乎乎的小脸，以及那充满童真与专注神情合而为一的画面，是那样的引人注目。

出于职业本能，我对其母亲说：“我有一个经验，小女孩儿从小啃指甲，在发育过程中容易肥胖，长大后对妇科发育会有负面影响。您最好平时多留意，发现她在啃指甲时用她能听懂的话引导、转移她对此的专注，尽快让她改掉这一习惯。”其母微笑着点了点头，领着小女孩儿离开了诊室。

没想到时隔二十年后，母女俩从国外专程回来找我求治其女儿因月经稀发所致的肥胖。女孩的母亲见面第一句话就说：“薛大夫，非常抱歉，我和孩子当初都没有听进您的嘱咐，果真被您言中了，国外的医生给诊断的是多囊卵巢综合征，给予人工周期西药治疗，才能让月经勉强按时来潮，但量很少。在服药过程中，体重非但未能控制，反而增长更加明显。停药又会继续不来月经，愁死我们了。我现在才想起了当时要是能听您的话，就不会发生现在的状况了，我想您一定有办法治好我女儿的病，求求您了薛大夫。我这回一定听您的话，只要能治好她的病，您让我们怎么做都行……”能看出来其母亲是发自内心的懊悔，因为当时自己没有重视医生的嘱诫。

说实话，这件事如果没有患者的提示，我早已没有印象了。要知道，孩子自小在发育过程中逐渐形成的病，较之成年后再引发的病，治疗的难易程度是有很大区别的，前者大大难于后者。我从多角度问询了可能排除先天因素的所有考虑，从中医综合诊断分析，结合现代医学诸多检查结果，反复地思考研究，基本可以判断为后天因素致病的可能性大，于是本着中医先天治肾、后天治脾胃的原则，用我自拟的“建中调经法”给予对症施治。

经过几个月的治疗，患者终于月经如期来潮，且体重亦较之前逐渐消减下来。停药半年，与其男友自然受孕。但因还未做好结婚的心理准备，其母再次电话询问我是否可以终止妊娠。我的回复是，如果两个人感情成熟，结婚早晚只是时间问题，最好不要做人工流产，因为相对而言，孩子的卵巢功能是偏于薄弱的，一旦流产手术稍有不慎，再孕的概率可能会受到一些影响。这次母女俩尊重了我的意见，经过反复权衡，选择了继续妊娠，至足月顺产一男婴。

这个故事说明，每一个人都有自己相对薄弱的生理功能环节，人们的生活习惯、行为、情绪是受脏腑功能内在条件影响的。所以中医有“有诸内者，必形诸外”的说法。如果能在早期发现对身体健康、生理功能某些不利迹象时，及时给予纠正，很多有损身体健康的病症是完全可以避免发生的，此即“未病有征先防之谓也”。

—— 病未形成，及时干预 ——

在临床中，我个人体会，疾病的发生发展，多是渐变，很少突变。即使有突变，也多是由于未能及时发现疾病萌始状态，或是虽发现了但未能进行及时有效的干预，才造成病至不治的。

所以，中国古代医学认为，“疾病”二字其意是有别的，“疾者未至于病，病乃疾之甚也”，大意是说疾是病之前的初始状态，病是已经到了伤及脏腑器官的严重阶段。翻译成今天的话就是，很多病的形成，都是从亚健康状态逐渐成为病之状态、由轻病发展成为重病的。“疾”相当于今天所言的亚健康、亚临床阶段；“病”

则相当于已有器质性损伤或发生严重功能改变的状态。若能在病未形成之前的亚健康状态就给予及时消除干预，自然就可以避免严重病患发生了。

但在临床中，有很多疾病是隐而不明的，如何能洞悉到病之微而不显的症结，就需要医生有丰富的治已病经验，才可能修成见微知著的眼光和防微杜渐之术。所谓“读万卷书，行万里路”（早临床，多临床）是必需的，这也是我从医几十年后悟到的。换句话说，要想成为大医，一定是要具备既能救治危急难症，还有让人少生大病的智慧和本领，如此方可称之为“苍生大医”。

近些年随着物质生活极大丰富，人们对养生保健的意识和需求越来越明显了。比如说我的门诊患者中，求治病者与调理身体者已近平分秋色。其中尤以孕前调理、孕期保养、产后体能恢复保健者为最多。这类患者常是并无痛苦，只是希望在身体、心理都能处于最佳状态下，生出一个健康聪明的小宝宝，生完能迅速恢复身体各项功能。医生总是以患者的需求为第一追求的，我自 1986 年开设男女不孕不育专科门诊以来，治愈了一些疑难患者，也有很多本应该治好，但确实由于医疗水平所限，未能治好的患者，自己内心亦不免存有诸多歉疚，久久不能释怀。也是因为这些成功与失败交织的思绪累积，让我自然增加了探求效者当然中的所以然，更有如何突破未效者思路僵局的内心驱动力。

我曾有这样一则案例，患者女，34 岁，于 1997 年到门诊求我为其治疗失眠症，据患者自述：“从上高中二年级到上大学，直至现在参加工作已经八年了，很少睡上一夜沉实甜美的觉，要么久久不能入睡；要么睡眠很浅，乱梦纷纭；要么服用安定一类的助眠药，昏昏沉沉一觉到天亮，晨起后仍是同未睡一样没有精神，且全身酸困乏力。”更为糟糕的是，患者曾去很多医院检查，始终没得出明确诊断究竟为何病，均被众口一词告知的是“神经官能症”，治也能好，不治也能好。甚或有的医生一些话，更让她有些无地自容，说她就是闲的，多参加些体力劳动就可以自愈了。

为此，她甚至有些焦虑了。我为她诊察时，见其眼神不愿与我对视。从这一细微现象看出，患者应该是性格有自卑倾向。望其舌体瘦小，舌尖红，舌体伸出口外时不停地抖颤，显然是津血不足，内心有容易恐惧、焦虑的情况。按两手寸关脉沉细弦，两尺脉细涩，诊脉时因其手心向上，自然与我诊脉的手腕相触，觉其两手凉汗。中医认为，汗血同源，长期手心出汗，必然津血不足。综而思之，病源应与妇科疾患有关，我遂询其行经情况，患者答道："月经延期，数月一次且量少，色如咖啡。"中医理论认为，脾胃为气血生化之源，患者手心凉汗，月经量少均是脾胃化生气血功能不足之象，问其饮食情况，回答是食欲尚可，只是吃饭后易发腹胀，且常有不明原因腹泻，甚感身心疲乏。脉证合参，失眠只是其自觉痛苦症状，而病源的症结根本应在脾肾。遂嘱其做 B 超及化验检查，结果证实患有多囊卵巢综合征和幽门螺杆菌阳性。中西医诊断相合，遂予中医健脾益肾、调养冲任法治疗，经治数日，月经已能如期而至，未刻意治失眠，其证亦应手而愈。

此案虽非重症，却亦属见微知著之佳案。八年失眠痼疾，竟愈于未治。每每忆及，常以自得快意与之同好欣赏。

—— 既病则防传，病要趁轻治 ——

既病防传是中医治未病的重要思想之一，其意是患有某一种病，如果未能及时得到有效治疗，就可能使疾病向纵深、恶性化发展。医生当然希望能控制住所有疾病的发展变化，但现实往往难以尽如人意，每一种疾病的传变既有其规律性，亦有因人、因时、因地等不同的特异性。类似于这一现象有很多，也很常见。

比如说现在常见的"三高症"就可以互相转变，又如起初只是简单受寒引起的痛经，最后导致成为子宫腺肌病、子宫内膜异位症等；慢性哮喘病持久发展成为肺源性心脏病；风湿性关节炎失治导致转为风心病；乙肝患者日久不愈造成脾肿大；人工流产后导致不孕……凡此种种，不胜枚举。还有一些慢性病，在药物治疗下，表面上看指标已经控制在正常范围，临床症状也不太明显，患者就掉以轻心了，自认为运动健身，再进行一些体育锻炼就不会有什么问题了。这样想的道理自然没有问题，殊不知，不同病种、不同体质，常会因不适当的锻炼引发出很多并发症。

我曾有这样一个病例。某一外企公司海归老总，素不信中医，患糖尿病十余年来，一直经西医注射胰岛素。起初血糖控制尚属平稳，于是在生活、饮食方面依然和未患糖尿病时一样，烟、酒、肉、甜食毫无顾忌，迟睡晚起，尽享口福、久坐不动。随着年龄的增长和病程的进展，胰岛素也在不得已的情况下逐渐加量，以求有效控制血糖的升高。其间听了一些健康讲座，也在网上查询了一些相关知识。依据管住嘴、迈开腿这一公信力较高的健康要旨，每天在美食上较以前有了一些控制，只是不太严格，偶尔也犯些小忌，每天早晨跑步，一小时五六公里，出一身大汗，如此坚持三年有余。

有一件事让他很奇怪，就是虽然血糖控制较前略有改善，但又莫名其妙地多了痛风的病症，血尿酸数值增加到630，经服西药将尿酸值降至正常，停药一段时间后，依然会逐渐升高，如此反复发作，痛苦不已。后经朋友介绍前来求我给予诊治。

在诊察交谈过程中，我所有可能引发痛风的诱因问诊，均被患者一一排除。就在我瞬间的思路僵局之下，我示意患者伸出舌头，所见让我突有所悟——其舌质微红，舌苔水滑欲滴出口外，遂问其有无口渴不欲饮、小便黄且量少的现象，患者颔首证实。问其睡眠情况，回答是每天夜里常觉得口干口渴而欲饮水，少喝不解，多喝又不下。辗转反侧，心中烦躁，不得入睡，颇以为苦。脉浮取有滑象，沉取则弦。诸症正合仲景之“大汗出，胃中干，烦躁不得眠，欲得饮水者，少少与饮之，令胃气合则愈。若脉浮，小便不利，微热消渴者，五苓散主之”的指征，病之诱因亦真相大白。该病是长期过度锻炼，出汗过多、小便量减少引发的。于是嘱其锻炼以微似有汗为佳，切不可大汗淋漓。同时给予中药五苓散加减，服药三周后，前述诸症消失，尿酸降至360。近三年未再发病，并且血糖也稳中有降，胰岛素注射量亦较前逐渐减量。这一案例至少可说明两点，首先是任何一种疾病的转变都有诱发条件，其次是锻炼身体应本着选其所适和不可过度这一重要法则，方可有益身体健康。

每一种疾病都有一个预防的侧面

—— 及时回访，有效防治 ——

医生的经验主要来源于患者的体验。不论是读书启悟，还是家传师承的教授，都一定要通过自己实践得到证实后，方可化成自己的经验。我这一体悟最早是在读《施今墨临床经验集》书中一些典型案例的案语得到的启示。病本已治愈，祝师还会以通信、电话，或通过患者家属来施今墨先生处求诊，或是日后患者来求诊其他病时等诸多方法和机会，进行追询前病愈后的状况。总之，施、祝两代先师都十分重视病愈后的康复信息追访，以及一些严重、复杂疾病的远期调治。书中类似于这样的案例有很多处。

在我随祝师侍诊过程中，老师在对患者讲医嘱时，经常会对患者讲一些病愈后的注意事项和常识，并且十分注意追踪询查工作，确实屡得有益信息，能及时给予患者有效的防治措施。这种潜移默化的熏染，让我也养成了对患者治疗过程中和愈后进行追踪访察的习惯，时日愈久，也让我从中获得很多宝贵的经验，提升了辨识疾病转归预知的眼光和警觉。

关于患者愈后追踪检查工作的必要性，我后来在读张孝骞先生的一篇文章中看到这样两段话："所有疾病都有一个预防的方面，包括未病前的保健、病愈后的康复和必要的追踪检查，这类工作严格说来都属于临床医生的职责范围，也只有临床医师才能做好。""对于患者随诊是预防的需要，也是临床观察和研究的需要，因为每一个病例无论如何深入，只是对该病某一阶段的认识。慢性病固然这样，急性病也可能有后遗症。随诊工作一般做得不大够，有加强的必要。"由此，我更加笃定对此项工作的坚持。经数十年的积累，我进行此类工作的经验也愈加丰富起来。此项工作还有另一重要意义，因为发自内心的关注、关心、关怀患者的健康状况，所以会有更多机会与患者增进医患之间的感情，使医患成为朋友般的关系，也会得到相互信任和默契的配合，从而更加进一步了解患者的健康愈后转归，具有特殊意义。

—— 常见疾病的预防 ——

在临床中，每一个人的健康状况，每一种疾病的不同阶段，都有一个预防的侧面。比如，在未病先防方面，即使一个人身体是很健壮的，也会有某一功能相对薄弱的环节，而在这一生理功能薄弱的环节，就有可能会对人的性格、情绪、行为造成影响。比如说，肝脏疏泄功能薄弱时，人就容易出现焦急、易怒等状况。因肝性喜条达而恶抑郁，现代人生活压力大，因此就容易出现愤怒急躁、所欲不随等情绪的波动。还有很多在身体不支持或极其厌恶的情况下，不得不做、不得不为的工作和事物带来上述情绪因素的影响，常是乳腺和甲状腺等疾病形成的第一主要因素。而人的脾脏功能薄弱时，人就容易焦虑、忧思，凡事皆好多想事物发生发展的负面因素，时日久之，就会得一些情志疾病，如忧虑、悲观，对任何事物都没有兴趣，同时还可能会有如失眠、多梦、身体倦怠、免疫力降低等症状的出现。当肺脏的生理功能不足时，人就会容易发生呼吸系统和皮肤性疾病，诸如过敏性鼻炎、过敏性湿疹、痤疮，在情绪上就会缺少做事的魄力。每一薄弱环节病久，均会影响其他脏腑的功能。例如，肝病日久就会影响到脾，脾病日久就会影响到肾，肾功能失衡日久，就会牵连到心，心的病变常会影响到肺脏。所以，当某一脏器发生病变日久，在治疗时就既要治疗有病的脏器，同时还应加强对要转到下一脏器功能的扶助。如肝脏病久就应该保护脾脏，避免其受损，这样肝病也会痊愈得顺利，其余脏器生病治法也依此类推。此即所谓即病防变的原则。

总之，人是一个整体，身体任何一个脏器发生病变，均会使人的工作、学习和生活品质下降。因此，身体早期有轻微不适时，就应及早给予防治，这样人就可以少生或者不生大病了。

临床中多数疾病在亚健康状态时若能被及时地重视，是完全可以恢复到正常功能而不会致成大病的。而在此阶段，总认为自己身体无大碍，体检指标也无明显异常，就任其发展下去，导致终成大病者，案例比比皆是。如很多乳腺癌患者，初起症状只是月经来潮有轻微的乳房胀痛，由于未能引起重视，有些便逐渐演变成结节、增生，最后慢慢形成癌变。还有经常喜食麻辣烫或过食生冷甜腻等食物渐而成癖，最终造成“三高”的疾患。更有许多总以为自己还年轻，突发性疾病不会发生到自己身上，最后导致英年早逝的惨痛教训。为此，我简单列举一常见病可能预防的侧面，若能给读者朋友一点有益健康的启示，吾心慰矣。

—— 调查是十月怀胎，解决像一朝分娩 ——

临床高脂血症是目前较为常见的危害人体健康的一项指标，它可能会伴随一些临床症状，也可能毫无知觉。此类病症逐渐突破年龄界限，发病越来越趋向年轻化。我在临床遇到最小的患者只有11岁，三酰甘油单项高竟达3.5之多。随着这一异常指标的普遍性存在，人们开始注意摄入低脂饮食，同时也极力寻觅一些可能降低血脂的药食同源中药作为保健饮品。我的临床体会是，引发高脂血症的诱因很多，也很复杂。但如果通过细心的观察和总结，其实也是很简单的，引发这一病症的因素只有两种途径，一为体质因素，一为生活和日常饮食习惯。这两种皆是共性规律。我在临床经常会遇到这样的患者，就诊时问我：“大夫，我几乎是素食主义者，为什么我的血脂还高？”后经调查发现，有些人是由于他们长期大量食用奶制品导致，经适量减少奶制品摄入量，血脂逐渐恢复正常。还有的是因食干果过多引起，经调整或减少食量，血脂得到改善。另外，还有很多患者，对凡是已知可能含高脂的食品都很注意，但仍然血脂高于正常值很多，服降脂药有微小效果，一停药仍会复发如初，看起来原因莫名，然只要通过细心的调查，常可发现是体质因素导致的，其自身代谢功能较正常人偏低，通过改善体质功能，其效立显。当然，这类患者一定是要通过医患之间的共同合作才能更好地找到诱因。

我曾治一例高脂血症青年患者，年龄只有 35 岁，但病程已近 20 年，据其自述，所有的降脂药他都吃过，所有医生嘱诫的食品，他都是严格遵从，但血脂五项却始终不能恢复正常，并有逐年增高之势。就诊时，患者将各项检查及治疗方药逐一呈我检视，应该说凡是我能想到的治疗方法，前边的医生都用过了，我没有想到的诱因，前边的医生也想到了。

就在诊疗思路陷入僵局的时候，我突然发现，不管是诊断还是治疗，自始至终都未脱离降血脂这一核心环节，全然未见有对患高脂血症的这位患者的整体思考。经反复询查，这位患者的症状除了大便黏滞不爽外，再无其他不适。诊其两脉沉细无力，舌质淡嫩苔白，于是我据中医脉证断为：中气不足、升降失调。给予健脾和胃法治疗。未想到的是，仅服药三周，大便调顺成条，日解两次，据患者反映，二十余年从未有过如此排便之爽，并笑曰："现在排大便是我最享受的一件事。"再经化验检查，其三酰甘油的指标也近于正常，效不更方，守法治疗月余，并嘱其以后若再有排便异常，及时寻找诱因，以采取对应调整。如今愈后六年，再未发病。此类病案甚多，每每让我增强一种认知——临床不管成因如何复杂，只要穷究思考，总会找到疾病个性化预防侧面。

正如一句话所说："调查就像十月怀胎，解决问题就好比一朝分娩。"医生临床看病一定要从宏观到微观，从整体到个体，反复地斟酌每个患者的疾病特质，只有将病情诊断清楚准确，才能让患者得到及时有效治疗，疗效自然也会非常好。因此，好的医生对待不同病程的患者和疾病，若能做到仔细、准确与客观，就会犹如拨开云雾见日出，让人有治愈后的酣畅体验。

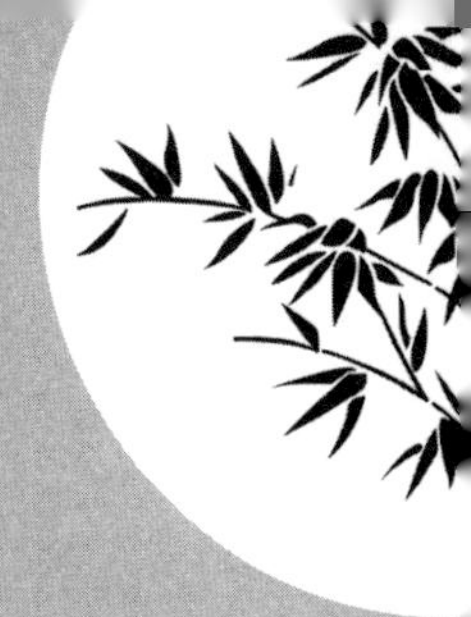

第九章　中医的未来

传承发展，继往开来

复兴中医有三大重点，即编书、办医院、开学校三位一体之事是也。盖编书为保存过去经验，办医院为应用现在经验，开学校为推广未来经验。三者不备而言复兴中医是犹工厂投资不足，原料、机械、人工缺一任何条件欲获得优美之货色能与不能？三者之中尤以编书为先决问题，是与工厂原料相当比重，盖因临床不能无典范，教学不能无课本也。

——施今墨

我的医学启蒙人：我的父亲

—— 中医薛培基 ——

我的父亲薛培基是一名中医，1915 年出生于北京琉璃厂东街东北园胡同。父亲生来性格安静，两岁时，就开始背《三字经》《百家姓》。

祖父做绸缎生意与服装制作，素来喜好诗书，结识了不少文化名流。因为祖父的缘故，父亲幼时拜识了章草名家罗复堪先生。罗复堪先生是广东顺德人，生于同治十三年。自幼喜习书法，是罗瘿公的叔伯兄弟，而且同是“万木草堂”康有为先生的弟子。早年就读于广雅书院、京师大学堂译学馆，在和祖父认识时，任国立北平艺专书法教授。罗先生书法以章草见长，章草书法研习者不多，罗复堪书法笔力瘦硬，和他刚正不阿的性格形成辉映。罗先生认为，书法的功力应建立在渊博的文学与道德修养之上。

在罗复堪先生的教导下，父亲开始临帖写字。每临一部帖之前，罗先生都会给他讲帖中的内容和背景故事，临帖之后，罗先生还会为父亲讲述一些历史事件。日后父亲对历史产生兴趣，与罗先生的启蒙教育不无关系。

父亲有良好的教育基础，读书时成绩一直很好。但因为家庭原因，少年不得不中途退学，后走上学习中医的道路。

退学后，父亲在药店当学徒，八年的学徒生涯让他打下了良好的中医药学基础。后来，在启蒙老师罗复堪的引荐下，父亲考上了辅仁大学医学先修科。1941年，父亲又进入华北国医学院学习，拜中医名家施今墨先生为师。

深厚的国学功底，再加上本人的勤学好问，父亲不仅在医术上日益精进，也结交了京城文化界的不少知名人士。父亲自己办的诊所开业，除了施今墨、朱壶山①等中医名家，文化界的许多前辈，如张大千②、罗复堪③、徐悲鸿④、陈垣⑤、叶浅予⑥、张伯英⑦、寿石工⑧等大师也前来道贺。遗憾的是，1957年，父亲被打成“右派”，我们全家被遣送至顺义衙门村进行“劳动改造”。在农村二十多年的时间里，父亲义务帮助顺义的老百姓看病。直到1981年，父亲作为北京个体开业行医首批申请者，获得医字第1号执照，正式重新开启自己的行医生涯。

---

① 朱壶山：朱绍显，字苐，号壶山，中年嗜医，于1930年在北平（今北京）开办“壶山医庐”，后受聘于华北国医学院，讲授《伤寒论》《内经》等课程。

② 张大千：中国泼墨画家、书法家，被西方艺坛赞为“东方之笔”。代表作有：《爱痕湖》《长江万里图》《四屏大荷花》《八屏西园雅集》。

③ 罗复堪：中国书法家、画家、诗人，民国时期北京"四大书家"之一，罗瘿公的从弟，康有为的弟子。

④ 徐悲鸿：原名徐寿康，中国现代画家、美术教育家。与张书旗、柳子谷三人被称为画坛的“金陵三杰”。

⑤ 陈垣：字援庵，出身药商家庭。中国历史学家、宗教史学家、教育家。

⑥ 叶浅予：浙江桐庐人，从事国画教育，以舞蹈、戏剧人物为主的国画创作，中国漫画和生活速写的奠基人。

⑦ 张伯英：字勺圃，清末民国初书法家，碑帖学家。

⑧ 寿石工：名玺，字石工，篆刻家，书法家，工诗词、书法、篆刻，均自成一格。

—— 学医之路 ——

/学徒育和堂/

父亲初中成绩优异，从潞河中学初中毕业后，校方保荐到北京四中读高中。但不幸的是，就在父亲高中二年级刚开学时，祖父生病在家，家中的经济状况日下，无力继续供养父亲读书，父亲不得不中途退学，这对一个品学兼优、年仅 16 岁的孩子来说，其打击和影响是可想而知的。

父亲辍学回到家中，祖母提议让父亲去他舅舅的育和堂做学徒。父亲其实心中并不情愿，但因为别无选择的责任感，父亲主动向祖母表示愿去和他的二舅、我的舅公朱佩经先生学医。

舅公祖籍浙江绍兴，至他这一代已是七世为医。朱家祖上有一家训，凡欲成朱家老铺掌管者，首先要到别家药堂学徒，避免在本堂受宠不能守规矩，学不到真功夫。学成后回到育和堂，还要请坐堂中医老师教学中医。

旧时学徒，时间是三年零一节出徒。但在朱家学徒需六年，六年后方可自己独立应诊，自己看完患者，还需亲自为自己的处方给予配药调剂，体会诊疗患者的全过程。

舅公佩经先生待人和蔼，有求必应是远近闻名的，但对家中的孩子和徒弟的要求却极为严格。

说来也怪，父亲离开四中，当祖母提出要父亲来育和堂做学徒时，父亲的本能是不情愿的，可是从见到自己的舅舅开始，父亲就觉得他在这里可以学到很好的本领，祖父的病马上就可以痊愈了。

父亲到育和堂之后，做事勤快。舅公对于勤快、机灵又好学的父亲也非常喜欢。后来，舅公带父亲见了孙六先生。

孙六先生原来是清太医院御医，民国成立后，他在家中给人看病，医药皆精。因看病疗效好，并且给穷人看病从不收钱，口碑影响甚广，百里之外亦有患者求诊。

舅公请求孙六先生教父亲学医，约定三个月为限，如果父亲三个月内得不到老先生的认可，此事便作罢。没想到，父亲学习期间深得孙六先生喜爱，一学就是三年。

孙六先生利用两年时间讲药学知识，医的学习讲得并不多。父亲在有暇时侍诊舅公看病，因患者较多，舅公也没有更多的时间给予讲解，但舅公很注意启发父亲的主动思维习惯，如对一些初诊患者要求父亲先提出自己的治疗方案，如符合舅公意旨，就会被采用，若有偏离，舅公口述理法方药，父亲书之于案。

孙六先生第三年教父亲一些读古医书的方法并要求对《伤寒杂病论》通读默诵。用孙先生的说法，要想当一个好医生，就要有一身硬功夫和一身软功夫。硬功夫指医学专业的功夫一定要扎实，需要学一辈子；软功夫是指医学之外人文修养，要有广阔的学问和胸襟，培养大性情和大眼光。所以第三年父亲和先生的学习是以听故事、人生体悟和心得交流的形式度过的。

孙六先生对父亲勤学好问的习惯很是欣赏。告诉父亲，将来若有机会，应该学学历史，这样对医药上的进步提高是一种捷径。

就在父亲跟随孙先生学习三年的春节前，老先生因身体原因决定回家休息。老先生临行前，对父亲讲："你要好好跟舅舅学本事。他的药行功夫你一定要继承下来，最少要再下五年苦功。等学好基本功，你还应系统学些历史知识，你现在刚入门，只有在年轻时培养出好习惯，掌握好学习方法以后，你才可能活到老学到老，不了解历史的人，是容易骄傲自满的。"

舅公临床治病，在今天说来应该算是全科医生了，内、外、妇、儿、五官科均有较高的声誉，尤以治疗内、儿科的急性发热病证为最著，可谓是有胆有识。因孙先生的话，父亲又随舅公学了五年。近八年的学徒生涯让父亲掌握了不少朱家的绝技。

/ 考入辅仁大学 /

父亲在随舅公学习的后五年里，从侍诊抄方、聆听教诲，到为舅公的患者调配药品、追访疗效、查阅资料并记录保留，从而温故知新。父亲的努力认真和悟性深得舅公赏识。由于舅公当时在社会上的良好声誉，每日求诊者盈塞门庭。父亲隐约感到，对一些疗效好的患者，常有不知所以然之憾，对一些诊断不甚明确的病情，查阅古医籍时，由于时代变迁，文化演变，语言差异，古今衔接，以至多有疑惑。就在这时，他想起了罗、孙二位恩师曾经的指教："欲求中医上乘的学问，一定要系统地了解中国医学发展史，读古医籍，了解当时语境是很重要的。"父亲是一个想到就做的人，于是他去找罗复堪先生，诉说了自己在学医中的困惑，并提出向罗先生学习历史的愿望。

罗先生听了父亲的请求之后，介绍了他的同乡、当时的辅仁大学校长陈垣先生。陈先生是我国有名的历史学家，同时又对中国医学史有深入的研究，陈先生早年受过系统的西医教育，还参加创办广东光华医学校，讲述解剖生理学等课程。

陈先生向父亲提出建议，要想学好中医，除了要了解中国历史，还应学些西医基础知识，学好西医的基础一定要懂外文，因为读西医的文章，还是未经翻译的准确许多。他还说，施今墨先生在北平创办了华北国医学院，中西课程兼授，施先生力倡革新中医，北平一大批中西名家都是该校的教授。辅仁大学理学院现已附设医学先修科，可以先去那读预科，同时选修史学课，他可以亲自指导，将来辅仁课程结束后，可以报考华北国医学院，系统地学习中医。

父亲尽管舍不得离开舅公，舍不得离开待了八年的育和堂，但还是特别想去学习。舅公知道此事后则十分开明，痛快地答应了父亲。

罗老师告诉父亲："陈垣先生除繁忙的教务工作外，每日还在做大量史学注考工作，要经常查阅和抄写一些资料，需要学生们参与。你要好好利用这一难得的机会，据说可能还要参考一些外文的史料，所以你可能还要学习一点外文。陈先生早年也是学西医的，我托人借来一本先生参与创办和编写的《光华医事卫生杂志》，里面有先生的文章，你好好读一读，也好了解先生对医学的一些观点。"

于是，父亲每日晚上开始逐篇阅读《光华医事卫生杂志》上的文章。过了几天，父亲在罗先生的引荐下，见到思慕已久的陈先生，并且顺利地拜陈先生为师。

父亲又在祖父的介绍下，开始向德国医院的一位医生学习德语，一学就坚持了三年多。在这期间，父亲不仅学德语，还学习了生理、解剖等西医的基础知识。

1939 年，父亲通过辛勤的努力，顺利通过了入学考试，进入辅仁大学医学先修科。读书期间，除正常上课外，父亲课余时间就去抄写陈先生的书稿，到图书馆查文献资料，在陈先生的讲解下，受益匪浅。

/ 考入华北国医学院，成为施今墨先生及门弟子 /

父亲原意是读完辅仁的课程再去华北国医学院学中医，但在辅仁读到一年半时，父亲因跟随陈先生学习，完全沉浸在学历史的兴趣里了，尤其是和陈先生在一起时幸福和快意，让父亲学医的念头产生了动摇。曾经几次向罗复堪先生吐露过自己的想法，想留在陈先生身边做他的助手。罗先生也感受到陈老师对父亲的喜爱之情。就在这时，一个人物的出现，也可能是命运的安排，父亲非但未能长期跟随陈先生，就连该读的课程都没有读完，就提前离开辅仁去华北国医学院读书了。

事情是这样的，一个偶然的机会，父亲在陈先生家里认识了中医前辈安幹青先生，安先生跟父亲相谈甚欢，对父亲印象很好。正好当时施今墨先生身边有两个侍诊抄方的学生自己开业去了，还有几个在华北国医学院毕业要回原籍。所以施先生准备选几个优秀的学生作为助手。安先生觉得这对父亲来说是个好机会。

陈先生因此找父亲谈话，诚恳地告诉父亲："我建议你现在不要失掉施先生招徒弟这个机会，学中医还可以从另一个角度丰富你所学的历史知识，而学历史对医学知识和技能就要少了很多，并且你的志向是要学医的，也就提前一些时间的事。其实我也舍不得你走。我的门是敞开的，我们还和以前一样地交流。施今墨先生是我很敬佩的人，他是一个中医的革新家，你知道，我是不喜欢那些墨守旧法而不求新知者的人。所以你到华北国医学院去读书我是支持的。施先生和我的主张一样，也是主张中西文化汇通，集诸家之长，取长补短的。你能有机会跟随施先生学医，是你的幸运。"

就这样，父亲在安先生的引荐下，提前考进了华北国医学院，开始了他的读医书、兼修历史的人生之路。

父亲在安先生的介绍下，见到了施今墨先生。父亲回忆说，虽然当时是初次见施先生，但他一点也没有感到紧张，眼前这位长者待人那样和蔼，给人一种似曾相识的熟悉和亲切感。此时父亲完全忘记了坐在自己面前的竟然就是名震全国的四大名医之一施今墨先生。施先生送给父亲一套祝谌予先生在1940年编著出版的《祝选施今墨医案》。

就这样，父亲上午跟施先生门诊抄方，下午或晚间跟随朱壶山先生学习《伤寒杂病论》。

父亲和施今墨先生侍诊抄方三个月后，1941年8月，安幹青先生通知父亲，施老同意收他为徒，在同盛饭菜馆举行了拜师仪式，安先生是介绍进入师门的介绍人，陈垣先生、朱壶山先生、寿石工先生、张文修先生是拜师的见证人。

/一人多师的学医经历/

父亲去华北国医学院读书时，朱壶山先生已经不怎么去学校讲课了。父亲是带着安先生的推荐信和自己手抄的《壶山诗集》来到朱先生家的。父亲一心想即刻见到朱先生，可没想到的是，进了朱家大门，被其家人带到门房里等了近两个小时。当被领进先生书房的时候，父亲一下愣住了——施先生、安先生、陈先生，还有三位老先生不认识，全都在书房。全场先生笑而不语，一向镇定从容的父亲都有些不知所措了。

父亲后来说："当时的情形，是用语言所表达不清楚的。"还是施老的一句话，给父亲解了围"快坐下吧，你被录取了"。父亲走上前给各位先生深深鞠了一躬，向各位先生问好。这时安先生告诉父亲，"你看看外边"——顺着安先生手所指的方向，正是刚才等候的门房。哎呀，看得太清楚了！原来自己在等候时的所作所为始终在诸位先生观察之下。

安先生介绍了父亲不认识的三位老先生，分别是朱先生、金石名家寿玺先生和妇科名家张文修先生。

朱壶山先生说话了："我已闭门不收徒了，是你的陈先生、安先生，动用这几位老神仙来当说客。我看你还有些静气，就破例收下你。我这人很怪，你若不适应，来去是自由的。"

就这样，父亲开始了跟朱先生长达六年的学习。朱先生先后为父亲讲了《伤寒杂病论》《金匮要略》《血证论》等书。

同时，张文修先生还为父亲讲授《傅青主女科》。张先生多结合临床案例，其医术颇精，尤其是活用《女科》方治疗内科杂症，尤见功力。如用完带汤加减治慢性腹泻、痛泻，用温经摄血汤治尿血症，用易黄汤加味治下肢湿疹，用收膜汤治胃下垂等。张先生学养深厚，但在生活上却极为简朴。父亲毕生追求学问的积累和生活上恬淡行素的品行，可以看出明显受到张先生的影响。

在治疗急性热病方面，父亲还有两位老师，富雪厂先生和杨绳武先生。富先生为人质朴，不尚浮华，平生最重学问，28 岁著医学英语词典一部，留下医学手稿甚丰，可惜种种原因未能刊行。由于父亲对先生的挚诚，先生将自己数十年四诊心得传授给父亲，父亲也因此打下了扎实的治疗急性热病功底。杨先生为父亲从临床角度讲解了《温热经纬》，并将自己有效验案纳入孟英理论之中，杨先生对父亲的勤奋甚为欣赏，父亲对这位先生也是尊敬有加。

除中医名家之外，父亲还有幸和张孝骞先生学习西医。父亲曾目睹施今墨先生和张孝骞先生两位中西医名家会诊的精彩与默契，所以托施今墨先生介绍，父亲终于有缘跟随张孝骞先生系统学习西医了。

我的学医领路人：我的老师祝谌予

—— 父亲与祝师之谊 ——

祝谌予先生是我毕生崇敬的老师，在我很小的时候，就常听父亲给我讲他和祝师的一些故事。

父亲比祝师小一岁，同出施门。但父亲却总对我说，他与祝师是亦师亦友的关系。我很好奇地多次问父亲："您与祝伯伯（我对祝师称祝伯伯）是同学，是师兄弟，为什么您总是和我说您与祝伯伯虽是同学，实为师友呢？"父亲告诉我说："我与你祝伯伯虽然年龄上只差一岁，但我入师门晚于你祝伯伯将近八年。我去华北国医学院读书时，他已去日本留学。我读大学三年级时，他学成回国，到学校给我们讲施老的医案课。"

施先生在诊病时，对一些能够有明确西医诊断的疾病，在病例书写时定会采用西医病名，再结合中医辨证，选方用药。对临床治疗有效的验案，增加治疗前后中医四诊与西医检查指标的对照，从而探求中西医融会贯通之处，所以在讲述施先生的医案时，还原诊治中的思维过程是很重要的。

当时华北国医学院的老师，讲中医的都是老中医，他们看病很好，但讲课不如看病好，尽管有些老中医在学术上也力主中西医汇通，但实际上想在理论上加以汇通，确实有很多不太容易讲清楚的地方。虽然他们在主观上也清楚西医有很多值得借鉴的东西，但在那时候，不要说中医大夫，就是专职西医的人，也还是在一个很初级的阶段。而讲西医课的又都是年轻的西医大夫，虽然他们的理论很好，但给学中医的学生讲西医，还是有些难度的。

"你祝伯伯讲施老的医案课却大不相同。他曾跟随施先生学习六年，对老师诊病的思维过程、临证思辨方法都很熟悉，同时他在随师侍诊中积累了大量关于中西医之间的临床问题，他是带着这些问题去日本求学西医的。所以他在给同学们讲施先生的医案课时，会把自己当时学习中的一些困惑和难题的探求过程、答案都能够很自然地讲清楚。"

华北国医学院开设两门外语课，一门日语，一门德语。祝师还曾教父亲日语，所以那时父亲在同班同学里，日语成绩是最优秀的。

父亲从华北国医学院毕业后，就在东琉璃厂东北园开了一个诊所。每周有两个下午停诊，要到祝师的诊所去，一是看祝师怎么看病的，将近期读书和临证的困惑不解与体会，与祝师一起交流，二是有一些在父亲诊所看过的患者，有时候效果不够理想，或有的患者虽然有了一些效果，父亲还想用中西医两法得到更确切的诊断。于是父亲会常带上一些有意义的病例到祝师诊所，两个人一起讨论。

毕业后，父亲还在华北国医学院留校任教实用分类药物学课程，每周有三节课，父亲讲药物，常穿插着一些实际病案，这样就会鲜活很多，容易理解。

—— 祝师其人 ——

我的老师祝谌予先生，师从于“京城四大名医”之一施今墨先生，是施先生第一个没有任何学医经历的、直接入室的磕头弟子。

祝师在随施先生侍诊期间，屡闻其中西医汇融新思想、新观点，以及临床疗效中的新奇景象。但当想把这些宝贵的临床经验化成文字成书时，却发现很难说清楚。于是祝师向师公施今墨先生请教，施先生告诉祝师：“若欲知其中西医融会贯通之所以然，必须系统了解学习西医知识。既然临床实践证明，中西医采用不同的方法，可以治好很多相同的疾病，那就一定有其汇通暗流根据隐含其中。”在施先生的影响与提示下，祝师萌动了求学西医的念头。

在当时，中国的西医水平还处在初浅阶段。所以，若欲学到西医最新、最好的知识，只有出国求学。适逢日本招收中国留学生，理想与机缘相合，祝师自然选定去日本求学西医。

于是，祝师在1939年去往日本金泽医科大学医学专门部系统学习西医四年，获学士学位。

祝师自1933年从施今墨先生侍诊学医开始，到1943年留学回国，前后十年的学习，经历了读书、授课，中西名师侍诊，中医、西医的系统课程培训。其间曾于1937年在天津开设诊所，半日独立应诊，半日随师出诊。1938年回北京，在施先生的支持下，与师兄弟李介鸣、张遂初、张宗毅开办北京第一家师兄弟联合诊所。施先生亲笔为其题写“天助，自助，互助”匾额，以示鼓励。历时一年，患者盈门，声誉鹊起。

1947年，祝师应原交通部罗英之邀，举家迁徙昆明，参加原交通部第四公路局工地医院工作。云南丰富的中药资源，从品质、品种到数量，在全国都是居于首位的。此行由于工作的机缘，祝师在云南待了长达九年时间，亲历西南边陲地区患病特点，以及南北方医家治疗的方法异同，广泛收采其精华和营养。

1952年春天，施今墨先生应周恩来总理之邀，赴中南海西花厅，就创办中医学院、中医院、中医研究院和提高中医学术地位等问题与总理做了长时间的交谈。提到中医学院主管教务的人选时，周总理指示说："办现代中医大学，首先要选一位年富力强的、既懂中医又懂西医的人来主持学校的教务工作最好。"于是施先生向总理详细介绍了祝师的情况。总理表示，会尽快责成相关部门调祝谌予回京参与筹办中医学院事宜。

1956年，祝师奉周总理亲下调令回京，参与北京中医学院筹备工作。国务院为培养中医高级人才，作为中医学院师资的充实力量，由中国中医研究院组织开办全国西医学习中医研究班，祝师任专职教师，为我国中西医结合培养了一批骨干力量。

从1957年9月至1975年9月，祝师都在北京中医学院（现北京中医药大学）工作，为促进我国高等中医教学的建设发展和培养国家高级中医学专门人才奠定了坚实的基础。

1961年6月，北京中医学院第一期中医研究班学员结业。祝师在这三年的教学中体会到，学过西医的人，再学中医更易知其所以然，还有一点就是中医学院招生为理科生，刚入学若能先学西医基础理论，高中所学理科知识也容易对接，学生的兴趣应该比直接学中医基础会好些，于是1962年入学的本科生，祝师开创性地提出，先学西，再学中。经过实践证明，这一教学方案是成功的，这些学员如今均已是中医的核心骨干力量。在"文革"期间，这一教学计划曾遭到批判，但祝师并未因此改变自己的志向，仍继续探索医学教育的新模式。

1971年，祝师被借调到中国医学科学院，四年的时间里，祝师连续十期作为"西学中班"的主讲教师，培养出了一大批高水平的中西医结合人才。

1975年到1988年，祝师调去中国医学科学院北京协和医院工作，先后任中医科主任、教授、硕士研究生导师，同时创建了协和医院中医病房及中医实验室，为协和医院中医科的建设与发展，以及中西医结合事业的开展做出了重要贡献。

祝师在1970年至1989年间，连续19年利用晚间在家中开设义务门诊，带徒授课，患者累计数万人次。

我的从医之路

—— 初识中医 ——

父母总会对孩子未来有些期望，现在回忆起来，父亲好像从未要求我学中医，但他在有意无意间营造了一种环境，让我不知不觉地就走进了中医的殿堂。

从我小时候起，父亲一有时间就给我讲些医林故事。父亲讲故事可生动了，随着故事中的人物感情起伏，父亲也会在表情、手势上有相应的变化。每次听父亲讲故事都有一种身临其境的感觉，常常是他的故事讲完了，我还在故事中未能出来。

父亲还曾给我讲过很多历史知识，带我去琉璃厂，讲述书画当中的故事，让我进入一个文化环境里。在不知不觉中，我对中医逐渐发生了兴趣。

父亲给我看的第一本书，是当年华北国医学院的教材《中国医学史》，第二本书是《医学大意》。我看完这两本书后，才知道父亲所讲的故事很多是出自这两本书，只是父亲所讲比书中更鲜活、更生动。书中有些术语，我虽不能全部准确理解，但根据上下文联想父亲所讲故事，多能知其大概。现在回忆起来，我好像没有经历过初学中医那种抽象感，反而觉得一切都是那么自然、平实。这也可能就是我今生应该的归属，入门后觉得一切都是那么熟悉，没有陌生感。

父亲看我开始喜欢中医了，非常高兴。后来，我亲眼见证了父亲的神奇医术，更对中医增加了许多热情和兴趣。

1967 年暑假的一天晚上，我们全家正在吃晚饭，有一对大约 40 岁的夫妇抱着一个四五个月的小孩来到我家，进门后就说："薛先生，我给您送孙子来了。"我虽然不太了解事情的缘由，但也猜出了几分。在他们的交谈中我才知道，原来这对夫妇结婚十几年未孕，经过父亲的治疗才有了这个小孩。

现在想来，我之所以对中医有不解的情缘，首先是时代和命运让我在当时无可选择，不得已走上了家传师承之路，又在无意中欣赏到了父亲生命中的绚丽风景，让我信马由缰踏进了中医的杏花园里。

—— 拜入师门 ——

/ 拜见祝师 /

1969 年秋天，我初中毕业，当时摆在面前的只有一条路，就是回到农村参加劳动，但是因为家庭的影响以及个人兴趣，我更想去学医，可学医对当时的我来说几乎是一件绝无可能的事。我只能白天到生产队劳动，晚上听父亲讲一些中医基础知识。

我当时身体瘦弱，几个月以后，实在受不了生产队繁重的劳动，就跟父亲提出可不可以去北京找祝伯伯专职学医。但祝师当时也受到了很大冲击，教我学医几乎是不可能的。可我既然有了这个念头，就不想放弃，于是借着去北京看病的机会，说服父亲带我去北京先见祝师一面。

到了北京，父亲带我来到现在的东直门医院，找到一位亲戚，在亲戚的帮助下，我们当天晚上见到了祝师。

祝师当时每天都在劳动，也没机会再看病行医。父亲与祝师见面后，两个人都感慨良多。后来祝师问了我的一些情况，给了我一个建议，祝师说虽然他不能带我，但是建议我可以边做赤脚医生边学习，等将来有机会再手把手教我。这个话虽然给我的希望很遥远，但我还是很兴奋。这次见面让我触动很大，虽然没有办法跟祝师学医，但也没有失望。

祝师认为，赤脚医生需要很全面的知识和技能，不像大医院分科细，而且农民有很多疾病在大医院是见不到的，因为当时农民经济条件比较差，他们得了病没有钱到大医院去看，有很多病就耽搁了，如果这时候能给予治疗，应该能够有疗效。祝师当时特别跟我提出，只要有耐心、热心、细心，好好努力，将来一定能够学一身硬功夫，做一名好医生。

祝师曾经带学生到农村，见过很多农村的常见病、多发病，总结过一些资料。他答应把这些资料再重新整理一下给我，每一个西医病名和中医证名都列出来，怎么用药、怎么治疗都有，我回去就可以辨证地应用。

/ 对着手册当赤脚医生 /

我回家两周后，就收到了祝师寄来的资料，厚厚一沓《农村医生手册》和教案。他对这本教材有几点说明，是这样写的："①这是农村医生手册，所列疾病，全是我带学生时，在农村遇到的实际情况，按照个人经验用方、用药整理出来的，不是坐在屋里编出来的。我没有见过、没有治过或不会治的病都没有写出来。凡是写出的都是见过治过的病、有效的。见过、治过，但无疗效的也没有写出。②所列方剂，大部分都载在中医方剂的讲义上，不在讲义上的方子，都在括号内把药物给列出来了。也就是说我写的这个东西，如果查出处，就从中医学院教材上找。古人遗留下来的方剂经常使用的，能记住才好，以便见病就能有处理的办法。因为古人的方子不仅仅是一个简单的方子，它有理法方药的一整套东西。③凡是括号内的药都是成药，药店里都有现成的。如果有的丸药成分不太清楚，不用担心，我把这些药的成分、功效、用法，都告诉你。经验方都是经验所得的有效疗法。有的药理机制尚不能解释。有一些疾病我虽然治好了，但是我现在也不能解释，以后慢慢再研究。④单方都是来自各地使用有效的，单方就是咱们俗话说的偏方。⑤所列各种方剂都要活用、随症加减，照抄使用，长期疗效不理想。要根据情况随症加减，加减的方法，我都给你标列出来。⑥个人经验是有限的，我学得又杂乱，治疗方法中西医都有，只供参考。”这个就是当年祝师专门给我准备的教案，一共是六本。

经过几番周折，我总算当上了赤脚医生。现在回忆起来，我真的很感谢赤脚医生这个经历，如果在大医院，患者不找年轻医生，但在农村，赤脚医生都是年轻人，何况我后面有两位老师的无形影响，一个是在当地比较有影响的父亲，一个是全国名医的老师，所以我从初行医就没坐过冷板凳，看病的第一天就看了十几个患者。

当时我们村子里有一个人，得了反流性食管炎，出现了顽固性的呕吐，到医院输液给他用镇静药，用上镇静药他就睡着了，一醒了还吐，在大医院住了很长时间，也治不好。来找我的时候，我发现他的呕吐很突然，正说话呢，也不恶心，突然间就吐，我在祝老给我写的手册里面，引用了《金匮要略》里的一句话：“卒呕吐，心下痞，小半夏加茯苓汤主之。”即对这种暴发的、由于慢性胃病引起的呕吐，有三味药好用，半夏、茯苓、鲜姜，于是我给患者开方，果然喝完三剂，药到病除。诸如此类的事情一下子就提高了我的自信，找我的患者也很快就多了起来。

第一年我自己整理病例，共看了 1546 个病例，8705 个针刺人次。涉及的病种，大概统计一下，有上百个，包括内、外、妇、儿，甚至包括牙疼、阑尾炎等，没有不看的病。这些在祝师给我的讲义上，都有涉及。

祝师这套特别的教案对我来说特别好用。当时在农村能见着的病百分之八九十都在这些笔记上能找得到。对其中典型病例记录我会带这些资料去找祝师，把我写的东西放在那儿，祝师批完了再寄给我。这段时间，虽然不是天天跟着老师，也等于老师手把手在教我。

/ 学习针灸 /

当时农村经济落后，所需药品不足以用，所以特别需要针灸大夫。我就和祝师提出想学针灸。老师介绍我去首都医院，也就是现在的协和医院，并亲自给我联系。但首都医院是原卫生部直属单位，需要人民公社开具介绍信，然后递到首都医院的革委会，才能去学习。但是大队不给我开介绍信，怕我到北京去学针灸不回来了。介绍信开不成，我也就没法去医院学习了。

祝师又给我写了三封介绍信，介绍三位老师，让我去找他们，但是这三位老师也没有条件带我，只能是他们上班的时候，我装成患者在旁边看着。我不能给患者扎针，也不能问太多，因为我没到人家医院进修。这三位老师一个是宽街中医院的王乐亭①老师，一个是积水潭医院的胡荫培②老师，一个是广安门医院的董德懋老师。同时，我父亲还给我介绍另外一个针灸老师，是父亲的好朋友，丰盛医院的鲍介麟老师。

我到鲍老师家去，把在三个老师那儿看到的一些不明白的情况，向鲍老师请教，他给我讲，然后，我再去看三位老师怎么扎针。这样反复观摩，请教，几年下来，进步很快。

我跟这四位老师学的针灸，拿来就能用，见效特别快。尤其是对一些急性疼痛、慢性胃肠炎等，效果比吃药快得多。农民很朴实，有时候刚一开始扎，针就弯了，患者也不埋怨我，通过大量的实践，收获很大。毫不夸张地说，那时候我扎针的手法真的特别漂亮。

/随师学习/

我学完针灸以后，祝师也恢复工作了。他给了我一套中医学院的本科生教材。我大概用了三年时间，把中医学院本科生教材全部学完了。这时候，从对疾病的认识，再到用药，真的不一样了，不再是简单地对号入座了。祝师也肯定了我的中医

① 王乐亭：名金辉，1953年曾被聘至北京中医学会，曾任北京市第二中医门诊部顾问，北京中医医院针灸科医师，北京第二医学院（现首都医科大学）教授，北京中医学会委员、针灸委员会理事。人称“金针王乐亭”。

② 胡荫培：字少衡，河北省清苑区人，出身中医世家，幼承庭训，后考入华北国医学院研究生班。曾师从京师名医施今墨先生学习中医内科。

基础还算扎实，祝师每周有两个晚上在家里开义务门诊，带几个像我这样的学生。用祝老的话说，就是手把手地教。

患者来了，先让学生采病例，病了多长时间了，经过什么治疗，疗效怎么样，都记录在案，可以给患者看舌头、凭脉，然后，把自己认为要想写的方，应该用的药，写在底下。全问完了，把患者带到老师旁边，让老师看。第二个学生再去采集患者的病史，这样几个学生轮流。祝老根据我们问完的情况，再补充一些，再凭脉、看舌苔，最后诊断，辨证处方。自己和老师的两个方子如果对上，就不用说了，如果方子没有对上，就问老师为什么要这样。就这样，跟老师学习了很多年。

中医的教育有师承教育、学院教育，有家传，有自学。师承教育是老师手把手教。而我的师承教育的入门有些特殊，是在特殊的时期，一边做赤脚医生，一边与祝师问学。

—— 创办医院 ——

1986 年，我创办了顺义国医院（现北京杏园金方国医医院）。

医院成立之初，我还没有学成，经济基础薄弱，不要说创立事业，一家人在生活上也是很紧张的。祝师一直鼓励我，并且给我提供了许多实际的帮助。

祝师亲笔书写了几封邀请信，分别是写给董德懋、刘渡舟、李介鸣、赵绍琴[①]四位老前辈的，我和师兄祝肇刚先生持函登门拜访，请求给予支持，几位老师看了祝师至诚至切的邀请信，都慨然应允，当即答应来农村支持这一新兴的事业。

我住的村子距北京城 30 公里，几位老先生分别住在各个城区，首先要解决的是交通工具问题。祝师就让祝肇刚师兄的朋友给予帮忙，解决交通车辆难题。在医院开业前两周，祝师因急性阑尾炎，住进了协和医院，可开业那天，他还是坚持去了医院，他说："医院成立一是为基层农民解决看病难、找名医难的问

① 赵绍琴：北京市人，（1918 年—2001 年）曾任北京中医学院温病教研室主任，中国中医药学会内科学会顾问，中国医学基金会理事，第七、第八届全国政协委员等。

题，二是当时中医传承教育的现状，令人担忧，所以要为有志于学习中医的年轻人提供一个跟名师学习的平台，三是系统收集名老中医学术经验，加以整理，传承下去。”

由于经济原因，门诊部没有自己的食堂，只能和当时的生产大队共用一个食堂，让中午给老先生们做一点饭。1986 年的时候，粮食还是凭票供应。祝师得知食堂米面供应上的不足后，将家里的米票、面票节省下来给我。祝师在家里吃完橘子的皮、橘核都要洗净、晾干，带到医院来入药用。类似这样的细节，还有很多。

祝师在对年轻人学习方面，亦是真诚无私、毫无保留，想尽各种方法。国医医院每年院庆举办过各种学术活动，成立了施今墨医药学术研究中心、千金方糖尿病研究所，请老先生系统讲授临证经验等，每一件事，都是到了一定阶段，在祝师的指导下进行的。

1989 年 3 月 1 日，在国医医院迁入新址庆典会上，祝师高兴地说：“薛福玉这个徒弟，是我手把手教出来的。”

的确，我从师三十年未离开老师，只有拜师，没有出师，是老师手把手地用心教育成就了我。

师门传承的精神内核

—— 对待患者，来者不拒 ——

“来者不拒”是祝师终其一生恪守的信念。20 世纪 50 年代周总理在开政协会后休息时在与祝师谈话中曾说过这样一句话："你们当医生的能够做到来者不拒就不错了。"祝师回答说："总理的话我会牢牢记住的。"祝师说到了，也做到了。

在我随师侍诊和行医的过程中深刻地体会到，作为一个医生要真能做到"来者不拒"，并且还能坚持几十年如一日，确实不是一件容易的事。有一次祝师在和我聊天时这样问道："福玉，你的朋友，他们对你很忠诚、很信服，你说的话他们会认真地听，并且还会不打折扣去照着做，有很多时候，他心里的秘密或隐私对别人可能不会讲，在你面前却很少隐瞒，有时在需要的时候，他把生命都交给你掌管，而在所不惜，甚至他的家人、挚交，都和你是这样的朋友……对这样的朋友，你会很惜缘吗？当他们有求于你的时候，你能全心全意为他们、倾尽心力地帮助他们吗？"祝师的问话让我脑子里充满了神往，心里在想，这样的朋友，我今生能遇到一个足矣，不但不能拒绝，我爱他都要胜过爱我自己。我赶忙回答老师说："会，肯定会，只是我今生还未遇到这样的朋友。"祝师笑了，对我说："其实这样的朋友，你现在身边就有，并且随着你的进步，还在经常不断新增添这样的朋友。这些朋友就是你的患者。你想过没有，他们常常会放下手头重要工作，放下和家人一起的时间，夜里很早就来医院排队，目的就为能见上你一面，待上十几分钟，把心中重要的话对你讲上几句，同时诚心听到你的一些建议和帮助，此时你若再有一些怠慢或拒绝，你能对得起自己的良心吗？更不要说什么仁心仁术了。"听了老师的话，才知道我辈和先生在职业信念境界上的差距是如此之大。

祝师一生，辛勤耕耘六十多个春秋，心里始终装着患者，他曾于1982年7月在一次工作会议上说："我今年已是68岁，望七十的人了。行政工作、医务工作、社会活动，每天上午、下午、晚上就和走马灯一样，当然身感疲倦。但是想到周总理先前对我的嘱托，你们做医生对患者能够做到来者不拒就不错了，以及患者对我殷切的希望，我又振奋起来。我在门诊工作中是来者不拒的；参加会议中，在休息厅里也是来者不拒；甚至出外讲学或开会，在火车上有人求诊，我仍然是来者不拒。习惯上大年初一是忌讳看病的，然而每年初一都有人求诊，我也是来者不拒。1973年我因疝气手术住院，躺在病床上，仍然有人找我来看病，我一概来者不拒。

我总认为，随着年岁日益增长，为人民服务的日子就日益减少，所以我有生之年，要尽自己一切力量，为人民多做一些工作。同时深感能力有限，距离党和人民对我的要求还差得很远，所以仍要不遗余力，坚持走中西医结合的道路，把自己的一切奉献给人民。”他是这样说的，也是这样做的。数十年坚持如此的心态，辛勤地践行自己的信念。

祝师在任何地方应诊，都有一个一视同仁的做法，熟人、朋友和领导，找先生来看病，可以给加号，但一定要按顺序排队等候，能加号不能加塞。据我所知，祝师很少正点下班，每天上午拖班到一两点钟是经常的。“今天的患者我一定看完了再去吃饭”，对于排在后边的患者和早晨看的第一个患者一样细致和认真。一直到他生命最后都是如此。

祝师坚持十几年的通信治疗，亲自回信，处方，下医嘱。后来年龄大了，这项工作仍然是由先生亲自口述，由子女、学生代笔。并且把信件转成病例格式，让学生们学习。

还有家庭义诊，现在大凡有些声望的医生，都不愿意在家里看病了，但从 20 世纪 70 年代中后期，就有很多患者晚上常到家里找先生看病。时间久了，患者越来越多，那时祝师全家十几口人，二十几平方米房子，到了晚上还要腾出一间房子看病，全家人挤在一间小屋里。一晚上看二三十人，同时还要带我们这些在家中随师侍诊的学生十几个人，每周三个晚上，后来两个晚上。这个没有名字的诊室，延续了十九年，无偿地为患者服务。80 年代，协和医院在劲松分给祝师一套房子。原来在东直门的住宅兼诊室交给了师兄祝肇刚先生居住。祝师白天在协和医院上一天班，晚上的门诊仍继续坚持。老师那时已经 70 岁高龄了，看完病还要从东直门坐公共汽车回劲松住所。

随着我年龄的增长，医治病例的逐渐积累，越来越体会到祝师所说的话和对患者来者不拒的深意。你选择了医生这个职业，就应该视患者为挚友。

—— 读书与临证，学习终生 ——

祝师常对我辈讲："一个医生行医几十年，总会有一些成功或失败的经验，但切不可仅有一点心得，就认为对医学已经精通了。我的体会是，随着年龄的增长，医疗积累的经验的增多，越来越感到不会治的病多、治不好的病多。即使治好了一部分患者，也不见得都能把机理说得很清楚。有些自认为是屡试屡效的验方，也仅是对某个病的某个类型或某个阶段有作用，而不能对这个病各类型各阶段或不同人都有效。仲景之经方及后世之时方在一定意义上也可称之为'验方'，不过还是应在辨证的前提下使用，才会奏效。人之体质不同，病因不同，病之轻重不同，病程长短不同，这些不同矛盾，要用不同方法去解决。自东汉张仲景以降，历代名家之名方都是经过临床反复验证、极为有效之方剂，组方严谨，用当通神。我们应当向古人学习，细心体会和揣摩其组方之理。运用《伤寒杂病论》《金匮要略》诸方时要结合现代病证，使古方有新意，即所谓'古为今用'。如果我们有古人现成的验方拿来使用，又何必每见一病就毫无章法，凑药成方呢？有些医生不擅用方和组方，处方都是见一症用一药，杂乱堆砌，毫无法度可依。当然，我们在临床实践中逐渐发现体会出好的经验，探明中医科学内涵，再经反复验证，对确有良效之验方，若再能经科学证实机理之规律，其义备矣。我们首先要尊重古人，学习古人好的东西，但也不要过于迷信古人。实事求是，一切以患者临床为依据，继承其精华，同时又不为其所拘束，师而不泥。"

祝师不仅在中医学上有极深的造诣，对西医学亦广有涉猎，他指出："现代医学发展可谓是日新月异，为了发扬提高祖国医学，在中医学现有科学体系基础上，再将西医检查指标纳入中医辨证施治范围，其效更佳。"他率先提出活血化瘀法治疗糖尿病，就是很好的例证。再比如，他将一张原来治疗脾胃病的名方"香砂六君子汤"用于尿毒症患者在透析期间改善其体能，消除症状，增强透析功能，降低其身体的依赖性和不良反应，取得了佳效。

关于临床医学技能的领会，古语有“熟读王叔和（注：王叔和，是指王叔和收采张仲景所著《伤寒杂病论》一书），不如临证多”，大意是说“即使书读得已经烂熟于胸了，等到临床实践验证时，仍然还是与实际有差距，甚或会产生疑惑更多，所以读书必须与实践相结合，方能洞晓其中奥妙”。读书有两种形式，一种是自学，一种是有老师给予讲解和点拨。常是后者更易于领会和掌握精髓要点。对一位学中医的年轻人来说，若能遇到一位与自己有缘的好老师，得其口授亲传学有心得的一部书，其意义就更不一样了。因为老师在讲书中内容时，常会参以自己实践经验加以佐证说明，用今天的话说，就是采用实案教学，是最鲜活的，领会起来也是最为贴切实用的。假如能听到老师所讲经验，有机会亲临老师诊病现场观摩其诊病过程中的每一细节，聆听老师给予讲述临床思维过程中的原始意图，那更是可遇不可求的了。正如著名中医岳美中老先生所云：“纵教口授十分详细，若不亲自见习与操作，是不会用或用不好的，实践检验比一纸相传、片言口授要重要得多。”家父亦常示我曰：“读书破万卷，不如名师一点。”古今很多医家有成就者，多有深得名师训导的佳话。

—— 勤求古训，博采众方 ——

祝师说：“‘博采众方’就是吸收采用古今医家、同道好的经验，人为我用。”我在随师侍诊中经常会发现祝师不断推出新的方药应用方法。当学生问及缘由时，他会告诉同学们是在哪一本杂志上看到的，人家是怎样用的，怎样认识的。祝师总是虚心学习别人的经验，然后再去实践应用，按照自己的体会再探讨机理，给予新用，扩大治疗范围。诸如“过敏煎”“抗自家免疫方”“老八味”等方，均是博采他人经验，为临床所广泛应用的。

祝师的博采众方，或来源于古方，或来源于同道交流，或来源于书刊，或来源于学生体会，或来源于病家体验，甚至还有的是民间流传的验方。只要经验证屡效，有益于病家，祝师都会取其所长，化为己用，传于弟子，公于同道。祝老或用原方，或采其意，或引申其意，或阐发新意，或扩大范围等。总之，一切皆以患者为中心，以实证为依据。祝师还曾将自己勤求古训、博采众方的学术方法，撰文附于为我编写的教案中。

祝师说："张仲景在《伤寒杂病论·原序》中有'勤求古训，博采众方'这两句话，我非常赞赏。勤求古训就是要接受和继承前人的宝贵经验，许多古方都是前贤在临床上经过千锤百炼累积而来的，显示出卓越的疗效。《伤寒杂病论》《金匮要略》之经验方和唐宋金元之时方，时至今日仍屡用不爽，备受推崇，所以我们要认真学习，悉心体会。但是古代疾病种类不如现代广泛，其原因之一就是古人认识和检查疾病的手段不如今人，再者古代社会环境也不如现代复杂，如放化疗后综合征、艾滋病等疾病都是古代所没有的，所以使用古方时要经过思考、运化，从而扩大它的治疗范围。

"譬如苓桂术甘汤原为仲景治疗'心下有痰饮，胸胁支满，目眩'的通阳化饮方，我常用其合小半夏加茯苓汤治疗梅尼埃病引起的眩晕、呕吐，效果很理想。当归六黄汤出自《兰室秘藏》，原治阴虚盗汗、汗出沾衣、淅淅而燥热者，我在临床见不少甲亢患者燥热多汗、心烦易怒、心慌失眠等阴虚内热之象，于是选其加沙参、麦门冬、五味子、生牡蛎等治疗，很快就能控制症状，也可以认为是古方今用。

"至于博采众方是要我们向现代名家虚心求教，不耻下问。我认为，不论是哪一级的医生，或由书籍、杂志所载，甚至民间流传的，只要方药有效，益于病家，我们都要取其所长，化为己用。"

—— 中西兼学，融古汇今 ——

有一句老话说："同行是冤家。"

在施今墨先生的眼里则视为：同行是朋友，同行是老师。只要同行有长于自己的地方，施老或登门拜访，或拜读其书，或从病家口中得来，不论何种途径，均先探其根源，掌握他人经验及使用方法，验于实践，从而省悟其中医理、事理、物理。

1925 年，在群众中广泛流传着“南丁北施”的赞语，以示颂扬上海丁甘仁①、北京施今墨二位先生的医德医术。施今墨先生耳中不断听闻到关于丁甘仁先生诊病、办中医教育的奇闻轶事。施先生不顾当时诊务和社会活动繁忙，也没在乎已形成的社会身份和地位，多次乔装成患者，前往上海，去请丁甘仁先生诊病，探询中医教育方法。在请丁先生诊病时，施先生有意提出一些难于解释的问题，丁先生均能用简单的语言解答得清楚明白。对于一个问题，施先生从不同角度反复提出，甚或有些话比患者所说的还要远离专业或者让人很难回答，丁先生仍然回答得准确、风趣和幽默，有着一般医生所不具备的耐心。在接诊中，丁先生的热心、耐心、细心，高尚的医德、超人的医术、广博的胸怀，让施先生钦佩不已。这么一位大名医，一天有那么多患者，还能对每一位患者如此耐心地交流解释，病案记录，文字书写得清楚整洁，理法方药环环相扣、言简意赅。持方观阅，不管到药房取药，还是患者看后都会很清楚明白，同行看后深刻的医理、药理及诊断，用药之思绪均用优美的文言表述得赏心悦目，让你有如同时到诊病现场，身临其境，在感受一位名医诊病风采。施先生后来和丁先生成了挚友，丁先生也被施先生的谦逊和至诚的大家风范深深感动。几年后，施先生在北京创办华北国医学院，将丁甘仁先生医案例为辅助教材，并亲自讲授，开创中医院校教育医案课的先河。

施先生是中医革新家，力主中西汇通，要求学生中西兼学，学校中西课程比例为 7∶3。施先生自 20 世纪 30 年代始，在看病时就使用血压表、听诊器、体温计，加之西医院的出现，很多患者曾经过西医确诊的疾病，而施先生在临床中遇有典型西医病概念者，也常嘱患者到西医院明确西医诊断，然后采用中医治疗，从中探求

① 丁甘仁：中医临床家、教育家。1917 年创办上海中医专门学校，两年后又创办女子中医专门学校，培养中医人才，成绩卓著。最早主张伤寒、温病学说统一；于临床，打破常规，经方、时方并用治疗急症热病，开中医学术界伤寒、温病统一论之先河。

中西发病机理的暗合之处，并在中医辨证施治的原则基础上寻求现代医理药理。如科学地创出：黄芪配山药、苍术配元参降血糖，苍术、黄柏、知母相配降尿酸。我的老师祝谌予先生在30年代编著的《祝选施今墨医案》均以西医病名诊断中医辨证选方用药，而开创中医医案创新之先河。

—— 传承教育，发展中医 ——

祝师尝言："中医欲全面发展，传承教育是关键一环。然则传承教育一方面要在学术方面进行深入的研究阐述，将有效的、实用的经验不断提升出新理论、新观点，使中医学术在继承优秀文化的同时，不断推陈出新。同时更要在综合学养上加以修炼，尤其是要在医德教育上言传身教，让后来者深知有仁心才可能有仁术的道理。我的老师施今墨先生不仅医术高超，且医德极好，虽名扬海内外，但待人接物谦恭诚恳，从不诽贬同道，专视他人之长，常忖自己之短。如对某病自己经验较少，即推荐患者到有专长的医生处诊治，甚至对学生的治疗经验、患者自身的感受体会，也常接受使用。"

祝师一生都在践行和发扬施今墨先生的教育思想、理念和方法。

从日本毕业回国后为华北国医学院学生讲施老医案课，兼而汇融西医之长，加以贯通，继之全国第一批西学中班，又参加创建北京中医学院，当时祝师既是教务长，主持全校教务工作，同时兼任金匮教研室主任，负责经典的教学工作，还要参加附属医院门诊，亲自带教学生。他培养出来的学生，有理论，能实践，能文能武。到了晚年，祝师在医院带研究生，在家中带徒弟，集各种形式的传承教育，各有方法，亦各有特色。他同时强调："作为一个好医生，要在全科发展的基础上，去深入某项疾病的探究，千万不要一味地追求所谓的专科深入研究，而忽略人与疾病的整体性，否则到了一定程度后，你的思路就会受到局限，而把活泼的学术搞得过于僵化，不利于医学发展。"

我身在其中，耳濡目染，深受先生影响，数十年来时刻以老师为榜样，坚持每周五天出门诊，带教学生，总结先人经验，化为己用。我的理解是中医现代化就是要让中医与时代进步统一，中西医能对话、能交流，相互为用，能解决实际问题。祝师在传承当中不图回报，据我了解，跟先生学习的同学都有这一共识。祝师只要有好的经验、好的体会，都会在第一时间传授给同学们，同时还会说："你们继续在实践中验证观察，有了好的体会再告诉我，我们一起研究总结。"

关于师承教育，祝师在与施今墨先生学习期间为我辈中医做了很好的榜样。我读书最多的是《施今墨临床经验集》。人说："书读百遍，其义自见。"我有切身的体会，先后读破损了四本，因为我喜欢在书中标画一些启示和读书灵感，没地方画了再换一本。这一本书我认为是师门二代先人经验的精华，非精读不足以入门，得其中之微妙。其中祝师对施先生每一辨病、辨证、立法、述义均做阅读释语导言，可谓让人如临施先生诊病现场，置身其中，亲目先生大医智慧和风采。施老的学问非常好，但由于他的患者多，没有时间做出译释工作，是祝师把施老的临床经验上升为理论语言，使先生的学术得以保存和阐扬。

祝师对我这一影响，在"施今墨医药研究中心"成立后的十几年里是最大的。我曾收集到一张施先生治疗下肢静脉曲张的药方，是一个患者传给我的，是当年这位患者的一位亲戚请施老先生看病时，施老亲笔写的。我当时对这位患者请求说："能不能给我复印一份这张处方？"患者非常爽快地回答我："当然可以！我拿来的目的，就是想请你看看。若有价值，你们将来还可以治好更多人。"我后来将这张处方请祝师审阅："祝伯伯，能看看这处方是不是施老亲笔书写的？"祝师看后肯定地说："是施老的真迹。"祝师对施老的笔迹及用药思路都太熟悉了。随后祝师对我说："你再多复印一张吧，我在临床好好体会一下。"在继承和整理前人经验方面我深受先师的影响，立志一生以先师为榜样。

施今墨先生在1954年全国医学高教会议上，陈述了自己关于复兴中医的建议："复兴中医有三大重点，即编书、办医院、开学校三位一体之事是也。盖编书为保存过去经验，办医院为应用现在经验，开学校为推广未来经验。三者不备而言复兴中医是犹工厂投资不足，原料、机械、人工缺一任何条件欲获得优美之货色能与不能？三者之中尤以编书为先决问题，是与工厂原料相当比重，盖因临床不能无典范，教学不能无课本也。”

这三点，也正是我辈中医毕生的奋斗与追求。

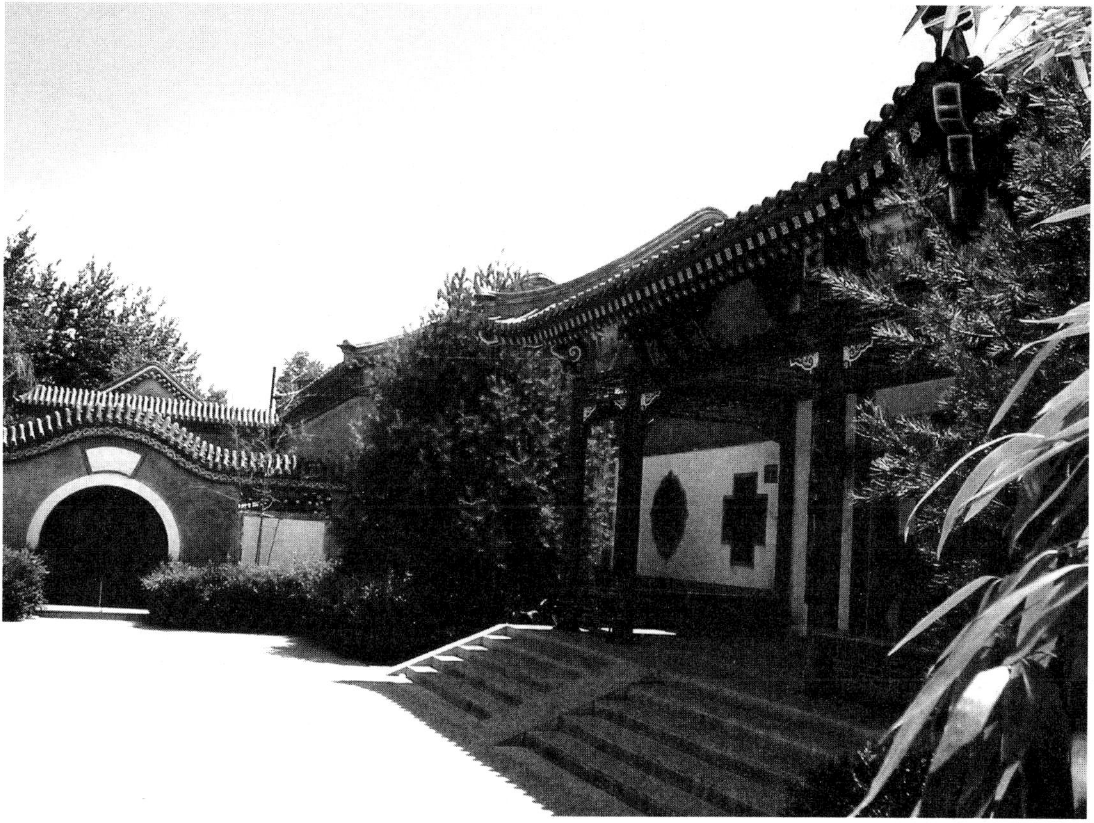

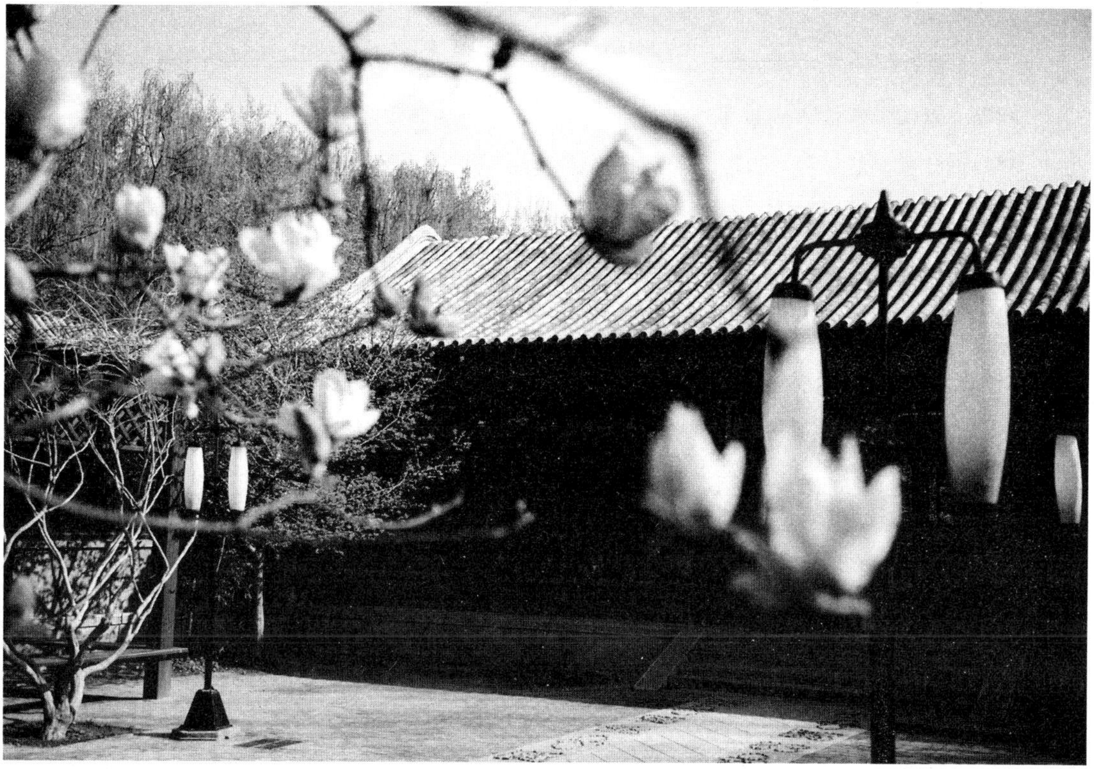

北京杏园金方国医医院

Beijing Xingyuanjinfang Hospital of Traditional Chinese Medicine

北京杏园金方国医医院，始建于 1986 年，位于北京市顺义区京密路后沙峪段 5 号，为传统的中式四合院建筑。

1986 年，创建人薛钜夫先生受其恩师祝谌予先生嘱托，秉着解决京郊农民看病难问题，持恩师手书广邀刘渡舟、李介鸣、董德懋等十余位京城名医于原顺义县衙门村成立了“顺义县中西医专家门诊部”，为全国第一家民办中西医结合专家门诊部；1989 年 3月 1 日，专家门诊部更名为“顺义国医医院”，2006 年更名为北京杏园金方国医医院，现为一级甲等中医综合医院。

北京杏园金方国医医院建院之初便确立以“省疾问病、传承衣钵、发扬中医”为办院使命，以“认认真真诊病、老老实实做人”为办院宗旨，以“明医精药”为经营准则。医院自成立至今已有三十七年历史，现已发展成集医疗服务、养生保健咨询、高端健康管理、名医学术传承、中医药文化教育为一体的综合性中医医院。

目前我院拥有一批以薛钜夫院长、祝肇刚院长、李银山院长、王道瑞教授等为首的知名专家团队及优秀的青年中医药人才团队；科室设有中医内科、中医儿科、中医妇科、理疗科、肛肠科、口腔科等。年均诊疗十余万人，辐射范围扩展至多个区县及全国。并在医保、新农合的基础上，开通了多家高端医疗险，成功申报成为高端医疗保险、公费医疗、新型农村合作医疗定点医院。

我院相继成立了“施今墨医药学术研究中心”“千金方糖尿病研究所”“施今墨名家研究室”“祝谌予名家研究室”，并设立“金方书院”，成立中医师承教育基地，倡导经典研读、跟师临床，广泛接收医学院校见习生，为中医的教育和传承略尽绵薄。

图书在版编目（CIP）数据

听老中医说中医 / 薛钜夫著 . — 长春：吉林科学技术出版社，2018.6

ISBN 978-7-5578-3345-9

Ⅰ . ①听… Ⅱ . ①薛… Ⅲ . ①中医学 Ⅳ . ① R2

中国版本图书馆 CIP 数据核字（2017）第 232162 号

听老中医说中医
TING LAOZHONGYI SHUO ZHONGYI

著　　者　薛钜夫
出 版 人　宛　霞
责任编辑　隋云平　解春谊
封面设计　夏海波
开　　本　710mm × 1000mm　1/16
印　　张　16.5
字　　数　242 千字
印　　数　5001—6000 册
版　　次　2018 年 6 月第 1 版
版　　次　2024 年 1 月第 2 次印刷

出　　版　吉林科学技术出版社
发　　行　吉林科学技术出版社
地　　址　吉林省长春市福祉大路5788号
邮　　编　130118
发行部电话 / 传真　0431-81629529　81629530　81629531
81629532　81629533　81629534
编辑部电话　0431-81629380
印　　刷　大地飞达（天津）印刷有限公司

书　　号　ISBN 978-7-5578-3345-9
定　　价　39.80 元